化学换肤彩色图谱

Color Atlas of Chemical Peels

第 2 版

原　著　Antonella Tosti
　　　　Pearl E. Grimes
　　　　Maria Pia De Padova

主　译　牟宽厚

译　者（按姓氏笔画排序）
　　　　刘文丽　张　键　周　艳
　　　　赵恩兵　韩　丹

人民卫生出版社

Translation from the English language edition:
Color Atlas of Chemical Peels, by Antonella Tosti, Pearl E. Grimes, Maria Pia De Padova. 2nd ed.
Copyright © 2012 Springer-Verlag Berlin Heidelberg
Springer-Verlag Berlin Heidelberg is a part of Springer Science+Business Media
All Rights Reserved.

化学换肤彩色图谱
牟宽厚　译

中文版版权归人民卫生出版社所有。

图书在版编目(CIP)数据

化学换肤彩色图谱/(美)安东内拉·托斯蒂(Antonella Tosti)原著;牟宽厚主译. —北京:人民卫生出版社,2018
　　ISBN 978-7-117-26832-5

　　Ⅰ.①化…　Ⅱ.①安…②牟…　Ⅲ.①皮肤-美容术-图谱
Ⅳ.①R622-64②R751-64

　　中国版本图书馆 CIP 数据核字(2018)第 117304 号

人卫智网	www.ipmph.com	医学教育、学术、考试、健康,购书智慧智能综合服务平台
人卫官网	www.pmph.com	人卫官方资讯发布平台

化学换肤彩色图谱

主　　译:牟宽厚
出版发行:人民卫生出版社(中继线 010-59780011)
地　　址:北京市朝阳区潘家园南里 19 号
邮　　编:100021
E - mail:pmph @ pmph.com
购书热线:010-59787592　010-59787584　010-65264830
印　　刷:北京盛通印刷股份有限公司
经　　销:新华书店
开　　本:787×1092　1/16　　印张:13
字　　数:308 千字
版　　次:2018 年 6 月第 1 版　2018 年 6 月第 1 版第 1 次印刷
标准书号:ISBN 978-7-117-26832-5
定　　价:129.00 元

打击盗版举报电话:010-59787491　E-mail:WQ @ pmph.com
(凡属印装质量问题请与本社市场营销中心联系退换)

第 2 版序言

在第 1 版的基础上我们修订并更新了一些内容,加入了一些大家感兴趣的病例。同时有关该领域的最新操作技术、新材料、新的换肤剂等在本书中都有介绍。我们还增补了副作用相关内容,强调遵循操作流程对减少并发症的风险的重要性。

对已经拥有第 1 版的读者而言,这本书同样很有参考价值。

化学换肤对多种不同的皮肤疾病治疗非常有效,容易操作,副作用小且可控。本书将一步一步教你针对每个适应证如何选择并执行最佳换肤。

Bologna，Italy   Antonella Tosti

Los Angeles，CA，USA   Pearl E. Grimes

Bologna，Italy   Maria Pia De Padova

第 2 版序言

第1版序言

这本图谱可信、易懂,教你何时、怎样进行化学换肤。

作者希望用我们在美容皮肤科领域的经验给所有希望了解更多关于美容知识的读者以指导。

本书介绍了每一种化学换肤的信息,充分阐述了其特性、组分、适应证、操作技术及优缺点。

此外,本书还详细总结了针对各种不同类皮肤病最佳换肤的操作过程。

这是一本最新的图书,将有助于临床医生提高自己在这一领域的技能。

Bologna, Italy   Antonella Tosti

Los Angeles, CA, USA   Pearl E. Grimes

Bologna, Italy   Maria Pia De Padova

目录

第五部分　患者的处理

第一部分
化学换肤类型

第一部分

化学规则类型

化学换肤类型:优、缺点图解

1

Maria Pia De Padova and Antonella Tosti

1.1 优点/缺点

1.1.1 概要

- 羟乙酸(glycolic acid)
- Jessner 溶液(Jessner's solution)
- 丙酮酸(pyruvic acid)
- 间苯二酚(resorcinol)
- 水杨酸(salicylic acid,SA)
- 三氯醋酸(trichloroacetic acid,TCA)
- 维 A 酸(tretinoin)
- 苹果酸(malic acid)
- 深层化学换肤
- 联合换肤:水杨酸+三氯醋酸

1.1.2 羟乙酸 30% ~70%

1.1.2.1 优点
- 极轻微的红斑
- 轻度脱屑
- 术后恢复期短
- 对光老化有用

1.1.2.2 缺点
- 渗透深度不均匀
- 必须中和
- 如果应用时间过长或皮肤炎症,风险增高
- 活动性痤疮患者慎用

1.1.3 Jessner 溶液

1.1.3.1 优点
- 卓越的安全性
- 可用于所有皮肤类型
- 用最少的时间取得实质性疗效
- 可提高其他制剂的渗透性能从而用于联合换肤
- 可用于活动性痤疮
- 可用于炎症后色沉及黄褐斑

1.1.3.2 缺点
- 需考虑间苯二酚毒性,包括甲状腺功能减退
- 配制液体差异性大
- 暴露在阳光和空气中不稳定
- 在一些患者出现过度脱屑

1.1.4 丙酮酸

1.1.4.1 优点
- 渗透均匀,红斑程度一致(图 1.1)
- 轻度脱屑
- 术后恢复期短
- 可用于所有皮肤类型
- 可用于活动性痤疮
- 可用于炎症后色沉及黄褐斑

1.1.4.2 缺点
- 应用时的强烈刺痛和烧灼感

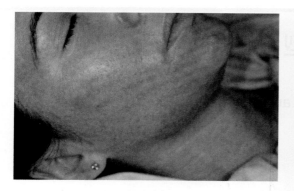

图 1.1　50% 丙酮酸换肤后均匀一致的红斑

- 必须中和消除
- 刺鼻、刺激上呼吸道黏膜

1.1.5　间苯二酚

1.1.5.1　优点
- 容易实施
- 无疼痛（换肤时烧灼感往往很轻）
- 渗透深度一致
- 可用于活动性痤疮
- 可用于炎症后色沉及黄褐斑

1.1.5.2　缺点
- 换肤后期有大量暗色脱屑
- 不推荐用于深肤色的皮肤患者
- 间苯二酚可能致敏，并可导致甲状腺功能不全，心律不齐及高铁血红蛋白血症

1.1.6　水杨酸

1.1.6.1　优点
- 对所有皮肤类型均具有稳定的安全性
- 白色沉积物形成可证实应用的均匀性（图1.2）
- 水杨酸具有麻醉效果，对联合换肤非常有益
- 可用于活动性痤疮
- 可用于炎症后色沉及黄褐斑

1.1.6.2　缺点
- 应用时强烈刺痛和烧灼感

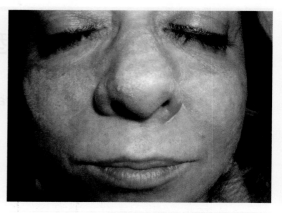

图 1.2　25% 水杨酸换肤后白色沉积物

- 对严重光老化患者效果有限

1.1.7　三氯醋酸

1.1.7.1　优点
- 价格低
- 易于涂匀
- 渗透深度易于借助结霜颜色评估（图1.3）

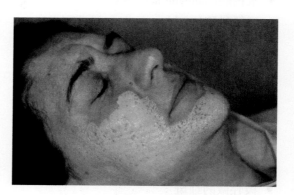

图 1.3　25% TCA 换肤：白色结霜的形成提示渗透达真皮乳头层

1.1.7.2　缺点
- 应用时刺痛和烧灼感
- 高浓度制剂不推荐用于 Ⅴ ~ Ⅵ 型皮肤
- 可导致色沉或色减

1.1.8　维 A 酸

1.1.8.1　优点
- 无痛

- 易于操作
- 术后恢复期短

1.1.8.2　缺点
- 可导致严重红斑

1.1.9　果酸

1.1.9.1　优点
- 术后恢复期短
- 可用于所有皮肤类型

1.1.9.2　缺点
- 作用有限

1.1.10　深层化学换肤

1.1.10.1　优点
- 改善严重的光老化
- 改善口周皱纹
- 改善萎缩性痤疮瘢痕

1.1.10.2　缺点
- 须镇静剂和心血管检测
- 不推荐用于Ⅳ～Ⅵ型皮肤
- 心脏毒性
- 可导致色沉或色减

1.1.11　联合换肤：水杨酸+三氯醋酸

1.1.11.1　优点
- 可用于所有皮肤类型
- 对黄褐斑及炎症后色素沉着更有效

1.1.11.2　缺点
- 有过度换肤风险
- 可能导致色沉或色减

1.2　如何为患者选择最佳换肤

1.2.1　概要

- 痤疮

- 光线性角化病
- 深色皮肤
- 黄褐斑
- 光老化
- 炎症后色素沉着
- 酒渣鼻
- 日光性黑子

1.2.2　痤疮

急性期	
黑头粉刺	25% 水杨酸
	40% ~60% 丙酮酸
	Jessner 液
	Unna 糊剂
	70% 羟乙酸
轻/中度	25% ~30% 水杨酸
炎症性痤疮	40% ~60% 丙酮酸
	Jessner 液
	Unna 糊剂
重度结节囊肿性痤疮	40% ~60% 丙酮酸
浅表的痤疮后瘢痕	40% ~60% 丙酮酸
	25% ~50% 三氯醋酸
	25% 水杨酸
	+25% ~30% 三氯醋酸
中等深度的痤疮后瘢痕	45% ~80% 苯酚
	>40% 三氯醋酸

1.2.3　光线性角化病

- >30% TCA
- 50% ~60% 丙酮酸
- 25% 水杨酸+25% ~30% TCA

1.2.4　深色皮肤

- 20% ~30% 水杨酸
- Jessner 溶液
- 20% ~70% 羟乙酸
- 10% ~30% TCA

1.2.5   黄褐斑

- 25％水杨酸
- 25％水杨酸+10％～25％TCA
- 50％～70％羟乙酸
- 40％～50％丙酮酸
- 15％～20％TCA
- 间苯二酚
- Jessner 溶液

1.2.6   光老化

轻中度	50％～70％羟乙酸 30％～50％TCA 30％水杨酸 25％水杨酸+>25％TCA
重度	70％羟乙酸+35％TCA Jessner 溶液+35％TCA 88％苯酚

1.2.7   炎症后色素沉着

- 30％水杨酸

- 25％水杨酸+10％～25％TCA
- 50％～70％羟乙酸
- 40％～50％丙酮酸
- 15％～25％TCA
- 间苯二酚
- Jessner 溶液

1.2.8   酒渣鼻

红斑期	15％～25％水杨酸 40％丙酮酸
丘疹脓疱性损害	25％～30％水杨酸 40％丙酮酸

1.2.9   日光性黑子

- >25％TCA
- 25％水杨酸+25％～30％TCA
- 50％～70％丙酮酸
- 60％～80％苯酚

第二部分

换肤方法

羟乙酸

2

Gabriella Fabbrocini，Maria Pia De Padova，and
Antonella Tosti

2.1 历史

在一项超过 60 种物质筛选其抗角质形成特性的研究中，Van Scott 和 Yu[1]发现最有效的药物属于 α-羟酸组。例如：每天三次应用柠檬酸、羟乙酸、乳酸、苹果酸、丙酮酸及葡萄糖醛酸，除表皮松解性角化过度型鱼鳞病外，对所有类型鱼鳞病均取得了良好的效果。这些物质以 5% 浓度在亲水性软膏基质应用，患者偏爱这种基质。连续的治疗可获得持续的缓解。这些药物的使用已扩展至其他角化过度疾病。羟乙酸在 20 世纪 80 年代后期开始用作换肤剂。

2.2 化学背景

羟乙酸是一种 α-羟基酸，易溶于乙醇，从水果和乳糖中分离得到。它可产自具有乙二醇氧化能力的微生物，如：毕赤酵母 naganishii AKU4267 和红酵母 sp3 Pr-126 等。在优化条件下，120 小时反应分别产生 105g/L 和 110g/L 的羟乙酸（校正摩尔转化收益率 88.0% 和 92.2%）[2]。

2.3 性质

现已证实，羟乙酸具有角质松解，生发层和成纤维细胞刺激作用。报告显示它还具抗感染及抗氧化作用。它的作用通过使角质层

变薄，促进表皮松解，分散基底层黑素和真、表皮的透明质酸及提高 IL-6 分泌增加胶原蛋白基因的表达而实现[3]。

羟乙酸可同时作用于表皮和真皮。作用概括如下：

对表皮影响
- 通过改变角质形成细胞内聚力，而不是表皮溶解作用，剥离浅层角质
- 新的表皮组织再生：
  - 增加表皮厚度（增加代谢）
  - 改善 GDE 结构
  - 增加 GAG 的生理产量
  - 减少细胞变异
  - 减少黑素"浓集"

对真皮的影响
- 增加真皮厚度
- 刺激成纤维细胞
- 改善胶原纤维产量：使得真皮韧性增加
- 弹性纤维质量更好，纤维更长、碎片少
- 改善 GAG 的生理产量（透明质酸）

作用于表皮的浅层换肤如何同时作用于真皮仍然未知。这一过程可能基于细胞因子，如角质形成细胞 TGF-β 及其传导信号已被提及，这是一个化学换肤科学新的研究领域。

2.4 组成

人体皮肤吸收羟乙酸具有 pH 值、浓度及时间依赖性。70% 的羟乙酸溶液常用作浅

层化学换肤剂。这些溶液的 pH 值范围在 0.08 至 2.75 不等。已经证明 pH 值低于 2 的换肤液有致结痂和坏死可能。而游离酸溶液,高浓度(70%)比低浓度(50%)具有更强的组织损伤性。pH 值下降而跨膜渗透系数的增加现象,为羟乙酸在皮肤治疗的有效性提供了一个可能的解释。

2.5　适应证

羟乙酸已被确认为可以作为很多皮肤病的一个重要的辅助治疗药物,包括光老化、痤疮、酒渣鼻、膨胀纹、须部假性毛囊炎、色素沉着性疾病、光化性角化病、细小皱纹、黑子、黄褐斑、脂溢性角化病[5]。此外,它可以减少紫外线诱发的皮肤肿瘤的发展,它已作为皮肤脱屑性疾病的一种治疗选择,如鱼鳞病,干皮病和银屑病。在绝经后妇女,含有 0.01% 雌二醇和 15% 羟乙酸乳膏,在面部一侧应用 6 个月,可显著改善皮肤老化和逆转老化标志(表皮突构型、表皮厚度)。

羟乙酸化学换肤是所有类型的痤疮有效的治疗方法,可迅速改善并恢复正常的肌肤。在这些患者中,考虑到相同的治疗效果且较少脱屑,羟乙酸比 Jessner 溶液的应用更广泛[7]。虽然对萎缩性痤疮瘢痕的治疗很困难且效果不满意,但大量临床研究已证实羟乙酸对寻常痤疮的治疗功效。根据不同疾病类型,各种浓度的羟乙酸(浓度范围 20% ~ 70% ,)已广泛用于治疗表皮和真皮乳头层缺陷[8]。

下面为其最重要的临床适应证(痤疮和光老化):

皮肤光老化 (Glogau 分级 Ⅰ 和 Ⅱ)
● 改善皮肤的亮度
● 改善皮肤色素
● 改善细小而浅表的皱纹
● 改善皮肤纹理
● 改善胶原沉积

2.5.1　痤疮

粉刺性痤疮	作为痤疮显微外科治疗的补充
脂溢性痤疮	改善皮肤纹理
痤疮瘢痕	减轻临床症状
色素沉着	减轻临床症状
炎症后红斑	减轻临床症状
吸烟者皮肤	改善皮肤外观

2.6　禁忌证

羟乙酸换肤的禁忌证包括接触性皮炎、妊娠及对羟乙酸过敏的患者。此外,还可能增加皮肤对紫外线的敏感性。

2.7　换肤准备

光老化患者可以连续应用 25% 羟乙酸洗剂 6 个月。据报道,在这些病例,大约可增加皮肤总厚度的 25%,伴随稳定的表皮和真皮厚度增加,酸性粘多糖含量上升,胶原蛋白密度增大,弹性纤维质量提高。这可定义为自我治疗。事实上,50% ~ 70% 浓度的羟乙酸可获得更好的换肤效果。为提高换肤效率,羟乙酸换肤可与维 A 酸和其他抗氧化剂联合应用。

一些研究评估用含 4% 的氢醌和 2% 羟乙酸霜单独或联合水杨酸霜可以逆转颈部和上胸部光化性损害,治疗 12 周,水杨酸每 3 周进行 1 次。这种治疗对皮肤光老化(图 2.1a、b 和图 2.2a、b)、色素沉着、纹理问题、细小皱纹、干燥、色调、透明度等有 33% ~ 71% 的改善[9]。其他的研究证明,应用 50% 羟乙酸换肤对皮肤光老化有中度改善。一般来说,对浅层换肤,羟乙酸(50%)在面部的一侧,前臂,手局部应用 5 分钟,每周 1 次,共

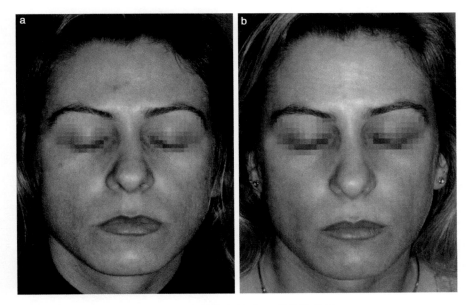

图2.1　光老化患者,羟乙酸换肤前后

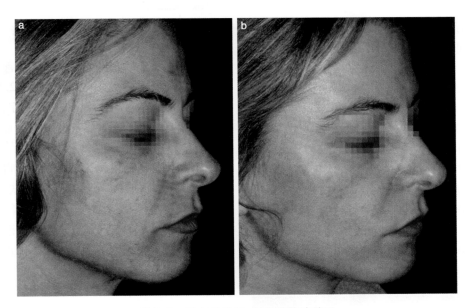

图2.2　光老化患者,羟乙酸换肤前后

4周。可观察到显著改善,包括减少纹理粗糙、细小皱纹、减少日光性角化病及减轻日光性黑子。组织学表现为角质层变薄,颗粒层增厚,表皮增厚。较长的治疗时间间隔可能会通过增加可测量的 mRNA 表达导致胶原沉积。

2.8　换肤技巧

应用羟乙酸前,先用酒精清洁皮肤,以减少油性皮肤对酸的中和。用大棉签在 20s 内,迅速将羟乙酸涂抹于整个面部,可按任何美容单元次序进行。开始每周或每月应用

50%或70%的无缓冲羟乙酸溶液,时间一般在3分钟之内,并在随后换肤时渐延长时间。销售给医生的碳酸氢钠中和剂,其效果并不优于用水彻底清洗。羟乙酸联合TCA,是一种中层换肤技术。换肤前几周,外用维A酸或羟乙酸进行换肤前准备,并在操作之前,应用各种制剂对皮肤进行脱脂处理。一些研究表明,羟乙酸-三氯醋酸换肤,称为联合中层换肤,通常主要用于光线性角化病,轻度皱纹,色素异常及扁平凹陷性瘢痕治疗。这些换肤方法主要用于光化性损害的持续存在或换肤后复发,或持续改善瘢痕,可每隔6个月或12个月重复应用。联合中层换肤最常采用50% TCA。

由于高浓度TCA,往往有增加瘢痕和色素减退风险,因此,70%羟乙酸溶液在应用到患者整个面部2分钟后应该及时用水稀释。随后在面部选定区域应用EMLA霜(2.5%利多卡因和2.5%丙胺卡因)或ELA-MAX霜(4%利多卡因)30分钟,无需封包。然后清除这些制剂,并将35% TCA应用于整个面部[10]。

黄褐斑患者(图2.3)每晚局部应用防晒霜(SPF=15)和10%羟乙酸洗液连续2周。接着应用50%羟乙酸于面部换肤,每月1次,连续3个月治疗。最后一次换肤后定期随访(随访间隔为3个月)。通过MASI评分(黄褐斑区域及严重指数)评估色素沉着改善程度[11]。痤疮患者(图2.4),进行化学换肤需要70%羟乙酸溶液持续2~8分钟。换肤次数及频次取决于临床反应的程度而定。

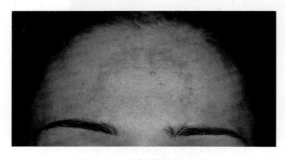

图2.3　前额黄褐斑患者

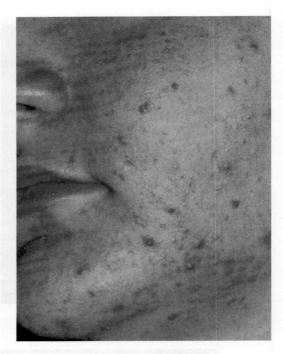

图2.4　粉刺-炎症性痤疮患者

对粉刺型及丘疹脓疱型痤疮的改善最为迅速。平均6次重复是必要的(图2.5a、b)。囊肿结节型痤疮需要8~10次治疗,而同时存在的浅表的痤疮瘢痕可获得显著改善。该操作具有良好的耐受性和依从性[12]。治疗萎缩性痤疮瘢痕(图2.6),要想获得明显改善,必须重复使用70%羟乙酸换肤(至少6次)。对不能耐受换肤操作的患者,建议日常长期使用低效产品,这对瘢痕的改善仍有积极作用[13](图2.7a、b)。对各种皮肤类型(Ⅰ~Ⅴ)患者,上腹部或大腿萎缩纹可每天外用20%羟乙酸于整个治疗区域。此外,这些患者还可以应用10%左旋维C、2%硫酸锌和0.5%酪氨酸于一半的治疗区域,而另外一半的治疗区域用0.05%维A酸软膏治疗。每天1次应用12周。治疗后第4周和12周通过真皮网状层和乳头层内弹力蛋白成分增加评估改善程度[14]。须部假性毛囊炎是由于剃须导致的面部毛发向内生长而致的异物炎症反应,局部应用羟乙酸洗液是一种有效的治疗方法,这样患者可以恢复每天剃须[15]。对头皮银屑病患者,10%羟乙酸洗剂联合0.1%倍他米松,每天涂抹两次,不需要任何封包,持续8周[16]。为了对化学换肤患者全面管理及增加家庭治疗的良好依存性,已有新的凝胶剂型问世,其PH值≤1,以黄原胶为固化剂,应用后形成均匀的酸层,无渗漏。其羟乙酸浓度可在30%～70%变化,这是一种很好的配方。

这项技术的最重要的优势是:

- 因含有丙二醇,有利于羟乙酸的皮肤渗透;
- 基于餐巾设计理念使得应用于皮肤的羟乙酸剂量可控;
- 这个商业产品应用浓缩乙醇,可使皮肤净化并使羟乙酸更均匀分布于面部。

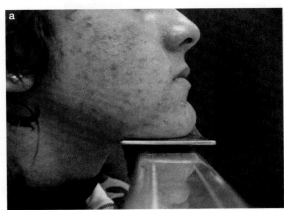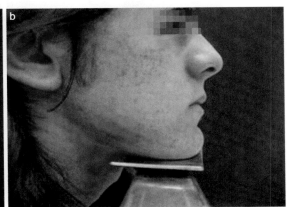

图2.5　丘疹脓疱性痤疮:羟乙酸换肤治疗前后

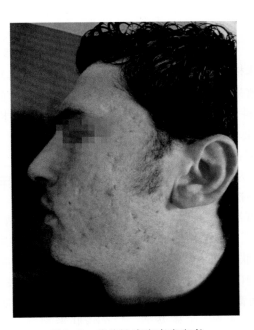

图2.6　萎缩性痤疮瘢痕患者

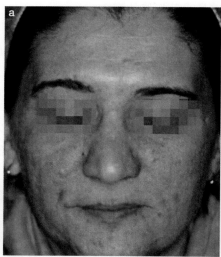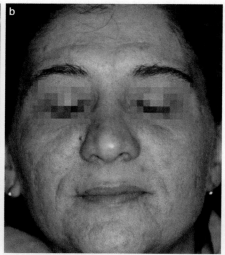

图2.7   不能耐受换肤过程患者长期每天应用低效产品:治疗前后

2.9   换肤后护理与并发症

换肤之后,应仔细观察皮肤发生的任何并发症,包括色素沉着和感染等。效果的维持需要在家应用维 A 酸和羟乙酸进行系列的换肤,同时避免日晒。

2.10   缺点

通过患者的病史和体格检查,医生可以发现所有可能影响换肤效果的特殊因素,如药物、治疗之前操作及内科疾病等[17]。羟乙酸换肤后色素沉着和感染等并发症是罕见的。羟乙酸化学换肤可能导致明显的刺激症状,以刺痛,灼热感及瘙痒为主。

20% 浓度硝酸锶能够抵消感官刺激,局部与 70% 羟乙酸合用,可有效的抑制化学诱导对感觉神经的刺激[18]。此外,一些研究表明,羟乙酸诱导的皮肤损伤呈剂量和时间依赖性。低剂量羟乙酸(1 和 3mg/cm²),最多引起红斑和焦痂,而高剂量羟乙酸(5和 7mg/cm²)可引起发红、水肿、坏死及溃疡形成。羟乙酸可增加表皮层的厚度,降低角质层的形成,在 7mg/cm² 浓度可最终毁坏

表皮层的某些成分。UVB 引起皮肤红斑和水肿,并减少角质层的完整性。羟乙酸可增强 UVB 诱导的皮肤损伤不伴有 PGE2 的生成或 COX-2 蛋白表达增加。因此,长期或过量使用羟乙酸应谨慎。此外,光敏感患者,特别是暴露在日光下的人们应该特别小心。不过,这种光敏感可在终止治疗后一个星期内逆转[19]。实验室的研究显示一种罕见的情况,即在线粒体氧化磷酸化复合物 I 缺乏的患者会出现以反复恶心、呕吐甚至脱水征象,需住院治疗。这些患者中,羟乙酸可在血液中检测到,应诊断为乙二醇中毒[3]。

2.11   副作用

副作用,如暂时性色素沉着或刺激。羟乙酸作为 α-羟酸家族的一员,它为多种皮肤疾病提供了一个重要的辅助治疗手段。不同浓度(20% ~70% 不等)的羟乙酸被广泛用于化学换肤。其适应证,几乎可以用于所有的皮肤类型和肤色的患者及身体的任何部位。羟乙酸可与三氯醋酸同时使用,作为另一种换肤技术:中层换肤的代表。羟乙酸也

可用于自我治疗。由于并发症如色素沉着，感染，刺激和光敏性非常罕见，所以它的耐受性较好。羟乙酸换肤是一个医疗过程，需要取得患者的知情同意。医生必须向患者解释执行有关医疗程序的所有信息。并取得患者合乎规范的正式同意书，以下是我们在羟乙酸换肤操作之前提交给患者知情同意书范本。

我，_____，仔细阅读有关羟乙酸换肤操作信息后，我同意接受羟乙酸换肤治疗。

我已经很好的了解了这一过程可能导致的副作用。

我已经很好的了解了治疗的暂时影响。

我确认，我已告诉医生我现在及过去的疾病。

我确认，我已告诉医生，我目前正在接受或过去接受的药物治疗。

我确认，我自愿进行这项治疗，没有任何躯体或精神上强制行为；我确认我有权利中断治疗，只要我想而无需证明我决定的必要性。

姓名

生日

出生地 　　　　　　　　　　地址 　　　　　　　　城市

电话

患者签名 　　　　　　　　　　　　　　　　　　日期

我，_____医生，确认本人已准确解释，要对患者进行医疗操作的类型、目标和可能出现的风险，患者已同意开始治疗。

医生的姓名

医生签名 　　　　　　　　　　　　　　　　　　日期

参考文献

1. Van Scott EJ, Yu RJ (1974) Control of keratinization with alpha-hydroxy acids and related compounds. I. Topical treatment of ichthyotic disorders. Arch Dermatol 110: 586–590

2. Kataoka M, Sasaki M, Hidalgo AR, Nakano M, Shimizu S (2001) Glycolic acid production using ethylene glycol-oxidizing microorganism. Biosci Biotechnol Biochem 65(10): 2265–2270

3. Bernstein EF, Lee J, Brown DB, Yu R, Van Scott E (2001) Glycolic acid treatment increases type I collagen mRNA and hyaluronic acid content of human skin. Dermatol Surg 27(5):429–433

4. Becker FF, Langford FP, Rubin MG, Speelman P (1996) A histological comparison of 50% and 70% glycolic acid peels using solutions with various pHs. Dermatol Surg 22(5): 463–465

5. Moy LS, Murad H, Moy RL (1993) Glycolic acid peels for the treatment of wrinkles and photoaging. J Dermatol Surg Oncol 19(3):243–246

6. Fuchs KO, Solis O, Tapawan R, Paranjpe J (2003) The effects of an estrogen and glycolic acid cream on the facial skin of postmenopausal women: a randomized histologic study. Cutis 71(6):481–488

7. Kim SW, Moon SE, Kim JA, Eun HC (1999) Glycolic acid versus Jessner's solution: which is better for facial acne patients? A randomised prospective clinical trial of split-face model therapy. Dermatol Surg 25(4):270–273

8. Murad H, Shamban AT, Premo PS (1995) The use of glycolic acid as a peeling agent. Dermatol Clin 13(2):285–307

9. Gladstone HB, Nguyen SL, Williams R, Ottomeyer T, Wortzman M, Jeffers M, Moy RL (2000) Efficacy of hydroquinone cream (USP 4%) used alone or in combination with salicylic acid peels in improving photodamage on the neck and upper chest. Dermatol Surg 26(4):333–337

10. Koppel RA, Coleman KM, Coleman WP (2000) The efficacy of ELMA versus ELA-Max for pain relief in medium-depth chemical peeling: a clinical and histopathologic evaluation. Dermatol Surg 26(1):61–64

11. Javaheri SM, Handa S, Kaur I, Kumar B (2001) Safety and efficacy of glycolic acid facial peel in Indian women with melasma. Int J Dermatol 40(5):354–357

12. Atzori L, Brundu MA, Orru A, Biggio P (1999) Glycolic acid peeling in the treatment of acne. J Eur Acad Dermatol Venereol 12(2):119–122

13. Erbagci Z, Akcali C (2000) Biweekly serial glycolic acid peels vs. long-term daily use of topical lowstrength glycolic acid in the treatment of atrophic acne scars. Int J Dermatol 39(10):789–794

14. Ash K, Lord J, Zukowski M, McDaniel DH (1998) Comparison of topical therapy for striae alba (20% glycolic acid/ 0,05% tretinoin versus 20% glycolic acid/ 10% L-ascorbic acid). Dermatol Surg 24(8):849–856

15. Perricone NV (1993) Treatment of pseudofolliculitis barbae with topical glycolic acid: a report of two studies. Cutis 52(4):232–235

16. Kostarelos K, Teknetzis A, Lefaki I, Ioannides D, Minas A (2000) Double-blind clinical study reveals synergistic action between alpha-hydroxy acid and betamethasone lotions towards topical treatment of scalp psoriasis. J Eur Acad Dermatol Venereol 14(1):5–9

17. Tung RC, Bergfeld WF, Vidimos AT, Remzi BK (2000) Alpha-hydroxy acid-based cosmetic procedures. Guide-

lines for patient management. Am J Clin Dermatol 1(2): 81–88

18. Zhai H, Hannon W, Hahn GS, Pelosi A, Harper RA, Maibach HI (2000) Strontium nitrate suppresses chemically induced sensory irritation in humans. Contact Dermat 42(2):98–100

19. Parks KS, Kim HJ, Kim EJ, Nam KT, Oh JH, Song CW, Jung HK, Kim DJ, Yun YW, Kim HS, Chung SY, Cho DH, Kim BY, Hong JT (2002) Effects of glycolic acid on UVB-induced skin damage and inflammation in guinea pigs. Skin Pharmacol Appl Skin Physiol 15(4):236–245

水杨酸

3

Pearl E. Grimes

3.1 历史

P. G. 乌纳,德国皮肤科医生,首先描述了水杨酸的性质和使用。3%~6%的浓度作为角质溶解剂已被应用数十年。由于其粉刺溶解效应,水杨酸经常用于痤疮外用治疗。此外,它还兼具促进其他外用药物渗透的性能。

3.2 化学背景/性质

水杨酸(邻羟基苯甲酸)是一种β羟基酸(图3.1)。它是一种脂溶性化合物,可以清除与角化上皮细胞的角化包膜周围共价结合的细胞间脂质[1]。由于它的抗表皮增生的作用,很多研究者使用水杨酸作为剥脱剂[2~4]。最近,使用水杨酸换肤的无毛鼠的病理评估报告显示表皮基底细胞及其下成纤维细胞的活化进而引起角化细胞的丢失。这些研究结果表明,水杨酸通过角质层剥脱可以改变底层的真皮组织,而不直接损

伤组织或引起炎症反应[5]。水杨酸也被证明具有抗感染及抗菌性能。Whitfield's软膏联合苯甲酸使用时,它兼具有杀真菌性能。

3.3 组成

已有多种剂型的水杨酸作为换肤剂使用。其中包括 50% 的软膏制剂(表3.1)[2,3];以及10%~30%的乙醇制剂(表3.1 和表3.2)[4,6]。最近,有多种含水杨酸商品上市。

表3.1　水杨酸剂型:水杨酸软膏

水杨酸粉 USP 50%
水杨酸甲酯,16 滴
羊毛脂112g

摘自 Swinehart[2]

表3.2　水杨酸剂型:水杨酸溶液

水杨酸换肤剂 (%)	水杨酸粉重量 (g)	95%乙醇用量 (ml)
10	10	100
20	20	100
30	30	100
40	40	100
50	50	100

摘自 Draelos[6]

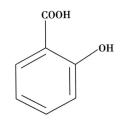

图3.1　水杨酸化学结构

3.4　适应证

水杨酸换肤的疗效已在一些研究中评估。Aronsohn 首次应用 50% 的水杨酸软膏,对 81 例双手雀斑、色素沉着及有衰老变化的患者进行治疗[3],疗效显著。随后,Swinehart[2] 成功应用含巴豆油水杨酸甲酯缓冲的 50% 水杨酸软膏治疗手背和前臂的黑子、色素性角化病及光老化。局部经外用维 A 酸和 20% TCA 预处理后,50% 水杨酸糊剂应用于患处,封包 48 小时;然后清除敷料,角质层剥脱、脱屑的过程在随后的 10 天内发生。整体效果非常良好。尽管有这些研究结果,水杨酸换肤在 20 世纪 90 年代中期之前没有成为流行换肤技术。后来 Kligman 和 Kligman[4] 将水杨酸换肤剂带进了浅层换肤的流行舞台。他们治疗 50 例轻度至中度光老化的妇女,结果显示可显著改善色素性病变、表面粗糙并减少细纹。

Grimes[7] 报道应用 20% 和 30% 浓度水杨酸为 25 例深肤色人种患者换肤治疗取得稳定的疗效且副作用轻微。治疗疾病包括痤疮、黄褐斑及炎症后色素沉着。

35 名韩国面部痤疮患者应用 30% 水杨酸换肤治疗,每两周 1 次,共 12 周[8]。炎症和非炎症性病变均得到显著改善。换肤总体耐受性良好,副作用轻微。

在一项随机,面部双侧对照研究(面部一侧为研究对象,另一侧为对照的研究方式,译者注)中,观察了 10 例Ⅳ至Ⅵ型皮肤的炎症后色素沉着患者,发现水杨酸换肤对深色皮肤患者是一个安全的治疗方法。患者认为治疗有效,但双盲评分显示其效果无显著性差异。生活质量的测量结果表明治疗后有改善的趋势[9]。

Ahn 和 Kim[10] 用比色法评估水杨酸换肤增白效果,对韩国籍痤疮和炎症后色素沉着患者,每两周应用 1 次 30% 水杨酸换肤治疗。3 个月后,色素评分显著改善,反映它可以改善色素沉着。

Kodali[11] 在一项前瞻性,随机、面部双侧对照研究中,选取 20 例拉丁美洲女性黄褐斑患者,评估了 20% 和 30% 水杨酸换肤疗效。4% 氢醌处理双侧面部,而水杨酸换肤仅应用于一侧。所有结果显示尽管双侧面部均有明显色素减少,但换肤一侧与未换肤一侧没有明显差异,提示水杨酸换肤与单一氢醌治疗黄褐斑差异不明显。

OIresajo 等人[12] 比较了一种新型水杨酸:酯化 β 羟基酸(LHA)与羟乙酸的功效。在面部双侧对照研究中,50 例轻度至中度面部色素沉着、细纹和皱纹的女性受试者随机应用 GA 于一侧面部而另一侧应用 LHA。患者接受递增浓度(LHA:5% ~ 10% 和 GA:20% ~ 50%)。44 名受试者完成为期 12 周的研究。41% LHA 和 30% GA 治疗区显著地减少了细纹和皱纹。此外,40% 的 LHA 和 34% GA 治疗区色素明显减少。但 LHA 与 GA 二者结果没有统计差异[12]。

鉴于上述的研究,水杨酸换肤的适应证应当包括寻常性痤疮(炎性和非炎症损害)、酒渣鼻、黄褐斑、炎症后色素沉着、雀斑、黑子、轻度至中度光老化及改善皮肤粗糙。

3.5　禁忌证

总体来讲,水杨酸化学换肤禁忌证较少,且具有良好的耐受性,适应于所有的皮肤类型(Fitzpatrick Ⅰ 到Ⅵ型)及所有种族、人群。一般禁忌证包括水杨酸过敏/高度敏感、患者期望值过高、活动性炎症/皮炎或水杨酸换肤部位感染、急性病毒感染、妊娠及 3 ~ 6 个月内接受过异维 A 酸换肤。笔者完成了超过 1000 例水杨酸换肤,没有证据显示水杨酸换肤过程中出现水杨酸过敏或高敏。

3.6　患者准备

换肤前准备因治疗疾病不同而异。光老化、色素沉着（黄褐斑、炎症后色素沉着）和寻常痤疮治疗方案各不相同[13]。此外，当治疗肤色深的患者时需考虑的特殊问题（见第三章）包括为患者进行化学换肤前，必须详细询问病史和做皮肤相关检查。换肤前需拍摄换肤区域标准化的照片，包括全面部正面和侧面照。

换肤前 2 ~ 6 周开始外用维 A 酸（维 A 酸、他扎罗汀、维生素 A 制剂）可使角质层变薄，并增强表皮更替[14]。这些制剂也可以减少表皮黑素含量，加速表皮愈合。维 A 酸也可增强换肤剂的渗透。它们应该在换肤前数天停止。换肤后，所有换肤痕迹及刺激症状消退后可恢复维 A 酸的使用。与光老化治疗相反，治疗痤疮、黄褐斑、炎症后色素沉着等疾病，以及肤色较深患者时，维 A 酸应在治疗前 1 到 2 周停止，甚至治疗前准备时不要使用，以避免换肤后的并发症，如过度红斑、脱屑及炎症后色素沉着。

α-羟基酸或多羟基酸外用制剂也可用于换肤前皮肤准备。一般来说，他们与换肤效果较少冲突。通常应用 4% 或更高浓度（5% ~ 10%）氢醌制剂处理皮肤 2 ~ 4 周以减少表皮黑素[15]。这对治疗前面提到的皮肤色素改变非常重要。其他外用漂白剂包括壬二酸、抗坏血酸、烟酰胺、曲酸、熊果苷和甘草，但效果较差（见第 14 章）。患者也可以在术后角质层剥脱和刺激症状消退后重新使用漂白剂。

治疗痤疮，在换肤前 2 ~ 4 周开始局部和全身治疗（如果有指征）。外用抗生素和过氧化苯甲酰为基础的产品可以每天应用，但需在换肤前 1 ~ 2 天停用。然而，除非期望深层换肤，维 A 酸则需在水杨酸治疗前 7 ~ 14 天停止。并每天应用广谱遮光剂（UVA 和 UVB）（见第 14 章）。

3.7　换肤技巧

尽管换肤可以取得一些预期的效果，但即使是浅层化学换肤也可能会导致色素沉着和不可预料的结果。常用的标准水杨酸换肤液为 20% 和 30% 水杨酸-乙醇配方。水杨酸换肤间隔 2 ~ 4 周进行一次。最佳的换肤效果可经 3 ~ 6 次治疗取得。

笔者一般以 20% 的水杨酸浓度开始处理，以评估患者的敏感性和反应性。治疗前，应用酒精和/或丙酮彻底清除面部油脂。然后应用 2×2 楔形海绵、2×2 板状海绵或棉签涂药，棉签也可以用来在眼眶周围区域使用换肤剂，通常应用水杨酸 2 ~ 3 层。水杨酸首次应用于面颊中部，再向两侧涂擦，然后依次应用于口周区、下颌和前额。换肤液保留 3 ~ 5 分钟。在换肤过程中，大多数患者感到轻微烧灼感和刺痛。1 ~ 3 分钟后，部分患者面部出现轻微换肤相关感觉缺失，便携手持式风扇，可大大减轻烧灼感和刺痛感。

白色的沉淀物，为水杨酸结晶，在换肤剂应用后 30 秒至 1 分钟开始形成（图 3.2）。

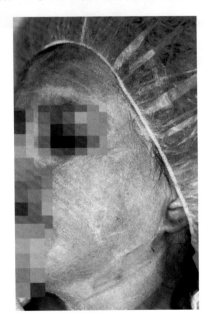

图 3.2　水杨酸换肤沉积物

这不应该混淆为结霜或皮肤变白等蛋白质凝固表现。结霜通常提示患者换肤后会出现少许结痂和形成角质层剥脱（图 3.3a-d）。当治疗光老化时，这可能是恰当的。但是，笔者更倾向于在治疗其他疾病时，很少或不结霜。3～5 分钟后，用自来水彻底冲洗面部，用温和的清洁剂如丝塔芙清洗面部所有残留的水杨酸沉积物。冲洗后应用柔和的润肤霜。我个人的最爱是丝塔芙、Purpose（强生公司产品，译者注）、Theraplex（Theraplex公司产品，译者注）（图 3.4a，b，图 3.5a，b和图 3.6a，b）

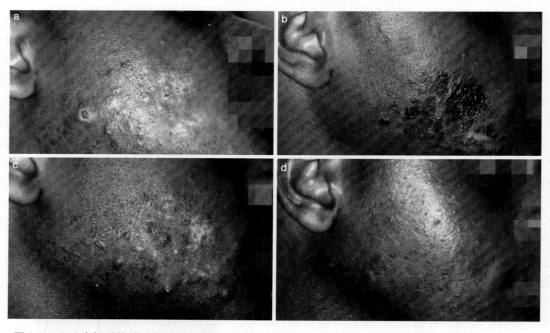

图 3.3　(a)水杨酸换肤后结霜。(b)48 小时后痂皮形成。(c)3～4 天:痂皮消除。(d)7～10 天:色素减退被完全清除

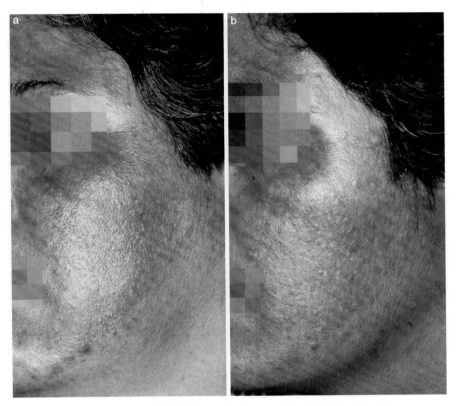

图3.4　(a、b)黄褐斑经 5 次水杨酸换肤及 4% 氢醌处理前后

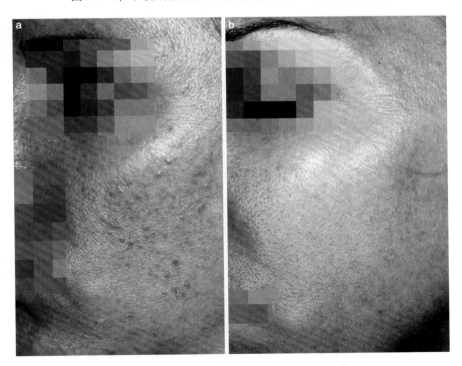

图3.5　(a、b)寻常性痤疮经 4 次水杨酸换肤前后

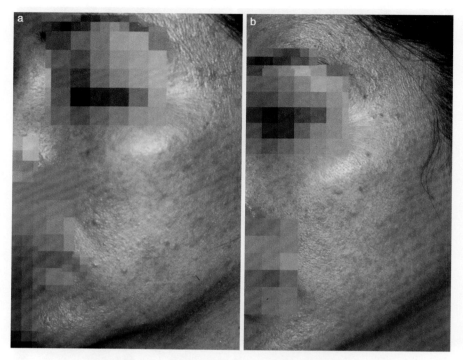

图 3.6   (a、b)酒渣鼻经 3 次水杨酸换肤前后：中度改善

3.8   换肤后护理与并发症

温和的清洁剂和保湿剂持续使用 48 小时或直至换肤后全部刺激症状消退。这时患者才能恢复使用局部皮肤护理，包括外用漂白剂、治疗痤疮的药物和/或维 A 酸。如换肤后出现过度脱屑和刺激等不良反应，可应用低至高效的外用类固醇制剂治疗。外用类固醇对换肤后炎症反应非常有效，并可减轻炎症后色素沉着。笔者经验，水杨酸换肤后局部应用氢醌制剂可解决任何残余的炎症后色素沉着。

3.9   优点

水杨酸换肤的主要优点包括：
- 对所有的皮肤类型（Ⅰ ~ Ⅵ）患者具有确定的安全性。
- 对寻常痤疮患者，是一个极好的换肤剂。
- 鉴于出现白色沉淀物，更容易达到均匀使

用。
- 几分钟后，换肤可以诱导麻醉效应，提高患者的耐受性。

3.10   缺点

- 换肤深度受限
- 对严重光老化患者疗效有限

3.11   副作用

水杨酸换肤的副作用轻微而短暂。在一项针对 35 例韩国人研究中，8.8% 有持续性红斑，持续时间 2 天以上[8]。干燥发生频率为 32.3%，且需要频繁应用保湿剂。严重角质层剥脱发生率为 17.6%，在 7 ~ 10 天内结束。11.7% 患者出现结痂。没有发生持续炎症后色素沉着或瘢痕病例。另外一项研究观察了 25 位患者，包括 20 例非裔美国人和 5 例西班牙人，16% 患者出现了轻微

的副作用[4]。一位患者出现了暂时的结痂和色素减退，在 7 天内全部消退。三位患者出现暂时性的干燥和色素沉着，在 7 ~ 14 天内缓解。

水杨酸反应，或水杨酸毒性，其特征性表现为呼吸急促、耳鸣、耳聋、头晕、腹部绞痛及中枢神经系统反应。报道发生于应用 20% 水杨酸于 50% 身体表面，亦有应用 40% 和 50% 的水杨酸糊剂发生水杨酸反应的报道[2]。笔者应用当前上市的 20% 和 30% 乙醇剂型完成了 1000 多例水杨酸换肤患者，并没有观察到水杨酸反应。

患者知情同意书

我是_____，现同意我的_____（部位）接受**水杨酸化学换肤**治疗。换肤治疗用以改善在治疗部位皮肤整体外观。水杨酸换肤可改善寻常痤疮、色素沉着（黑斑）、皮肤粗糙、油性皮肤和光老化（晒伤）。

该操作首先用酒精、丙酮或其他换肤前清洗剂准备换肤部位。换肤剂应用 3 ~ 5 分钟后，用自来水和温和的清洁剂清洗。

通常，水杨酸换肤具有非常良好的耐受性。但是，该操作可能会导致肿胀、发红、结痂、干燥及明显的角质层剥脱等症状，并持续长达 7 ~ 10 天。

我明白，该操作后有小几率造成永久性色沉的风险。换肤后还可以导致一些罕见的不良后果：治疗区域令人讨厌的色素脱失，或换肤后原有疾病进一步加重，或瘢痕形成。此外，如细菌感染，或换肤后可能会激活换肤部位原有疱疹病毒感染等。另外，已有水杨酸（活性换肤成分）的过敏反应的罕见病例。换肤的利弊已详细向我解释。我所有的问题都得到答复。

- 我的健康状况稳定。
- 我在过去 6 个月，没有使用异维 A 酸。
- 我没有对水杨酸过敏。
- 我没有怀孕。

效果不能保证。

_____   _____
患者签名   日期

_____   _____
患者姓名（印刷体）   日期

_____
见证人

免责声明：作者对本章中提到的任何产品及设备均无经济利益

参考文献

1. Lazo ND, Meine JG, Downing DT (1995) Lipids are covalently attached to rigid corneocyte protein envelope existing predominantly as beta-sheets: a solid state nuclear magnetic resonance study. J Invest Dermatol 105:296–300
2. Swinehart JM (1992) Salicylic acid ointment peeling of the hands and forearms. Effective nonsurgical removal of pigmented lesions and actinic damage. J Dermatol Surg Oncol 18:495–498
3. Aronsohn RB (1984) Hand chemosurgery. Am J Cosmet Surg 1:24–28
4. Kligman D, Kligman AM (1998) Salicylic acid peels for the treatment of photoaging. Dermatol Surg 24:325–328
5. Imayama S, Ueda S, Isoda M (2000) Histologic changes in the skin of hairless mice following peeling with salicylic acid. Arch Dermatol 136:1390–1395
6. Draelos ZD (2000) Atlas of cosmetic dermatology. Churchill Livingstone, New York, pp 94–97
7. Grimes PE (1999) The safety and efficacy of salicylic acid chemical peels in darker racial-ethnic groups. Dermatol Surg 25:18–22
8. Lee HS, Kim IH (2003) Salicylic acid peels for the treatment of acne vulgaris in Asian patients. Dermatol Surg 29:1196–1199
9. Joshi SS, Boone SL, Alam M et al (2009) Effectiveness, safety, and effect on quality of life of topical salicylic acid peels for treatment of postinflammatory hyperpigmentation in dark skin. Dermatol Surg 35:638–644
10. Ahn HH, Kim IH (2006) Whitening effect of salicylic acid peels in Asian patients. Dermatol Surg 32:372–375
11. Kodali S (2010) A prospective, randomized, split-face, controlled trial of salicylic acid peels in the treatment of melasma

in Latin American women. J Am Acad Dermatol 63:
1030–1035

12. Oresajo C, Yatskayer M, Hansenne I (2008) Clinical toler-
ance and efficacy of capryloyl salicylic acid peel compared
to a glycolic acid peel in subjects with fine lines/wrinkles
and hyperpigmented skin. J Cosmet Dermatol 7:259–262

13. Brody HJ (1997) Chemical peeling, 2nd edn. Mosby,
St Louis

14. Bhawan J, Olsen E, Lufrano L, Thorne EG, Schwab B,
Gilchrest BA (1996) Histologic evaluation of the long term
effects of tretinoin on photodamaged skin. J Dermatol Sci
11:177–182

15. Jimbow K, Obata H, Pathak MA et al (1974) Mechanism
of depigmentation by hydroquinone. J Invest Dermatol
62:436–449

丙酮酸

4

Maria Pia De Padova and Antonella Tosti

4.1 历史

丙酮酸是一种羧酸,在一个脂肪族碳原子 α 位置有一个酮基(α-酮酸)。因为其较低的电离值及较小的分子量,它可以迅速向皮肤深部渗透。因此被认为是一种有效的化学换肤剂。

丙酮酸具有角质溶解、抗菌,亲皮脂的特性,并可刺激胶原蛋白和弹性纤维的形成。

Griffin 首次应用了 60% 的丙酮酸乙醇溶液。他提出应用 5 毫升丙酮酸、8 滴乳化剂(如聚乙烯月桂醚)和 1 滴巴豆油组合,可获得一个与 Baker 苯酚制剂效果类似的表皮松解致炎产品。

丙酮酸常作为中度化学换肤剂,使用浓度从 40% 到 70% 不等。可应用范围包括光老化、色素性疾病、活动期和微囊肿性痤疮及浅表瘢痕。它是一种安全有效的换肤剂。

Moy 等病理研究表明,丙酮酸对真皮具有与三氯醋酸相似的影响。

4.1.1 性质

- α 酮酸(CH_3-CO-COOH)
- 体内转变为乳酸
- 可溶于水和乙醇
- 具角质溶解活性
- 促结缔组织增生
- 增加胶原、弹力纤维和糖蛋白产物
- 抗微生物活性
- 亲皮脂特性
- 活性与其浓度、溶媒、应用时间及次数有关

4.2 组成

- 40% 丙酮酸溶液/凝胶
- 50% 丙酮酸溶液/凝胶
- 60% 丙酮酸溶液

4.3 适应证

- 活动性痤疮,尤其是微囊肿性痤疮(图 4.1,

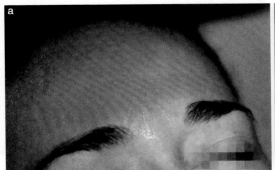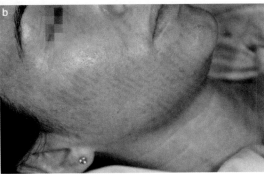

图 4.1 微囊肿性痤疮

图 4.8,图 4.9)
- 油性皮肤
- 扁平疣
- 轻中度光老化
- 酒渣鼻(丘疹脓疱型)
- 黄褐斑

4.4　禁忌证

- 复发性单纯疱疹病毒感染史
- 自身免疫性皮肤疾病
- 妊娠
- 治疗前 3 个月内应用异维 A 酸
- 瘢痕疙瘩和增生性瘢痕

4.4.1　换肤准备(家庭治疗)

- 痤疮、油性皮肤、光老化:开始处理前 3 周局部应用含有 2% ~3% 丙酮酸,或 5% ~15% 羟乙酸,或 1% ~ 2% 水杨酸,或 0.05% 维 A 酸,以减少角质层厚度并提高丙酮酸渗透的均匀性。这种处理应在换肤 3 天前停止。
- 酒渣鼻:开始处理前 3 周局部应用含有 2% ~3% 丙酮酸,或 1% ~2% 水杨酸,或 0.05% 维 A 酸,以减少角质层厚度并提高丙酮酸渗透的均匀性。这种处理应在换

肤 3 天前停止。外用甲硝唑或壬二酸的治疗可以继续。
- 光老化及黄褐斑:同时加用外用漂白剂(外用 4% 氢醌),以减少炎症后色素沉着的风险。

4.5　换肤技巧(图 4.2 ~ 图 4.7)

- 换肤前应用酒精或丙酮清洗皮肤,清除皮脂,以获得最佳的渗透。
- 溶液的应用:
  应用方式取决于制剂类型。液体制剂最好使用扇形笔;而凝胶产品可用棉签或戴手套的手指涂药。
  — 应用两至三层的液体制剂,红斑出现时用 10% 碳酸氢钠溶液中和。可使用一次性涂药产品。
  — 对凝胶产品,轻柔摩擦 1 ~3 分钟可获得最佳的渗透。
- 应用溶液时,应小面积开始,开始下一个区域治疗之前先将该区域药液中和。
- 在应用丙酮酸时,使用小风扇可以避免吸入气体。
- 换肤后必须使用保湿霜和防晒剂。
- 需要 3 ~5 次换肤,每隔 3 周进行 1 次。

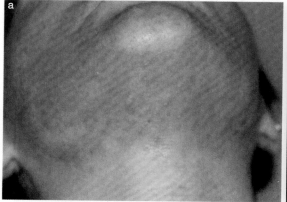
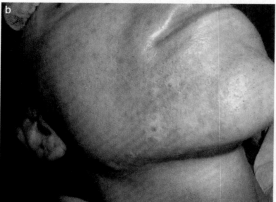

图 4.2　微囊肿性痤疮患者换肤过程

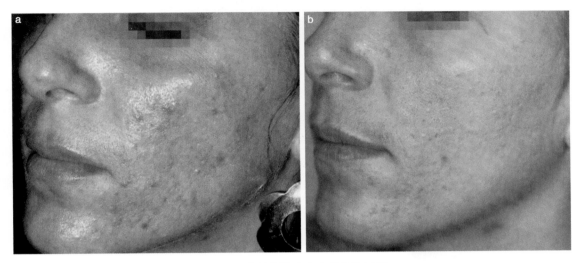

图4.3 微囊肿性痤疮患者换肤过程

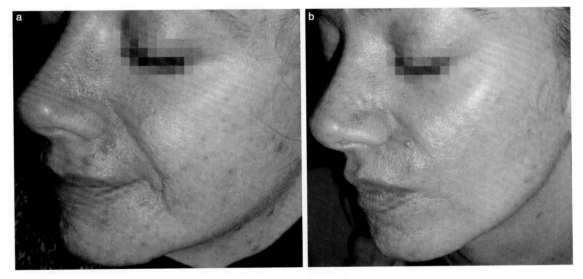

图4.4 微囊肿性痤疮患者换肤过程

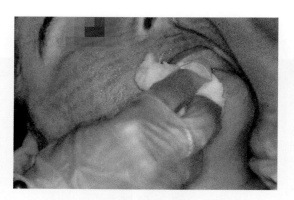

图4.5　微囊肿性痤疮患者换肤过程。碳酸氢钠中和

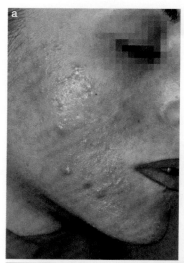

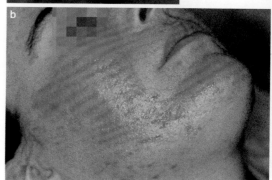

图4.6　微囊肿性痤疮患者换肤过程

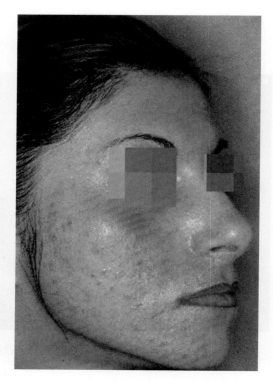

图4.7　微囊肿性痤疮患者换肤过程

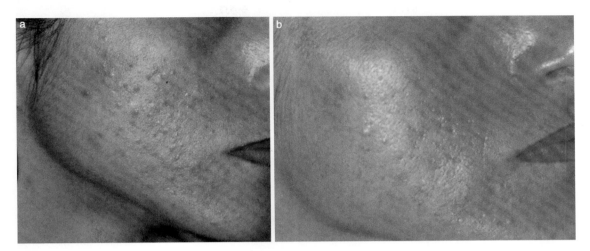

图 4.8　50% 丙酮酸换肤前后

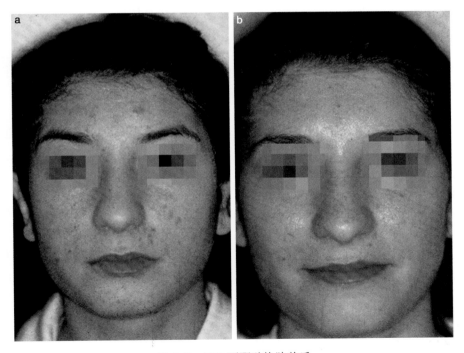

图 4.9　50% 丙酮酸换肤前后

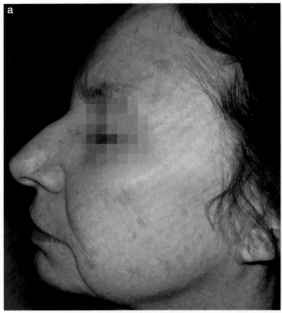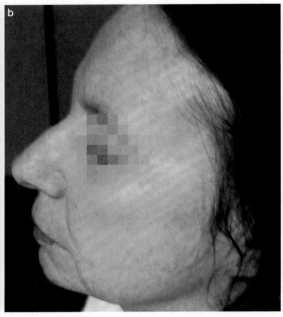

图 4.10   光老化后皱纹及日光性黑子换肤前后

4.6   换肤后护理

- 应用含有防晒成分的保湿霜,并告知患者避免阳光暴晒,极柔和的清洗皮肤,避免擦洗,避免自行应用处方药物和/或化妆品。
- 当上皮化完成后,患者可重新应用护肤产品,为下一次操作准备。

4.7   副作用

- 在炎症性及皮肤较薄区域出现结痂

4.8   优点

- 红斑非常轻微。
- 轻度脱屑。

- 术后恢复期短。
- 可用于 Fitzpatrick Ⅲ 和 Ⅵ 型皮肤。

4.9   缺点

- 应用时强烈的刺痛和烧灼感。
- 辛辣和刺激性气体刺激上呼吸道黏膜。

4.10   结果

- 改善皮肤纹理、皮肤颜色、细小皱纹并减少色素沉着损害。
- 减轻活动性痤疮、酒渣鼻皮损及皮脂溢出。增加局部和系统治疗痤疮药物的疗效。
- 减轻黄褐斑患者的色素沉着。

患者知情同意书

本人要求并授权_____医生,医学博士,进行丙酮酸换肤操作。我明白,换肤不能"治愈"我所有的皮肤问题。我有机会询问有关换肤的风险和效益,我所有的问题已经得到让我满意回答。

医生已经向我完全解释治疗的性能和效果,以及可能的替代治疗方法。

我被告知并了解在这个过程中丙酮酸的酒精溶液将于我的面部应用1~5分钟。期间我可感到由酸蒸汽导致的暂时性鼻腔刺激。

我被告知并了解该程序可能会导致疼痛和烧灼感。

我知道我的脸将会变红,随后干燥并有可能出现色素沉着。有些区域可能会出现结痂,且必须外用抗生素药物处理。然后开始脱屑并持续约5~10天。红斑可能持续时间为15~20天。

我已经被告知治疗后可能会出现以下情况。这些情况较少发生,通常并不严重,但可能会在任何时间出现,因为不可抗力的影响:

皮肤变暗或出现色斑(色素沉着)在治疗后3个月内的任何时间都可能发生。这通常是由于过度暴露于日光或热刺激。先前描述的一些特殊药物通常可以完全避免这一状况。但有时候可能需要第二次换肤操作。告知肤色暗的患者接受治疗可能会出现斑点状面容,且持续时间可能超过3~6个月。

我已被告知在6个月内要绝对避免日晒。6个月内禁止日光浴。否则会促使斑点状皮肤色素沉着形成,且需要进一步治疗。

如果有下列情况,不能进行丙酮酸换肤:

- 妊娠或正在计划怀孕或哺乳。
- 皮肤疾病的影响包括:银屑病、系统性红斑狼疮、活动期的疱疹病毒感染、开放性创伤或叮咬、未愈合创伤、湿疹、丹毒、日晒伤、化学或电烧伤、冻伤、过去3个月的面部手术(包括拉皮或眼睑手术),或活动期皮肤感染,其他。
- 正在服用或过去3个月内口服异维A酸。
- 不愿遵守换肤前后要求。

_____我明白我的隐私将受到保护。

_____我了解:在换肤愈合阶段,冻疮或疱疹病毒可导致严重的感染,并可能形成瘢痕,我已经被告知和/或已应用药物防止或减少这种可能性。

_____我了解:日光暴晒,即使是少量,也可以对换肤的结果产生不利影响,我将在换肤后尽可能长的时间内避免日光直射。

_____我了解:在换肤过程中,我需要保持眼睛闭合,以防止换肤剂意外沾染到我的眼睛。这样的事件可能导致严重的角膜溃疡,进而需要由眼科专家的治疗。

_____我了解:换肤后细菌感染风险增高,我已被告知如何最有效的预防。

_____我了解:瘢痕风险增高,无论是换肤剂还是由此产生的任何感染导致,以及如何采取措施防止这种风险。

_____我了解,换肤后会有一些刺痛和其他的感觉,并持续数分钟。

_____我了解,换肤之前或之后使用的药物有发生过敏反应的可能。

_____我承认,医药的实践性,因此这个操作的效果不是很确切。我也知道,对这个操作的效果没有任何担保或保证。

我许可我换肤前后照片用于:

☐ 教育目的
☐ 患者示范
☐ 医学会议和专业文章

操作者已经向我详细解释,我完全理解该操作的性质及可能涉及的风险。我认识并理解,而没有明示或暗示的保证给我。

日期_____ 签名_____

免责声明:作者与本章中提到的任何产品及设备均无经济利益关联

参考文献

Berardesca E, Cameli N, Primavera G et al (2006) Clinical and instrumental evaluation of skin improvement after treatment with a new 50% pyruvic acid peel. Dermatol Surg 32(4): 526–531

Cotellessa C, Manunta T, Ghersetich I, Brazzini B, Lotti T, Peris K (2004) The use of pyruvic acid in the treatment of acne. J Eur Acad Dermatol Venereol 18(3):275–278

Fabbrocini G, De Padova MP, Tosti A (2009) Chemical peels: what's new and what isn't new but still works well. Facial Plast Surg 25(5):329–336

Ghersetich I, Brazzini B, Lotti T (2003) Chemical peeling. In: Lotti TM, Katsambas AD (eds) European handbook of dermatological treatments, 2nd edn. Sprinter, Berlin/Heidelberg

Ghersetich I, Brazzini B, Peris K, Cotellessa C, Manunta T, Lotti T (2004) Pyruvic acid peels for the treatment of photoaging. Dermatol Surg 30(1):32–36

Griffin TD, Van Scott EJ (1991) Use of pyruvic acid in the treatment of actinic keratoses: a clinical and histopathologic study. Cutis 47:325–329

Griffin TD, Van Scott EJ, Maddin S (1989) The use of pyruvic acid as a chemical peeling agent. J Dermatol Surg Oncol 15:1316

Halasz CL (1998a) Treatment of warts with topical pyruvic acid: with and without added 5-fluorouracil. Cutis 62(6):283–285

Halasz CL (1998b) Treatment of warts with topical pyruvic acid with and without added 5-fluorouracil. Cutis 62:283–285

Moy LS, Peace S, Moy RL (1996) Comparison of the effect of various chemical peeling agents in a mini pig model. Dermatol Surg 22:429–432

Seitz JC, Whitemore CG (1988) Measurement of erythema and tanning response in human skin using a Tri-Stimulus colorimeter. Dermatologica 177:70–75

Tosson Z, Attwa E, Al-Mokadem S (2006) A pyruvic acid as a new therapeutic peeling agent in acne, melasma, and warts. EDOJ 2(2):7. http://www.edoj.org.eg/vol002/00202/07/01.htm

三氯醋酸

5

Christopher B. Harmon，Michael Hadley，and Payam Tristani

5.1 历史

三氯醋酸（TCA）作为换肤剂使用首先由德国皮肤科医生 P. G Unna 于 1882 年描述。在过去 40 年里 TCA 换肤进行了大量的创新和应用。这包括了更准确地掌握这些药物渗透的确切深度及随后发生的病理变化。其他重要的进步包括联合 TCA 与其他换肤剂以实现更深度的换肤，其中包括使用固体 CO_2，Jessner 溶液，羟乙酸及手动皮肤磨削。最近报告使用高强度 TCA 有希望治疗更深的痤疮瘢痕。

5.2 化学背景

TCA 在自然状态下是一种无色晶状体，易与蒸馏水混合配制而成。TCA 在常温状态下较稳定，其熔点 54℃。无光敏感，但吸湿性强，故晶状体应储存于密闭容器中，以限制其对水的吸收。混合液的保质期大于 2 年。

5.3 组成

TCA 浓度采用重量-体积（W/V）方法配制。简单地说：30% TCA 溶液是 30 克 TCA 加水至 100ml 制成的溶液。而不是 30g TCA 加 100ml 的水配制以免造成溶液浓度降低。其他配制方法包括重量-重量法，用于配制软膏和霜剂，但不很准确。此外，采用稀释现有 TCA 溶液的方法不可取，因为其浓度往往高于人们的预期。TCA 可很容易从一些供应商如 Delasco（专门从事 TCA 生产）得到。

最近有各种各样的供应商提供化学换肤试剂盒且易于使用并能提高疗效。这些专用试剂盒应用不同载体，使 TCA 通过颜色指标来告知医师换肤的完成。但选择仍需谨慎，医生大量采用这些产品会使其丧失通过结霜程度轻松评估化学换肤深度及其安全性的能力。

5.4 换肤深度分类

TCA 是一种化学腐蚀剂，应用 TCA 可导致皮肤蛋白质变性，形成一种容易被观察到的白霜，称作角质形成细胞凝固坏死。TCA 溶液的组织渗透及随后的损伤程度取决于几个因素，包括：使用 TCA 的浓度、皮肤准备及解剖部位。

选择适合浓度的 TCA 是换肤的关键。10%～20% 浓度的 TCA 导致非常轻微的浅层换肤，渗透深度不超过颗粒层。25%～35% 浓度的 TCA 可渗透表皮全层达到浅层换肤目的；40%～50% 浓度的 TCA 渗透真皮乳头层称作中层换肤；大于 50% 浓度的 TCA 可损伤真皮网状层。不幸的是，使用高于 35% 浓度的 TCA 可造成包括瘢痕形成在内的不可预知的后果。因此，中度化学换肤仅在 35% TCA 与其他换肤剂联合使用中获得，如 Jessner 溶液、固体 CO_2 或羟乙酸。除非为了破坏孤立病灶或用于冻伤瘢痕的治疗，应放弃使用浓度大于 35% TCA（图 5.1）。

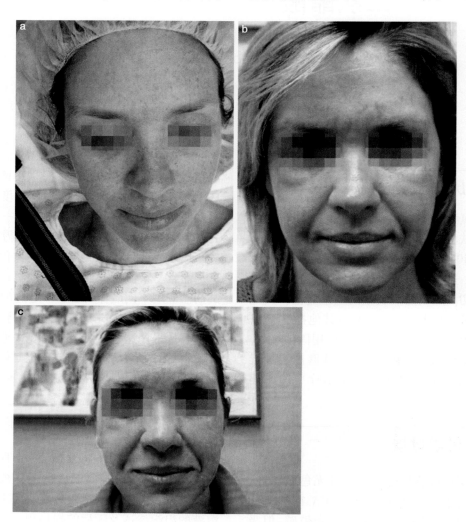

图 5.1　（a~c）中层化学换肤应用于 II 型皮肤泛发性黑子。（a）换肤前。（b）中层化学换肤 10 天后。（c）中层化学换肤 1 个月后

5.5　适应证

　　TCA 作为换肤剂，根据使用浓度有各种各样的应用（图 5.2）。决定换肤剂使用的最重要的原则是准确评估疾病预期治疗的深度。这主要取决于皮肤增生的厚度、色素沉着及皱纹严重程度。浅表的疾病，如表皮黄褐斑和光化性角化病，化学换肤很容易治疗，也只需要浅表的换肤剂；而病变较深，如真皮黄褐斑及严重皱纹，尽管使用深层换肤剂来治疗，也可能很难奏效，当然也不是完全不可能实现（图 5.3）。一般来说，高浓度的 TCA 可有更深的渗透，进而导致更彻底而持久疗效。然而，这个过程必须要考虑深层换肤造成停工期的延长。多个浅层化学换肤疗效一般不等于一个中度化学换肤。不过，并非所有疾病都需要深层换肤。必须考虑到正在处理疾病的类型，深层换肤必须考虑患者正在

接受的治疗,更重要的是患者的期望值及对计划应用换肤方法的耐受性(表5.1)。

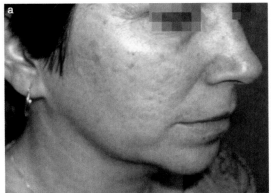

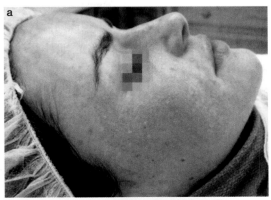

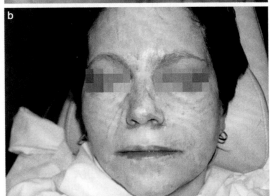

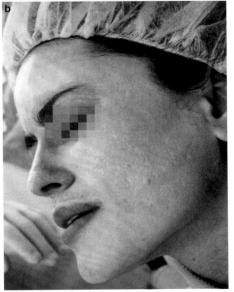

图5.3 (a,b)中层化学换肤治疗黄褐斑。(a)换肤前。(b)换肤中Ⅲ度结霜

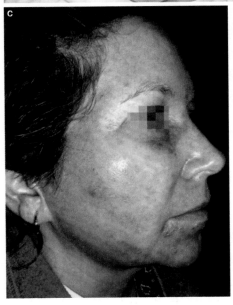

图5.2 (a,b)中层化学换肤治疗黄褐斑。(a)换肤前。(b)换肤中Ⅲ度结霜

表5.1 适应证

表皮增生:包括光化性角化病和浅表脂溢性角化
轻度至中度光老化
皮肤色素改变:包括黄褐斑和炎症后色沉
色素性损害:黑子和雀斑
痤疮
痤疮瘢痕

表皮增生如光化性角化病、黑子或浅表的脂溢性角化,都可以应用25%～35% TCA换肤有效治疗。较厚的表皮增生或增生累及真皮,会对治疗抵抗,如肥厚性光化性角化病

和较厚的脂溢性角化,甚至可能对中层换肤抵抗。多次治疗的顽固性损害,最好联合中度化学换肤与其他手法,如人工磨削或 CO_2 激光治疗(表5.2)。

表5.2　治疗效果

疗效极好或较好
光化性角化病
浅表的黄褐斑
浅表的色素沉着
雀斑
黑子
凹陷性瘢痕(CROSS 技术)
疗效不确定
脂溢性角化病
肥厚性角化病
混合型黄褐斑
混合型色素沉着
疗效较差
肥厚型脂溢性角化病
深层黄褐斑
深层色素沉着

TCA 换肤可有效的治疗轻到中度光老化。轻度光老化:光老化 Glogau 分类 Ⅰ 型,包括轻度色素改变及细小的皱纹。10% ~ 25% TCA 的浅层换肤剂对改善轻度光老化是必要的,特别是对于间隔3~6周定期使用浅层换肤者。中度光老化:光老化 Glogau 分类 Ⅱ 型,浅层换肤仅仅可获得轻微的改善,但中层换肤剂可有效的改善色素及皱纹。尽管中层换肤可改善更严重的光老化,光老化 Glogau 分类 Ⅲ 型和 Ⅳ 型的色素沉着,但这些患者往往需要更深层次的换肤(苯酚)、激光换肤或面部拉皮手术处理所遇到的深而大的皱纹。

化学换肤可以有效治疗皮肤色素改变,包括雀斑、黄褐斑、黑子和表皮色素沉着。多次重复浅层换肤足以处理这些疾病。然而,单次的中层换肤是可利用的重要工具,尤其是色素较深时。很多时候,Wood 灯在评估以

表皮色素为主的色素沉着方面具有重要的意义。色素沉着延伸至真皮,化学换肤的功效也渐减弱。其他治疗方式,包括 Q 开关 Nd:YAG 激光或翠绿宝石激光,对真皮乳头下色素更为有用。

在治疗炎症后色素沉着方面需要注意的是对换肤不能过于激进护理。在敏感的患者,中层换肤可能会产生更强的炎症进而恶化色素沉着。对 Fitzpatrick 皮肤类型 Ⅲ ~ Ⅵ 型的患者更是如此。在中层换肤前,最好先用多个表浅化学换肤联合漂白剂。

高浓度的 TCA(65% ~ 100%)治疗痤疮瘢痕已被证明是 TCA 一个很好的新应用。这一皮肤瘢痕化学重建技术(CROSS 技术)显示出显著疗效。用棉签用力压于凹陷性瘢痕或斑点状瘢痕病灶,可导致局部瘢痕发生,随时间的推移可抹去凹陷性瘢痕。通常,这需要每隔两周至数月进行并坚持5~6次的治疗。

5.6　面部与非面部皮肤

进行换肤时,要明确认识面部与非面部皮肤的差异,这是另外一个需要考虑的因素。一般而言,非面部皮肤需要更长的愈合时间,且瘢痕的风险比在面部使用类似浓度时更大。这是由于面部皮脂腺单位高于其他部位所致。这些皮脂腺单位在表皮细胞再生中发挥关键作用。如果非面部,如手臂、上胸部、颈下部皮肤进行换肤,应谨慎行事,且不应试图应用浓度大于 25% 的 TCA。除了创伤愈合较差和瘢痕形成外,另一个限制化学换肤在非面部皮肤使用的因素是在非面部换肤有效性较面部低。本章的其余部分讨论内容只限于面部换肤。

5.7　换肤准备

TCA 换肤前适当的皮肤准备不仅是换

肤过程的重要组成部分,对避免换肤后的并发症,如炎症后色素沉着也同样重要。以下的辅助制剂,最好在换肤开始 6 个星期前使用。重要的是让患者充分理解这些药物的作用:

- 广谱的 UVA 和 UVB 防晒霜;
- 0.05% ~0.1% 维 A 酸,这是本方案最关键的部分,因为它降低角质层的厚度、增加表皮更替并降低角质形成细胞的粘附。
- 去角质产品,如羟乙酸或乳酸,可降低角质形成细胞粘附,并通过破坏角质层而刺激表皮生长。
- 漂白产品,如 4% ~8% 氢醌霜,对皮肤色素问题及 Fitzpatrick 皮肤Ⅲ ~Ⅵ型患者特别有用。

5.8 换肤技巧

与其他化学换肤一样,TCA 换肤的艺术和科学依赖于合适的换肤技巧。TCA 是一种多用途的换肤剂,根据其浓度不同可用于浅层、中层及深层化学换肤。然而,在每个深度,清洗和换肤技术同等重要。一般来说,浅层换肤患者不需要任何镇静;而中层换肤,应该应用镇静作用较小的药物如地西泮 5 ~10mg 口服或劳拉西泮 0.25 ~0.5mg 口服。患者头部置于 30° ~45°角的舒适体位。TCA 换肤前局部麻醉剂如 4% 利多卡因的使用可减少患者的灼热和刺痛等不适。

TCA 换肤之前,彻底清洁皮肤清除皮脂使换肤液均匀渗透是至关重要的。皮肤首先用葡萄糖酸氯己定或消毒液体肥皂清洗,然后再用丙酮或酒精清除残留的油脂和鳞屑,直至感到干燥为止。

彻底清洗后,TCA 换肤,使用 2 ~4 根棉签涂药器或 2×2 折叠的纱布按预定的顺序进行。从前额开始到鬓角、脸颊,唇部,最后是眼睑。在应用到每个区域后,医生在进行下一个区域之前,不仅观察结霜程度,同时应观察持续时间是至关重要的。如果 2 ~3 分钟内没有出现理想的结霜水平,局部应追加换肤剂。必须小心每次应用的 TCA 外涂可能导致更大的渗透深度。患者会感到烧灼感,尤其是 TCA 浓度较高时。

Jessner 溶液与 35% TCA 组合(Moheit)换肤,在 TCA 之前,从前额到面部其余皮肤连续均匀涂抹 Jessner 溶液,等待 2 ~3 分钟,以便进行渗透并评估结霜程度。通常出现Ⅰ度结霜,红斑基础上细小网状白纹(见下文)。如果未能达到Ⅰ级结霜,则还需要 1 ~2 次 Jessner 溶液涂层。在 TCA 应用之前必须要有足够的耐心,如果他们已经等待适当的时间来评估应用换肤剂所产生的结霜程度,换肤医生可能会施行比预期更激进的换肤。但这种滞后效应应该重视。

如前所述,TCA 导致角质凝固或蛋白质变性表现在皮肤表现为结霜。结霜的程度似乎与 TCA 的渗透深度相关,下面的分类可以用来作为 TCA 换肤一般准则。然而,必须牢记,这个结果取决于多种因素,包括皮肤类型和厚度,皮肤的基础状态及 TCA 的应用技巧:

- Ⅰ度结霜:红斑基础上白色的斑点状或束状结霜。这表明轻度表皮剥离,小于30%浓度 TCA 可达到这一效果。这可造成持续 2 ~4 天皮肤剥离。
- Ⅱ度结霜:红斑基础上白色结霜突破表层。这提示是全层表皮剥离至真皮乳头,需要大于30%浓度 TCA。这种换肤水平将导致表皮全层脱落(图 5.4)。
- Ⅲ度结霜:固体白色结霜而无红斑。这提示 TCA 的渗透超过真皮乳头,需要>30%浓度 TCA,且取决于应用 TCA 的药量(图 5.5)。

10% ~25% 浓度的 TCA 在浅层换肤中可以安全使用,而>30% 浓度的 TCA 则用于中层换肤。然而,即使低浓度的 TCA 多层涂抹,可能会导致换肤剂更深的渗透,从而实际

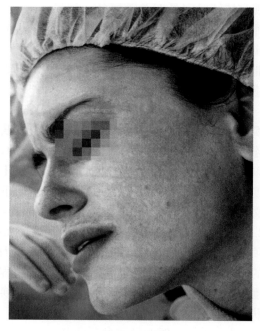

图5.4   Ⅱ度结霜

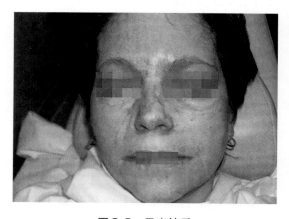

图5.5   Ⅲ度结霜

上产生中层换肤的效果。在一般情况下,不推荐使用浓度>40%的TCA,它可能导致不均匀的穿透深度,形成瘢痕及色素异常的风险增高。

面部的几个特殊部位必须要特别考虑。必须小心在眶周区域使用,防止多余的TCA溶液直接进入眼内滚动。TCA不适合应用于上眼睑。如果流泪时,可以用棉签轻轻擦掉。如口周区域有了较深的皱纹,应用时先拉伸皮肤褶皱然后涂抹TCA。此外,TCA应均匀涂抹于唇部皮肤至纯红区。

一旦达到所需的结霜程度,可用水冲洗皮肤,或用冷湿敷冷却皮肤。湿敷可有效缓解换肤所致的烧灼感。与羟乙酸换肤不同,水不能中和换肤剂,结霜作为反应终点的指示,水可以冲淡任何多余的TCA。湿敷可以反复应用,直至烧灼感全部消退。随后,在患者出院回家前,应用一层药膏,如单凡士林或羊毛脂,并告知患者换肤后注意事项及复查要求。

5.9   换肤后护理

应告知患者换肤后创伤愈合存在特殊阶段。在浅层换肤后,可能会有轻至中度红斑及皮肤细小脱屑,持续长达4天。有些患者也可能会经历轻度水肿。中层换肤患者,应告知,换肤后皮肤会觉得或看起来紧绷。原有的色素损害会变暗,而出现灰褐色。也有不同程度的红斑和水肿。水肿可能持续数天(高峰在48小时),应该让患者睡觉时头部抬高。大量的角质层剥脱通常开始于第三天,伴有浆液性渗出物。上皮再生通常在7~10天内完成,这时皮肤会呈现粉红色。

化学换肤后,患者应每天2次用温和的非离子洗涤剂清洗皮肤。每天至少四次0.25%醋酸浸泡(0.25%,一大汤匙白醋加入一品脱温水),它可以防腐及清创。此外,温和润肤剂如单凡士林可用于防止皮肤干燥及痂皮形成。必须告知患者不能大力揉搓皮肤或撕掉皮肤已剥脱的角质层,因为这会造成瘢痕形成。如果患者诉瘙痒并有搔抓欲望,可以外用弱效的皮质类固醇激素,如1%氢化可的松。一旦表皮再生完成,患者使用保湿霜代替润滑剂封包。换肤后长期护理与换肤前处理方案基本一致,包括使用广谱防晒剂、漂白霜、维A酸或维生素类联合角质剥脱剂如α羟酸。应该告知患者,换肤后处理方案对维持换肤效果是必要的。尽管浅层换肤可每4~6周重复一次,但中度化学换肤在至少6个月的时间内不应该重复,直到愈合阶段彻底完成。

5.10 并发症

对皮肤科外科医生,熟悉 TCA 换肤的并发症至关重要。包括感染(细菌、病毒、真菌)、色素改变、持久的红斑、粟丘疹、粉刺、质地改变及瘢痕形成。细菌性感染,包括假单胞菌、金黄色葡萄球菌或链球菌。一般情况下,不需要预防性使用抗生素,严格遵守护理措施可防止这种不良反应的发生。对有单纯疱疹病史的患者,预防性应用抗病毒药物是必要的。瘢痕是一种中层换肤罕见但可能发生的并发症。虽然瘢痕的病因是未知的,相关的因素包括较差的护理条件、感染、不均匀换肤深度、机械性损伤及之前烧蚀病史。局部的持久性红斑,特别是上颌角,可以作为早期瘢痕的指示。适当关注风险因素,局部红斑区域使用温和的外用类固醇激素,适当的伤口护理和感染的预防,可以减少瘢痕的风险。如果瘢痕即将发生,高强度的类固醇激素(Ⅰ至Ⅱ类)、硅凝胶和/或护套,脉冲染料激光可能有效。持久性红斑可能继发于酒糟鼻、湿疹或应用维 A 酸。使用温和的外用类固醇激素,如 2.5% 氢化可的松乳液可能有效。粟丘疹的形成很可能是由于封包所致,表皮再生后减少封包,润肤剂使用可减少粟丘疹形成。如前所述,使用防晒霜、漂白剂和维 A 酸可以减少换肤后的色素改变。

5.11 三氯醋酸换肤优缺点

TCA 换肤对患者和医生来说具有以下优点。TCA 是一种廉价的溶液,很容易配制,性质稳定,保质期长。TCA 与 Baker's 苯酚换肤不同,不会产生任何系统毒性。此外,如前所述,它是一种多功能剂,可用于浅、中及深层化学换肤。结霜反应可以作为一个化学剥离深度的可靠指标,使其成为一个有经验的皮肤科医生手中的安全砝码。然而,TCA 浓度>40% 时渗透深度不可预知,并可导致瘢痕形成。

5.12 结论

TCA 是一种用途极广的换肤剂,可以有效地用于浅到中层化学换肤,治疗从色素改变到光老化的各种疾病。在使用 TCA 之前应准确的了解这一技术的适应证、局限性及并发症,这很重要。当我们正确应用时,TCA 换肤可以成为我们为患者所做的最有价值的操作。

免责声明:作者与本章中提到的任何产品及设备均无经济利益

参考文献

Brody HJ (2001) Complications of chemical resurfacing. Dermatol Clin 3:427–437
Koppel RA, Coleman KM, Coleman WP (2000) The efficacy of EMLA versus ELA-Max for pain relief in medium-depth chemical peeling: a clinical and histopathologic evaluation. Dermatol Surg 26:61–64
Monheit GD (1996) Skin preparation: an essential step before chemical peeling or laser resurfacing. Cosmet Dermatol 9:9–14
Monheit GD (2001) Medium-depth chemical peels. Dermatol Clin 3:413–525
Rubin MG (1995) Manual of chemical peel: superficial and medium depth. Lippincott, Philadelphia

6 深层化学换肤(苯酚)

Marina Landau

6.1 历史

深层化学换肤以含苯酚溶液为基础,这一操作的历史以 1834 年德国化学家 Friedlieb Ferdinand Runge 发现苯酚作为起点。1841 年 Charles Frederick Gerhardt 创造了苯酚这一名词。现在,利用氯苯作为原料按一定程序可精确的合成苯酚。

100 年多前,纽约的皮肤科医生,纽约皮肤病与梅毒中心主任,George Miller MacKee 在他的著名的机构开始使用苯酚换肤。与他的同事,皮肤科医生 Florentine L. Karp 女士,出版他们为期 10 年,完成了 540 例痤疮后瘢痕患者的治疗经验[1]。当时对苯酚换肤发展做出贡献的还有 Bames[2],Urkov[3],Combes 与 Sperber[4],Brown[5],Litton[6]等等。

在 20 世纪 40 年代末和 50 年代初期苯酚换肤的主要贡献来源于私人操作者。他们的非法工作可能是当时医学专家对这一操作排斥和怀疑的原因之一。

深层化学换肤最终复苏源于两名美国整形外科医生 Thomas J. Baker 和 Howard L. Gordon,在 20 世纪 60 年代他们通过国际会议讨论并展示其令人印象深刻的结果使这一操作在医疗领域合法化[7,8]。

此后,许多其他研究者,如 Stone[9]、Spira[10]、Hetter[11]和 Fintsi[12]促成这一操作从萌芽状态发展到美容外科领域十分重要的地位。

6.2 化学背景

在 Gregory Hetter 的基础工作后[11],现在巴豆油和苯酚的组合作为深层换肤溶液的核心已得到普遍的认可。

苯酚(C_5H_5OH)或石碳酸,最初是从煤焦油中分离得到的一种芳香族碳氢化合物,也可利用氯苯作为原料可精确的合成。按美国药典,98% 苯酚为透明晶状体,而液化苯酚为 88% 的水溶液。

与苯酚有相似的化学结构,对苯二酚和间苯二酚广泛的应用于美容皮肤科领域(图6.1)。

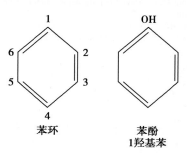

苯环

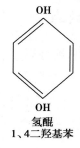

苯酚
1羟基苯

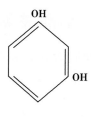

氢醌
1、4二羟基苯

间二苯酚
1、3二羟基苯

图 6.1 含有苯环结构的分子

巴豆油是一种从植物巴豆种子的提取物,从1932年来已开始商业化的配制巴豆树脂。其对皮肤活性与自由羟基族相关,即使低剂量也可以导致水疱形成。

其他用于深层化学换肤的化合物,包括消毒液体肥皂、水、植物油（甘油,橄榄油,芝麻油）。

6.3 组成

现在所有的苯酚配方均根据一些确定的配方改良而成。如 Grade、Coopersmith、Kelsen 和 Maschek 源于 Baker-Gordon、Brown、Hetter、Stone、Litton、Exoderm 及其他配方。它们均基于不同浓度上述化学成分组成（图6.2）。苯酚浓度范围介于45%至80%（图6.3）,而巴豆油浓度在0.16%至2.05%（图6.4）之间。液体肥皂可减少皮肤表面张力,提高溶液的渗透性并得到普遍的认可。尽管如

Baker-Gordon配方		Brown配方	
苯酚,USP,88%	3ml	苯酚	60%~95%
自来水或蒸馏水	2ml	煤酚皂	0.3%
消毒液体肥皂	8滴	橄榄或芝麻油	0.25%
巴豆油	3滴	蒸馏水	Ad 100%
Venner-Kellson配方		Litton配方	
浓缩甲酚	1.0 oz	苯酚晶体	1 lb
橄榄油	0.5 oz	蒸馏水	8 cc
蒸馏水	1.5 oz	甘油	8 cc
巴豆油	10滴	液态苯酚	4 oz
苯酚晶体熔化损失	8 oz	巴豆油	1 cc
		蒸馏水	4 oz

图6.2 各种含苯酚配方

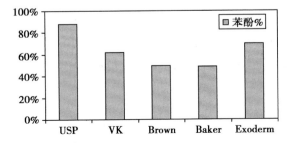

图6.3 各种换肤液中苯酚含量（*VK* Venner-Kellson）

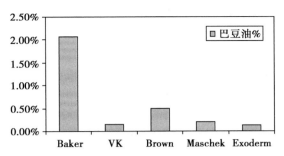

图6.4 各种换肤液中巴豆油含量（VK Venner-Kellson）

此,消毒液体肥皂并不包括在所有配方,一些配方包含油脂。配方中油脂的作用还没有完全阐明。我们个人的经验表明,油性苯酚溶液渗透皮肤更缓慢且以可控的方式进行。

截至目前,还没有对各种换肤配方所产生的临床与组织学改变进行研究。然而,一些想法对基于苯酚的换肤方案受到了挑战。Gregory Hette 认为苯酚在皮肤面临"全或无"效应[11],他的研究表明,少量的巴豆油加深渗透、延长愈合时间、并提高换肤的临床疗效。使用高浓度的苯酚,或巴豆油或联合应用[13]均可达到深层换肤的效果。

6.4 组织学

苯酚换肤后48小时活检显示:表皮坏死,延伸至真皮乳头,周围有明显的炎性反应[6]。表皮再生通常在7天内完成,而真皮愈合相对滞后。深层化学换肤导致的人体皮肤的组织学变化,包括在表皮形成大量的胶原纤维束水平排列,细小的弹力纤维组成致密网状,表皮角质形成细胞平坦且形态一致。尽管换肤往往会导致色素减退,黑素细胞仍然存在[14]。这些变化甚至在换肤20年后仍然可能见到[15]。

6.5 适应证及患者选择

深层化学换肤的主要适应证包括:皮肤

色素改变、皱纹、皮肤癌前病变及痤疮瘢痕。最初,深层化学换肤的理想患者是金发、碧眼、皮肤白晳的女人。我们的经验表明,苯酚换肤可以安全地用于具有深色眼睛和头发的橄榄色和深色皮肤患者(图 6.5a,b)[16]。只要患者在术后漂白剂和防晒霜的使用上能了解并配合,苯酚换肤对深色肤质患者具有同

等的安全性及功效[17]。厚皮肤的男性一般对深层换肤反应不佳,但男性严重光化性损害或痤疮瘢痕可从这一操作中获得显著疗效。眼睑的深层换肤可改善眶周色素沉着或皱纹,可以作为眼睑成形术的一种辅助治疗[18]。

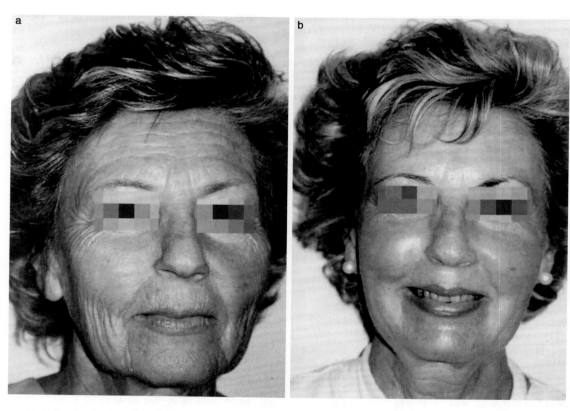

图 6.5   (a、b)深层化学换肤"理想"的治疗对象为皮肤白晳,金发碧眼,伴光损伤性皱纹的中年女性。深层换肤前后。(c、d)皮肤黝黑的妇女也可能成为深层化学换肤的对象。注意左侧鼻翼旁皮内痣换肤后的加重

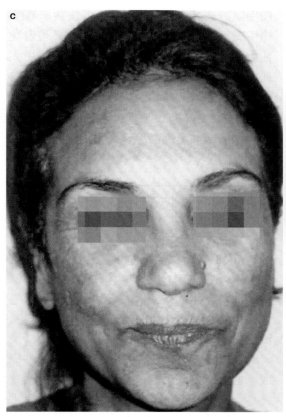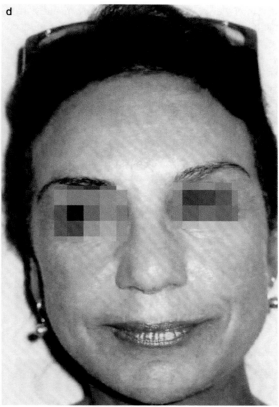

图 6.5（续）

6.6 禁忌证

深层换肤的绝对禁忌证主要是身体或心理不稳定。在怀孕和哺乳期间，任何美容干预被认为是不可取的。只要他们的疾病已被良好的控制并稳定，如我们对高血压、糖尿病、血小板减少症、甲状腺功能障碍等疾病患者都进行了安全换肤。所有的患者在操作前均要求行心电图及血细胞数检查。任何心脏疾病均需要特殊的预防措施，并建议与心脏科医生合作进行。

6.7 换肤前准备

对有复发性单纯疱疹史患者进行预防性应用阿昔洛韦，伐昔洛韦或泛昔洛韦，在手术前 1 天开始，持续 10 天，直到上皮再生完成。我们无需停止患者所应用的任何药物，包括抗凝血剂，阿司匹林，或非甾体类抗感染药物及系统应用异维 A 酸（Acutane）被认为是对皮肤进行任何外部治疗的禁忌证。我们认为，停止这种药物后，换肤最小间隔为 6 月（皮脂腺密度较高皮肤患者）或 1 年（薄皮肤患者）。根据我们的经验，吸烟对换肤后的愈合和换肤效果均不会有任何不良影响。

6.8 皮肤准备

深层换肤前是否需要皮肤准备仍然有争议。我们认为，换肤前 3～6 周每天局部使用维 A 酸制剂，在皮脂腺溢出和角化过度的皮肤，可能使换肤液更好和更均匀渗透。我们没有发现本疗法对薄皮肤患者有益。

操作之前往往需要标准摄影并签署知情同意书。

6.9 换肤前准备

基于苯酚的换肤可以全面部或局部进行操作。如果只给一个美容单元进行以苯酚为基础的换肤,那么强烈建议面部其他皮肤进行中层换肤。全面部换肤必须在全程心肺监测并在建立静脉通路下进行(图6.6)。静脉

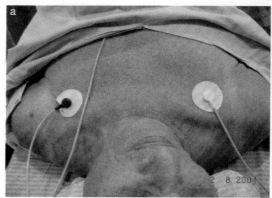

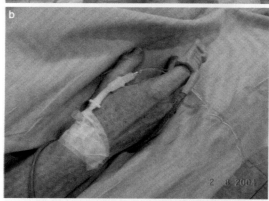

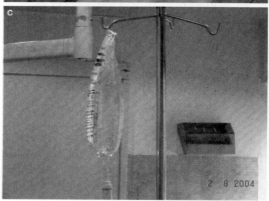

图6.6 (a-c)全面部苯酚基础换肤,在心肺监护及静脉水化下进行操作

使用镇静剂或进行局部麻醉,可使换肤在无痛情况下进行。换肤前一天,患者必须避免使用任何化妆品或药膏。换肤之前,使用无油丙酮浸湿的纱布对皮肤进行仔细脱脂。这一步对苯酚溶液的均匀渗透是必须的。

此外,良好的中央换气装置和电风扇来清除苯酚烟雾对提高工作人员的舒适性是非常重要的。

6.10 换肤技巧

在静脉镇静药物注射之前,患者保持坐姿,在下颌骨下划线以掩盖潜在的分界线(图6.7)。应用这种换肤液时需要棉签涂药。准备使用的应制作成不同的大小,但通常棉签头非常紧缩,只有有限的吸收能力。因此,我们建议增加棉花使尖端较松软(图6.8)。苯酚溶液的应用需要半干的棉签完成。通常以皮肤出现象牙白至灰白色为治疗终点。操作从前额开始,迅速应用至所有毛发覆盖区域,包括头皮和眉毛。苯酚不影响头发生长。所有美容单位逐渐被覆盖,包括耳垂和耳朵以上"隐匿"三角。在最敏感的区域,除皱整容术后患者的眶周皮肤,耳前皮肤,我们用几乎干燥的棉签,单层应用换肤液。在面部所有其他区域,结霜消退后,追加应用换肤液是可取的方法(图6.9)

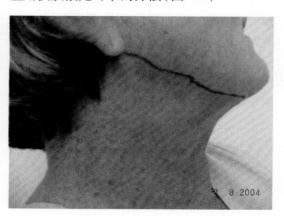

图6.7 坐位姿势标记治疗区域下缘对避免皮肤分界线形成非常重要

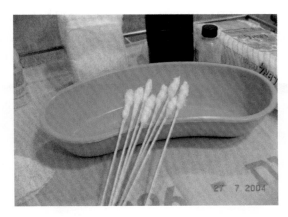

图 6.8 使用换肤溶液所用的棉签

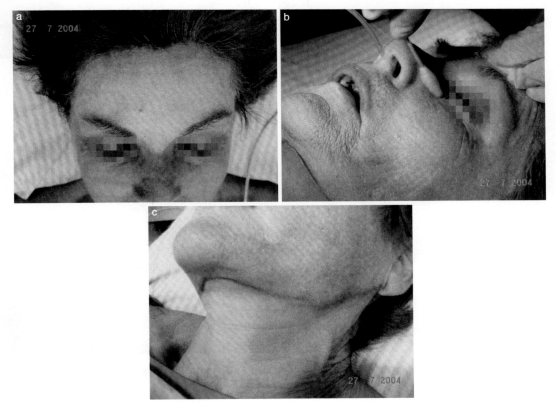

图 6.9 （a-c）应用此种换肤液，皮肤出现乳白色是终止治疗的信号

在这个阶段,可应用 25% TCA 于颈部。整个换肤过程约需 60 分钟。

面部全部覆盖换肤液后,立即应用非渗透性防水氧化锌胶带,锚定发际线。胶带制作成 3.0cm 的短条重叠使用。重叠是为保证胶带间轻微活动性及弹性,防止面部肿胀造成胶带从皮肤表面分离。除上眼睑和颈部,覆盖面部所有区域。在操作结束时,我们应用弹性的矫形网格,覆盖于面部,以保证胶布面具紧贴皮肤(图 6.10)

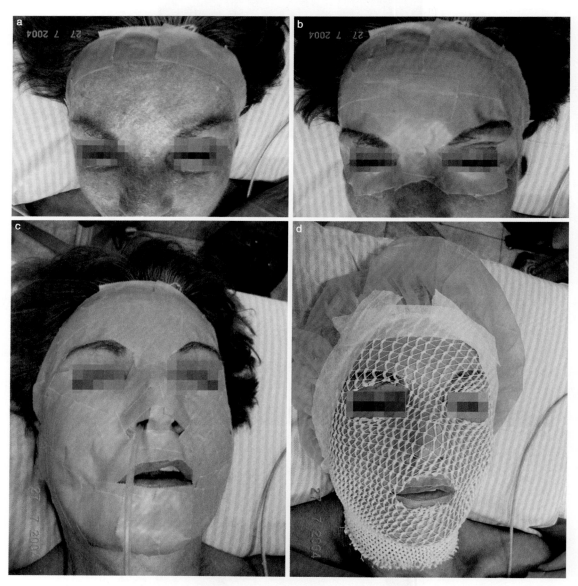

图 6.10　(a-c)应用非渗透性防水氧化锌胶带,以短条形式重叠使用。(d)弹性矫形网格保证在皮肤液化时,胶带面具可与皮肤紧贴

6.11　术后护理

　　24 小时后，移除网格。随之面具自动脱离皮肤，因为皮肤渗出物会自动顶起胶带。由于该过程几乎无痛，故无需镇痛。偶尔，一些医生在 48 小时移除面具，但我们发现这是不必要的，且对患者带来更多麻烦，因为胶带面具存在时，眼睑经常肿大而闭合。我们认为，这个间隔必须缩短到最小。

　　胶带面具移除后，渗出液用无菌生理盐水清洗。如果皮肤看起来低于换肤要求，尤其严重皱纹部位，需要重新将胶带斑片状贴敷。这通常伴随着短时间的烧灼感。胶带再留置 4~6 小时，然后由患者移除。然后采用次没食子酸铋抗菌粉覆盖面部 7 天（图6.11）。其他选择包括闭合的保湿剂，抗生素药膏及生物合成的闭合性敷料，如 Meshed Omiderm。

　　在这个阶段，我们建议常规使用止痛药，前 2 天每 4 小时一次。一些医生会系统应用糖皮质激素，以减少换肤后的肿胀和炎症反应。深换肤后颈部肿胀是预期的，需要 4~6天消失。次没食子酸铋粉作为再生面膜，吸收皮肤渗出，并逐步形成一个坚实而僵硬的面具。它可能在一些部位，如嘴巴和眼睛出现裂纹。一些患者会感到瘙痒，可以通过口服抗组胺药缓解。在第 8 天，用水龙头浸湿，随后淋浴以软化铋粉面膜。反复应用凡士林促进"第二面具"重新形成的皮肤分离（图6.12）。

　　换肤后，建议患者使用水性乳液面霜和强效的防晒霜。红斑在换肤后 2 周非常明显，并在 2 月内渐渐消退。在这段时间内，鼓励患者采用绿色基质的化妆品，以协助恢复所有的日常活动。橄榄色皮肤患者（Fitzpatrick 皮肤类型 Ⅲ 或 Ⅳ），建议使用 Kligman 制剂，以防止反应性的色素沉着。

　　不同适应证基于苯酚换肤的效果展示如下（图 6.12~图 6.16）。

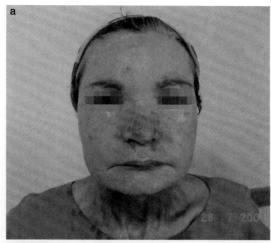
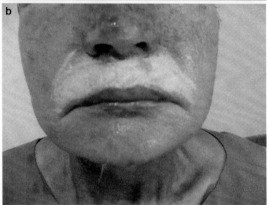
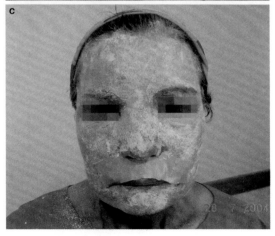

图 6.11　（a）24 小时后胶带面具移除。（b）斑片状再换肤及重新贴胶带有些时候是需要的。（c）面部被次没食子酸铋抗菌粉覆盖

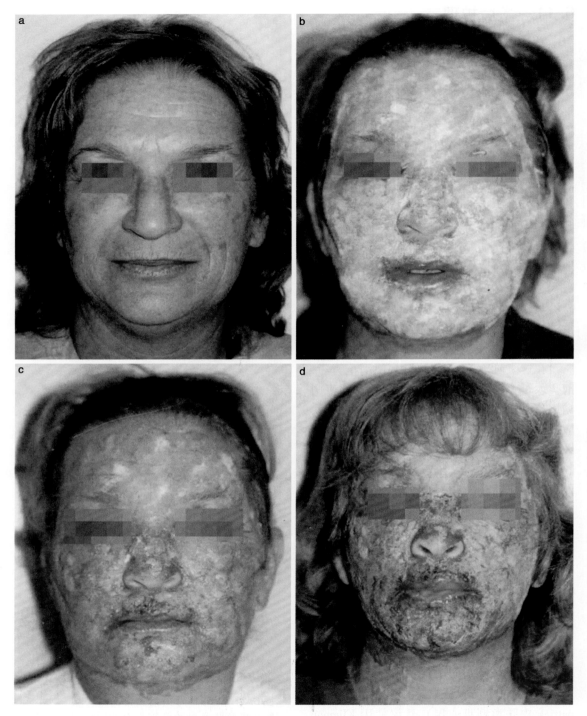

图6.12 （a）一位52岁的面部皱纹和日光性黑子患者，换肤前照片。（b）换肤后第一天，面部覆盖次没食子酸铋粉。（c,d）术后3～8天，面部的粉变硬，并形成坚硬壳状，出现与面部表情肌活动一致的裂缝。（e）换肤后1周，患者用化妆来掩盖红斑

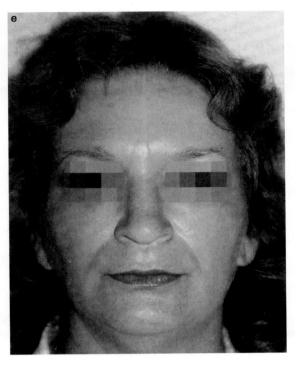

图6.12（续）

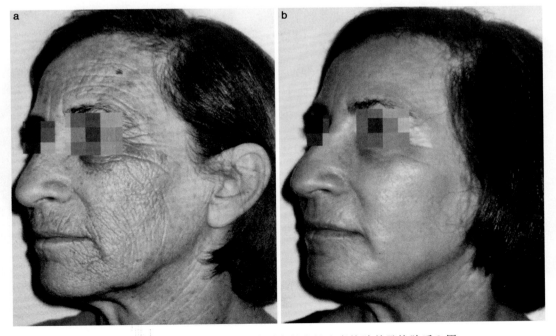

图6.13　（a,b）一位58岁皮肤早衰的女性患者换肤前及换肤后2周

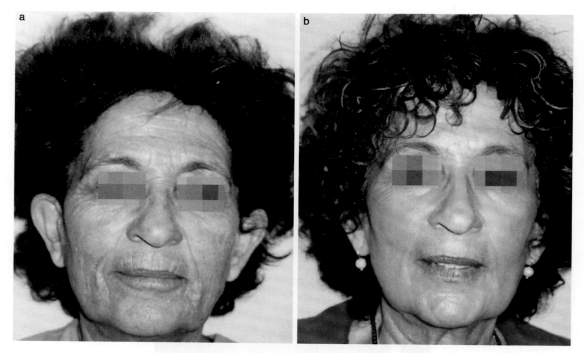

图6.14 （a,b）一位63岁深色皮肤女性患者深层换肤前后2月照片。注意：上眼睑的退缩及上唇皱纹得到显著改善

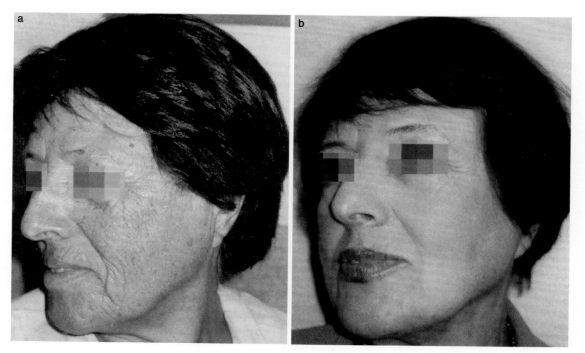

图6.15 （a,b）不能进行任何整容手术的一位68岁患有特发性血小板减少症女性深层换肤1年后效果

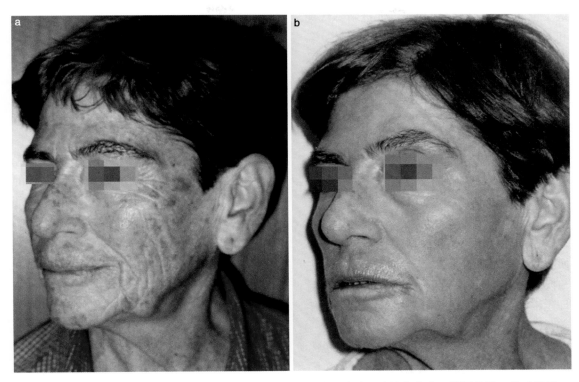

图6.16 （a,b）一位72岁皮肤白皙的女性，患有农民皮肤及多种日光性角化病。深层换肤3月后效果

6.12 并发症

6.12.1 心律失常

　　基于苯酚换肤最严重的潜在并发症是心脏毒性。苯酚对心肌有直接毒性。对大鼠研究表明，系统暴露于苯酚，可降低心肌收缩并降低心电活动[19]。在这些研究中，由于致死量范围较大，提示心肌对这种化学物质的敏感性存在个体差异。在人类不论性别、年龄还是既往心脏病史或血液苯酚水平都不能准确的预测心律失常发生的可能性[20]。

　　换肤溶液应用后，苯酚可通过皮肤表面吸收迅速进入循环系统[21]。75%的苯酚可通过肾脏直接排泄或由肝脏解毒。另外25%则被代谢成二氧化碳和水。

　　应用50%的苯酚溶液3ml后检测血液苯酚水平为0.68mg/dl，也有意外食入苯酚达23mg/dl血清水平而存活的报道，苯酚应用于一个美容单元相当于进行甲床切除术时进入甲床的量。

　　在人类以往的研究，23%的全面部换肤患者在换肤30分钟内发生心律失常。这些心律失常包括室性心动过速，室性早搏，二联律，心房和心室性心动过速[22]。

　　最近的一项研究表明，6.6%的患者在操作过程中，而不是之后发生心律失常。心律失常多见于糖尿病，高血压和抑郁症患者[23]。

　　全面部苯酚换肤应始终在充分心肺监测下进行。从换肤开始后，心律失常发病的平均滞后时间为17.5分钟，换肤后心律失常的发生延迟不会超过30分钟。心律失常往往发生在换肤液应用于眼睑较薄皮肤时。在这一区域，皮肤吸收能力最大，因此，操作必须非常谨慎。一旦心律失常发生，应立即停止苯酚的应用，直到正常的窦性心律恢复。为降低心律失常的发生率，换肤过程中应使用最少量的苯酚。水化和利尿可促进新陈代谢和苯酚排泄，从而降低心律失常的发生率。换肤前适当的水化（口服或静脉注射）血液是苯酚换肤必须进行的工作。如果发生任何心律失常，抗心律失常药物是必要的。

因意外食入苯酚发生口服中毒可导致暴发性中枢神经系统抑制，肝肾和心肺功能衰竭[24]。在正确执行的化学换肤中，没有肝肾或中枢神经系统毒性的文献报道[25]。

6.12.2　色素改变

迟发性色素脱失是一些医生不喜欢深层换肤的远期效果的原因。苯酚换肤后色素脱失与换肤深度、换肤液用量、固有的肤色及术后日光相关的行为等因素相关。深层换肤后数年避免任何日光暴露，可使皮肤呈象牙白色。

任何深层化学换肤都可导致活动性色素沉着。一般浅肤色患者发生色素沉着的风险较低，但遗传因素发挥了重要作用，有时具有"暗色基因"浅肤色患者会出现意外的色素沉着。因此，我们建议所有患者换肤后使用漂白制剂2~3周，直至红斑全部消退。如果换肤区域的边界可隐藏在下颌骨线并羽毛状渐变向正常皮肤可避免出现明显分界线（图6.17）。颈部中层及深层换肤适用于颈部斑点状色素沉着及没有明确的下颌线的患者。换肤增加先前存在皮内痣的色素是得到共识的，如果这种情况发生，应当避免任何关于"痣恶变"的不必要的恐慌（图6.5d）。

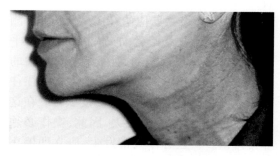

图6.17　由于错误的定位治疗区域的下缘所致的皮肤分界线

6.12.3　瘢痕形成

瘢痕仍然是化学换肤最严重的并发症。影响因素仍然不清楚。传统的Baker's配方，瘢痕的发生率小于1%[26]，而非激进性的苯酚换肤，发病率也较低。瘢痕发生最常见的部位在面部的下部，可能是由于在该区域更积极的治疗；或在愈合过程中，因进食和说话，进而增加组织活动度以及先前进行的外科手术提升颈部皮肤以"模拟"正常面部皮肤外观所致。因此，对外科除皱整形数年后进行面下部外侧换肤的患者，应采取特殊的预防措施。我们建议，应避免任何其他的面部手术与深层化学换肤联合，因为在换肤愈合过程中皮肤被严重破坏而增加了瘢痕的风险。异维A酸治疗可干扰正常组织的愈合，因此，深层换肤应在治疗痤疮完成后6~12个月进行。延迟愈合和持续发红是即将发生瘢痕的重要征象。一旦诊断，应立即局部应用抗生素和强效类固醇制剂。

6.12.4　感染

深层化学换肤后细菌和真菌感染的并发症较罕见，因为苯酚可以杀细菌和真菌。对有单纯疱疹病毒感染史的患者，可在愈合阶段预防性给予阿昔洛韦或伐昔洛韦治疗10天。

6.12.5　粟丘疹

粟丘疹在深层换肤术后6~8周发生率高达20%。电外科手术是处理换肤术后这一并发症简单而有效的手段。

6.12.6　痤疮样皮炎

痤疮样皮炎（acneiform dermatitis）是深层化学换肤术后常见现象，往往在表皮再生后立即出现。其病因是多方面的，可能是以前存在的痤疮加重，或者是新形成的皮肤过度油腻所致。短期系统使用抗生素，并停止所有油性制剂，通常会是一个令人满意的解决办法。

6.12.7　皮肤萎缩

临床有多次应用传统 Baker's 换肤液后出现无瘢痕性正常皮肤纹理消失的报道。

6.13　优点

深层化学换肤的主要优点是治疗伴皱纹的光老化、皮肤色素改变及癌前病变。口周皱纹是深层换肤较其他的治疗和手术方法有明显优势的病种。面部瘢痕，如痤疮瘢痕，尤其是萎缩性损害，深层化学换肤可显著改善。总之，深层化学换肤是皮肤科医生手中强大而合理面部嫩肤的工具。

6.14　缺点

深换肤的主要缺点，由于苯酚的潜在心脏毒性，需要制定特殊计划。此外，针对这项技术的日常操作，在治疗前，需要对医生及办公室工作人员进行特殊训练。

知情同意书

1. 在此，我请求并授权，_____医生，医学博士，为我进行以改善我外表为目的的治疗。
2. 医生已经向我完全解释治疗的性能和效果，以及可能的替代治疗方法。
3. 在他的监督下，具有合格资质、训练有素的工作人员将协助并处理某些局部皮肤问题，并已向我解释。
4. 我特此授权_____医生，医学博士，给我进行治疗，并同意不会因造成损伤或人身伤害或并发症等任何医生不能控制的不良后果，对他/她限制自由及伤害，不进行任何索赔或诉讼。
5. 我知道，药物和手术不是一门精密科学，因此，卓越的从业者也不能保证效果。
6. 我被告知并了解：我再次请求并授权的任何人都没有向我做有关治疗的任何承诺或保证。
7. 我知道尽管期盼有良好的结果，但他们不能、也无法保证，也不保证不会有任何不良结果。
8. 我被告知并了解：不能保证我在治疗后数年中，我仍然看起来年轻。
9. 我被告知并了解：不能保证治疗后我的肤色或皮肤毛孔的大小。
10. 我被告知并了解：在手术过程中，我的脸会被面具覆盖 8 天。
11. 我被告知并了解：不能保证操作没有痛苦。有些人因为情感脆弱或痛阈低，可能会感到严重的疼痛。大量的术前用药，使患者尽可能感到操作过程舒适。
12. 我已被告知，治疗后可能会出现以下情况。这些情况是罕见的，且通常不严重，但可能会出现在任何时间，因为情况超出医生的控制范围：
　　1）皮肤变黑或色斑可能在治疗后长达 3 个月时间内随时出现。这通常是由于过度的阳光或热暴露所致。特殊药物可给予处理，且通常会被完全清除。有时，可能会需要进一步，包括第二种换肤治疗。深肤色患者可能会出现斑点状色素变化，甚至持续超过 3~6 个月。
　　2）皮肤在 6~8 周的时间可能会出现红肿，是由于新生皮肤血液供应增加所致，皮肤常常显示红色。一般在 3~6 个月内消退。最后的肤色比原来的肤色浅一些。
　　3）有时，在治疗后一段时间内，颈部和下颌会出现小面积皮肤增厚。主要是底层聚积的胶原蛋白和瘢痕组织形成，定期注射药物通常很容易控制。
　　4）每一个面部除皱过程都会伴随着面和颈部组织肿胀。通常只是暂时的，并在短时间内消退。有时会出现持续性肿胀，并需要进一步的药物治疗。
　　我已被告知：必须在长达 6 个月内避免日晒。6 个月内不能进行日光浴。这样做会促进斑点状的皮肤色素沉着，且需要进一步处理。
　　我许可我换肤前后照片用于：
☐ 教育目的
☐ 患者示范
☐ 医学会议和专业文章
　　操作者已经向我详细解释，我完全理解该操作的性质及可能涉及的风险。我熟悉并理解，而没有明示或暗示的保证给我。
　　日期_____　　　　　　　　签名_____
　　结果

参考文献

1. Mackee GM, Karp FL (1952) The treatment of post acne scars with phenol. Br J Dermatol 64:456–459
2. Bames HO (1927) Truth and fallacies of face peeling and face lifting. Med J Rec 126:86–87
3. Urkov JC (1946) Surface defects of the skin: treatment by controlled exfoliation. Ill Med J 89:75
4. Combes FC, Sperber PA, Reisch M (1960) Dermal defects: treatment by a chemical agent. NY Physician Am Med 56:36
5. Brown AM, Kaplan LM, Brown ME (1960) Phenol induced histological skin changes: hazards, techniques and users. Br J Plast Surg 13:158
6. Litton C (1962) Chemical face lifting. Plast Reconstr Surg 29:371
7. Baker TJ (1962) Chemical face peeling and rhytidectomy. Plast Reconstr Surg 29:199
8. Baker TJ, Gordon HL (1961) The ablation of rhytids by chemical means: a preliminary report. J Fla Med Assoc 48:541
9. Stone PA, Lefer LG (2001) Modified phenol chemical face peels: recognizing the role of application technique. Clin Plast Surg 9:351–376
10. Spira M, Dahl C, Freeman R et al (1970) Chemosurgery: a histological study. Plast Reconstr Surg 45:247
11. Hetter G (2000) An examination of the phenol-croton oil peel: part I. Dissecting the formula. Plast Reconstr Surg 105:239–248
12. Fintsi Y (1997) Exoderm- a novel phenol-based peeling method resulting in improved safety. Am J Cosmet Surg 14:49–54
13. Larson DL, Karmo F, Hetter GP (2009) Phenol-croton oil peel: establishing an animal model for scientific investigation. Aesthet Surg J 29:47–53
14. Baker TJ, Gordon HL, Seckinger DL (1966) A second look at chemical face peeling. Plast Reconstr Surg 37:487
15. Baker TJ, Gordon HL, Mosienko P et al (1974) Long-term histological study of skin after chemical face peeling. Plast Reconstr Surg 53:522
16. Fintsi Y, Landau M (2001) Exoderm: phenol-based peeling in olive and dark skinned patients. Int J Cosmet Surg Aesthet Dermatol 3:173–178
17. Park JH, Choi YD, Kim SW, Kim YC, Park SW (2007) Effectiveness of modified phenol peel (Exoderm) on facial wrinkles, acne scars and other skin problems of Asian patients. J Dermatol 34:17–24
18. Gatti JE (2008) Eyelid phenol peel: an important adjunct to blepharoplasty. Ann Plast Surg 60:14–18
19. Stagnone GJ, Orgel MB, Stagnone JJ (1987) Cardiovascular effects of topical 50% trichloroacetic acid and Baker's phenol solution. J Dermatol Surg Oncol 13:999–1002
20. Litton C, Trinidad G (1981) Complications of chemical face peeling as evaluated by a questionnaire. Plast Reconstr Surg 67:738–744
21. Wexler MR, Halon DA, Teitelbaum A et al (1984) The prevention of cardiac arrhythmias produced in an animal model by topical application of a phenol preparation in common use for face peeling. Plast Reconstr Surg 73:595–598
22. Truppman F, Ellenbery J (1979) The major electrocardiographic changes changes during chemical face peeling. Plast Reconstr Surg 63:44
23. Landau M (2007) Cardiac complications in deep chemical peels. Dermatol Surg 33:190–193
24. Gleason MD, Gosselin RF, Hodge HC et al (1969) Clinical toxicology of commercial products. Williams & Williams, Baltimore, pp 189–192
25. Brody HJ (1997) Chemical peeling and resurfacing, 2nd edn. Mosby, pp 188–189
26. Brody HJ (1997) Chemical peeling and resurfacing, 2nd edn. Mosby, pp 168–178

Jessner 溶液 7

Pearl E. Grimes

7.1 历史

Jessner 溶液作为一种治疗表皮角化过度的试剂已使用 100 多年[1]。这种浅层换肤剂由水杨酸、雷锁辛和乳酸在 95% 的乙醇中混合而成。Jessner 溶液可导致角质层细胞松解，并诱导细胞间和胞内水肿。Jessner 溶液通常可导致真皮损伤。在二十世纪早期，雷锁辛（Jessner 溶液的关键成分之一）的浓度为 10%～50%；然而，如此高浓度的雷锁辛可引起过敏性接触性皮炎，刺激性接触皮炎和皮肤变色等副作用。随后，Jessner 溶液由 Max Jessner 博士用较低浓度的成分配制成为一种新的角质松解剂，整体疗效得到

提高。

7.2 化学背景

Jessner 溶液的每种成分都有其特有的作用（图 7.1）。水杨酸（邻羟基苯酸）是一种 β 羟基酸[2]，这是一种亲脂性复合物，可清除细胞间脂质，这种脂质可共价连接上皮细胞的角质包膜[3]。它还增强了其他试剂的渗透作用。雷锁辛（m-二羟基苯）结构和化学性质类似于苯酚。它可损坏连接角蛋白作用较弱的氢键[4]。乳酸是一种 α 羟基酸，可以造成角化细胞分离及随后的角质层脱落而达到换肤目的[5]。

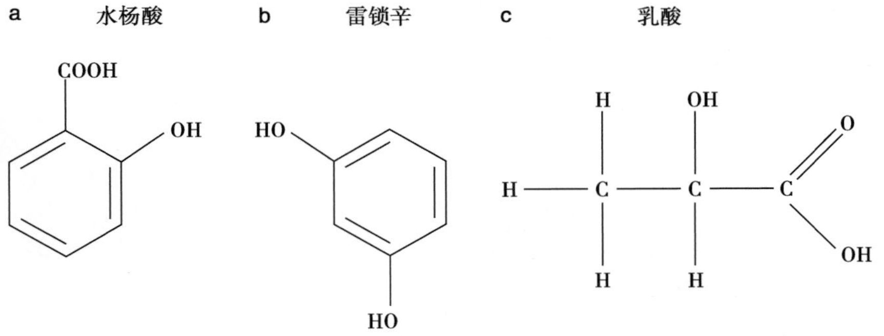

图 7.1 （a～c）Jessner 溶液的化学组成（水杨酸，雷锁辛和乳酸）

7.3 组成

标准的 Jessner 溶液配方详见表 7.1。改

良后的 Jessner 溶液配方也可使用，其中不包含雷锁辛（Delasco，Council Bluffs，IA）（表 7.2）。和 Jessner 溶液本身一样，这种改良后

的配方和三氯醋酸一起应用时可以提高疗效[6]。

表 7.1　含雷锁辛的 Jessner 溶液配方

- 雷锁辛 14g
- 水杨酸 14g
- 乳酸(85%)14g
- 乙醇——总量至 100 毫升

表 7.2　改良 Jessner 溶液

- 17% 乳酸
- 17% 水杨酸
- 8% 柠檬酸
- 乙醇——总量至 100 毫升

7.4　适应证

Jessner 溶液已经被用来治疗痤疮、黄褐斑、炎症后色素沉着、雀斑和光损害(图 7.2a,b ~ 图 7.4a,b)。例如,改良后的 Jessner 溶液和三氯醋酸联合应用已经使女性 Fitzpatrick 光敏类型 Ⅲ、Ⅳ型伴随最轻的炎症后色素沉着的黄褐斑面积及严重程度指数评分(MASI)降低 70% 之多。[6]。Jessner 溶液和 5% 的 5-氟尿嘧啶联合应用,至少使光化性角化病皮损清除率达 80%,同时全面改善光损害的皮肤[7]。作者认为应用 5-氟尿嘧啶作为浅层换肤对于多发性弥漫性光化性角化病皮损治疗具有安全、耐受良好、非常有效而且价格低廉等优点。

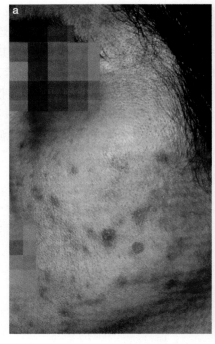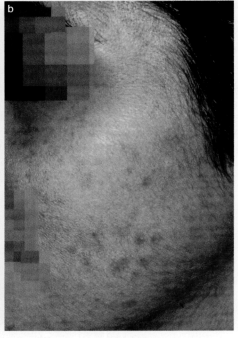

图 7.2　(a)痤疮患者表皮剥脱。(b)用 Jessner 溶液换肤后的患者

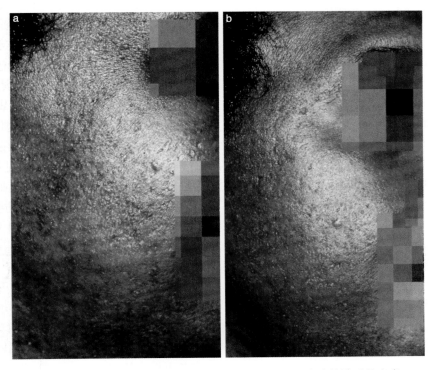

图7.3　(a)炎症后色素沉着患者。(b)2次 Jessner 溶液换肤后的患者

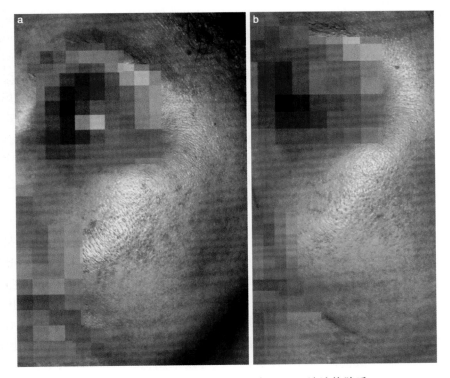

图7.4　(a)黄褐斑患者。(b)患者 Jessner 溶液换肤后

7.5 禁忌证

与其他浅层皮肤换肤剂一样，Jessner 溶液有良好的耐受性，禁忌证少。然而，应用 Jessner 溶液于 Fitzpatrick 皮肤类型 V 和 Ⅵ 患者缺乏已发表的资料。一项 Ejaz 等人已经报道的水杨酸换肤在一组亚洲黄褐斑患者和主要类型为 V 型皮肤的耐受性的比较研究[8]及另一项研究重复将 Jessner 溶液和三氯醋酸用于治疗深色皮肤的患者的眶周皱纹，发现患者只发生了轻度不良事件[9]。根据作者的经验，Jessner 溶液换肤在这些人群有良好的耐受性。一般禁忌证包括进展期的炎症，皮炎，或正在治疗的感染区域；在 6 个月内接受过异维 A 酸换肤疗法；延迟及异常的伤口愈合。Jessner 溶液在怀孕期是禁忌的。对雷锁辛、水杨酸、或乳酸过敏是绝对禁忌证。病人不应该对换肤效果有不切实际的期望。

7.6 皮肤准备

为换肤准备皮肤的目标是为了产生最好的效果及最小的换肤后并发症。在化学换肤之前，应该了解详细的病史和做皮肤测试。建议治疗前拍正面和侧面照片。Jessner 溶液换肤的皮肤准备包括使用漂白剂、局部应用维 A 酸、α-羟基酸、和/或其他局部换肤剂。然而，与其他浅层换肤剂一样，患者的诊断直接影响到皮肤应如何准备换肤程序。皮肤准备可以影响换肤剂的渗透和整体疗效。另外，换肤准备可以增加或者减少潜在的可能发生的换肤后并发症。

在换肤前局部使用维 A 酸（他扎罗汀，维生素 A 配方），2～6 周后，它能进入角质层增加表皮逆转率[10]。这种药物还降低皮肤黑素和加速愈合。在换肤治疗开始前几天应停用维 A 酸。当术后所有的证据表明脱屑和刺激消退后，可以恢复维 A 酸使用。当治疗黄褐斑，痤疮，炎症后色素沉着以及晦暗皮肤时，在

换肤开始前 1 或 2 周应停用维 A 酸，以预防换肤术后并发症，如过度的红斑、脱屑、和炎症后色素沉着。羟基酸或聚羟基酸配方也可以被用来准备皮肤。一般来说，他们很少过度地影响换肤效果。通常使用 4% 或更高浓度（5%～10%）的复方氢醌 2～4 周以减少表皮黑素形成。在治疗上述色素性皮肤病时这是极为重要的。虽然不那么有效，其他局部漂白剂还包括壬二酸，曲酸，熊果苷、甘草（参见第 14 章）。患者也可以继续于换肤术引起的刺激缓解之后使用局部漂白剂[11,12]。广谱防晒霜（UVA 和 UVB）应该每天使用（参见第 14 章）。

7.7 换肤技术

皮肤通常先用酒精脱脂后再用温和的丙酮擦洗。清洁后，Jessner 溶液用黑貂毫笔，棉签，棉花球，或 2×2 纱布海绵涂到面部。作者更喜欢使用棉签。通常，首先治疗脸颊，操作顺序从内向外，其次是下颌和额头区域。对于浅层换肤，通常应用两层。额外的敷药可增加深度的剥落。

目前没有办法中和或稀释 Jessner 溶液。应用产品后，一些可见的沉淀物会出现在皮肤表面。这应该区别于真正与深层换肤关联的结霜。Jessner 溶液换肤后红斑和脱屑的程度和换肤前准备的程度和皮肤类型、外敷产品的应用数量及结霜水平相关[11]。

7.8 换肤后护理

使用温和的清洁剂和保湿霜是至关重要的。推荐的润肤霜包括丝塔芙，SBR-Lipocream 或凡士林。使用 Jessner 溶液换肤通常 2～7 天可恢复。病人可以在换肤修复后恢复使用一般的皮肤护理产品。化妆可以用于换肤后修饰。过度脱屑、红斑或换肤后刺激可以采用低、中甚至高效类固醇治疗 5～7 天。这样的药物选择应该根据刺激和炎症反

应程度来定。

7.9 Jessner 溶液换肤的优势

- 非常安全
- 可用于所有皮肤类型
- 用最小误工期取得实质性疗效
- 提高三氯醋酸的渗透性

7.10 Jessner 溶液换肤的劣势

- 关注雷锁辛毒性,包括甲状腺功能障碍
- 工艺变化的影响
- 暴露在光和空气中的不稳定性
- 一些病人过度换肤

7.11 副作用

尽管雷锁辛和水杨酸有毒性,但 Jessner

溶液仍然因最小的副作用有着非常良好的耐受性。雷锁辛的过敏反应罕见报道[13,14],但淋巴结分析测试已经鉴定雷锁辛为皮肤敏化剂[15]。虽然可能诱发甲状腺疾病已经有报道,最近的一篇毒理学综述不支持雷锁辛增加诱发甲状腺异常的风险。啮齿动物大剂量服用雷锁辛可以破坏甲状腺激素的合成并产生甲状腺肿大。临床病例报告患者接受雷锁辛治疗皮肤适应证引起甲状腺副作用的案例是将大量的雷锁辛药膏用于完全无抵抗力的皮肤数月至数年。然而,风险评估显示最坏的情况是在皮肤准备工作时就开始使用雷锁辛,才有可能产生上述结果。在实际状况下,人类接触雷锁辛预计不会造成对甲状腺功能的影响。此外,我们注意到目前没有 Jessner 溶液中水杨酸毒性案例的报道。在非洲,雷锁辛也参与了诱导外源性褐黄斑的形成。然而,在美国,雷锁辛没有引起罕见的褐斑病例[16]发生。

患者知情同意书

我,_____,特此同意让我的_____(部位)使用 Jessner 溶液化学换肤治疗。Jessner 溶液通常用于治疗光损害皮肤,如黑斑,粗糙皮肤,痤疮和瘢痕。这是一种剥离剂使最外层皮肤即"角质层"脱落。

这一过程包括首先用酒精、丙酮、或其他皮肤清洗剂清洁准备换肤的皮肤区域。然后进行换肤。通常,Jessner 溶液换肤有非常良好的耐受性。然而,换肤过程可以导致治疗部位皮肤发生潮红,干燥,或刺激。其影响将持续 1~2 周。

我了解仍有较小的风险:发生治疗部位的永久黑变或不期望的色素脱失。有罕见的风险可能发展为瘢痕。还可能引发局部细菌感染,或者潮红,或可能会有预先存在的疱疹感染。另一种少见情况为接受治疗后可能恶化病情。治疗的优点和副作用已经详细地被告知。我所有的问题均已获得解答。

- 我的健康状态稳定。
- 我没有在过去的 6 个月使用过异维 A 酸。
- 我没有雷锁辛、水杨酸、或乳酸过敏史。
- 我没有怀孕。

结果不能保证。

_____   _____
患者签名   日期

_____
患者姓名(请打印)

_____   _____
证人   日期

免责声明: 在本章所提到的产品或设备作者均未获得经济收益。

参考文献

1. Monheit GD (1989) Jessner's + TCA peel: a medium depth chemical peel. J Dermatol Surg Oncol 15:945–950

2. Huber C, Christophers E (1977) Keratolytic effect of salicylic acid. Arch Dermatol Res 257:293–297

3. Lazo ND, Meine JG, Downing DT (1995) Lipids are covalently attached to rigid corneocyte protein envelope existing predominantly as beta-sheets: a solid state nuclear magnetic resonance study. J Invest Dermatol 105:296–300

4. Rook A, Wilkinson DS, Ebling FJG (1972) Textbook of dermatology. Blackwell Scientific, Oxford, pp 2072–2075

5. Van Scott EJ, Yu RJ (1984) Hyperkeratinization, corneocyte cohesion, and alpha hydroxy acids. J Am Acad Dermatol 11(5 Pt 1):867–879

6. Safoury OS, Zaki NM, El Nabarawy EA, Farag EA (2009) A study comparing chemical peeling using modified Jessner's solution and 15% trichloroacetic acid versus 15% trichloroacetic acid in the treatment of melasma. Indian J Dermatol 54(1):41–45

7. Bagatin E, Teixeira SP, Hassun KM, Pereira T, Michalany NS, Talarico S (2009) 5-Fluorouracil superficial peel for multiple actinic keratoses. Int J Dermatol 48(8):902–907

8. Ejaz A et al (2008) Comparison of 30% salicylic acid with Jessner's solution for superficial chemical peeling in epidermal melasma. J Coll Physicians Surg Pak 18:205–208

9. Kadhim KA, Al-Waiz M (2005) Treatment of periorbital wrinkles by repeated medium-depth chemical peels in dark-skinned individuals. J Cosmet Dermatol 4(1):18–22

10. Matarasso SL, Glogau RG (1991) Chemical face peels. Dermatol Clin 9:131–150

11. Rubin MG (1995) Manual of chemical peels: superficial and medium depth. J.B. Lippincott Company, Philadelphia, pp 79–88

12. Brody HJ (1997) Chemical peeling and resurfacing, 2nd edn. Mosby, St. Louis

13. Lynch BS, Delzell ES, Bechtel DH (2002) Toxicology review and risk assessment of resorcinol: thyroid effects. Regul Toxicol Pharmacol 36:198–210

14. Barbaud A, Modiano P, Cocciale M et al (1996) The topical application of resorcinol can provoke a systemic allergic reaction. Br J Dermatol 135:1014–1015

15. Baskettter DA, Sanders D, Jowsey IR (2007) The skin sensitization potential of resorcinol: experience with the local lymph node assay. Contact Dermatitis 56(4):196–200

16. Thomas AE, Gisburn MA (1961) Exogenous ochronosis and myxoedema from resorcinol. Br J Dermatol 73:378–381

水杨酸/三氯醋酸联合化学换肤

8

Pearl E. Grimes

8.1 历史

作者在联合应用水杨酸和 10% ~ 15% 三氯醋酸进行面部换肤方面有着丰富的经验[1]。她已经用这种组合方案为无数中重度黄褐斑患者进行治疗。在最初的一组 27 例患者中,9 人被划分为 Fitzpatrick 皮肤类型 IV,11 例是 V 型,7 例是 VI 型。许多受试者,包括试验组患者对水杨酸或羟乙酸换肤无反应。应用 20% 和 30% 水杨酸联合 10% 三氯醋酸换肤。一共四次(每隔两周 1 次),30% 的患者出现轻微改善,70% 的患者经历了明显的色素改善。16% 的患者出现了极轻到轻微副作用,1 周内即可完全缓解。这项研究结果提示联合换肤术治疗中重度黄褐斑是安全有效的。换肤已成功应用于所有的皮肤类型。Swinehart 首先应用 20% 三氯醋酸对一组患者手背上的黑子、色素性角化病和光化性损伤进行预处理,然后用 50% 水杨酸糊剂治疗[2],疗效非常好。

8.2 化学背景/性质

水杨酸(邻羟基苯酸)是一种 β 羟基酸。这种亲脂性复合物,可以通过清除细胞间脂质达到换肤目的[3](见第七节)。鉴于其去角质效果,它已成为一种日益受欢迎的浅表剥脱剂。它可通过使角质层变薄或清除角质层而发挥作用[4]。

三氯醋酸(TCA)导致蛋白质沉淀和表皮细胞凝固性坏死[5,6],其损伤程度呈现浓度依赖性,范围则从 10% 到 50%。浅表换肤时三氯醋酸常用 10% ~ 30% 的浓度,更高浓度则会引起中层或深层换肤。联合水杨酸结合 10% ~ 15% 的三氯醋酸可导致浅表损伤。

8.3 溶液组成

酒精组成的水杨酸(20% 和 30%)常用于联合换肤(参见水杨酸换肤部分)。因为乙醇溶液不能渗透皮肤,三氯醋酸常制备为水溶液。制备过程为将合适浓度晶状体与蒸馏水混合至 100 毫升。10% 和 15% 的三氯醋酸是通过将 10g 或 15g 三氯醋酸晶状体融入蒸馏水中获得总量 100 毫升的溶液。三氯醋酸水溶液可保持稳定约 6 个月,除非发生污染。其他方法也被用来配制三氯醋酸溶液进行换肤。然而,重量/体积方法看来是最可靠的配制法[7]。预混三氯醋酸溶液可以从各种医疗供应商获得(Delasco-Council Bluffs,Iowa;Moore Medical-New Britain,Connecticut)。

8.4 适应证

尽管诸如乙醇或水杨酸等浅层换肤剂的益处很多,仍有较少数病例治疗失败。有些病人可能需要一种更强的换肤方案同时使副作用（如色素沉着或色素脱失）的风险降至最低（表8.1）。虽然三氯醋酸仍是换肤剂的金标准，它却在Ⅰ至Ⅲ型Fitzpatrick皮肤类型中疗效最佳[8-10]。在深色皮肤中，即使15%或20%的三氯醋酸也可伴发换肤后并发症。特别是对于深色种族群体，与水杨酸或10%三氯醋酸换肤相比，联用20%/30%的水杨酸与低强度的三氯醋酸换肤可以产生额外的疗效，同时使已报道的应用高浓度的三氯醋酸或羟乙酸的并发症减至最少（图8.1a,b和图8.2a,b）。

联合水杨酸和15%的三氯醋酸是治疗

表8.1   水杨酸/三氯醋酸换肤适应证
色素沉着
黄褐斑
炎症后色素沉着
日光性黑子
光损害
粉刺
粗糙皮肤

皮肤类型Ⅰ至Ⅲ型、轻至中度光老化、痤疮、黄褐斑的有效手段。已经观察到中度甚至极好的改善（图8.3 a,b,图8.4 a,b和图8.5 a,b）。因此，联合水杨酸/三氯醋酸可用于所有皮肤类型。

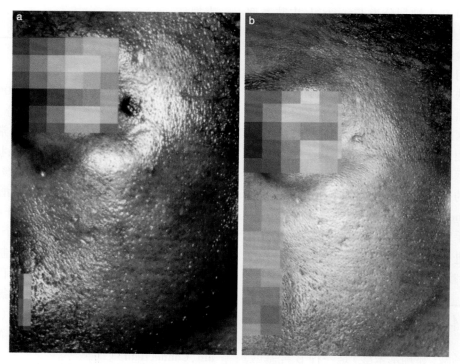

图8.1   （a）非裔美国男性患严重的炎症后色素沉着。（b）水杨酸/三氯醋酸联合换肤后效果明显

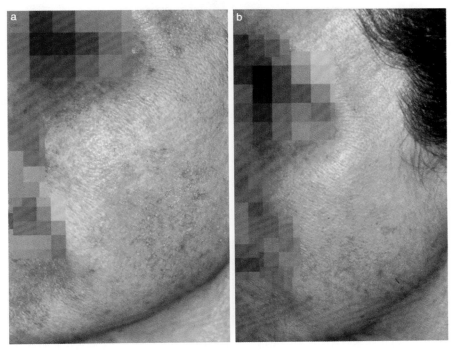

图8.2 （a）患者顽固的黄褐斑用羟乙酸或水杨酸换肤无效。（b）对水杨酸/三氯醋酸联合换肤的反应

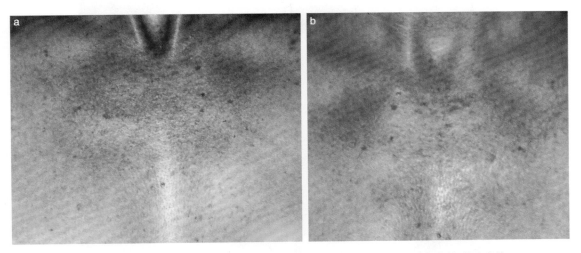

图8.3 （a）患者胸部光损害。（b）联合应用水杨酸/三氯醋酸后患者症状明显改善

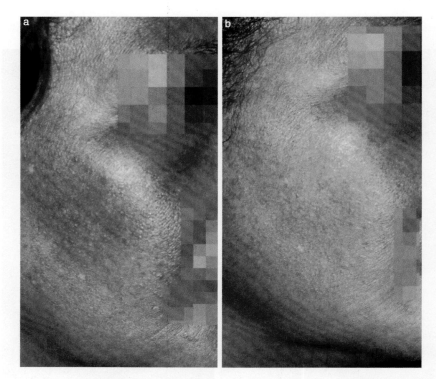

图8.4　(a)皮肤类型Ⅲ的面部黄褐斑。(b)水杨酸/三氯醋酸联合换肤后皮肤明显改善

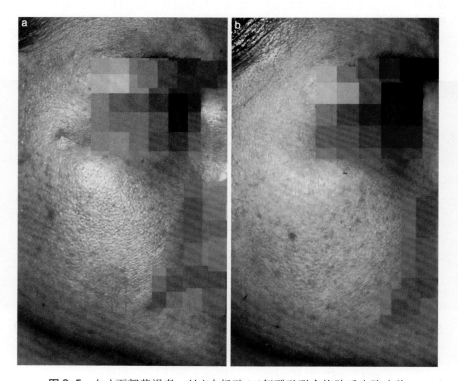

图8.5　(a)面部黄褐者。(b)水杨酸/三氯醋酸联合换肤后皮肤改善

8.5　禁忌证

水杨酸/三氯醋酸联合换肤很少有禁忌证。这种联合疗法适用于所有肤质、所有的种族群体。一般禁忌证包括水杨酸超敏反应;病人不切实际的期望;换肤部位的进展期炎症;急性病毒感染;妊娠;6 个月内曾口服维 A 酸治疗;有伤口愈合不良或延迟愈合病史。作者局部应用水杨酸换肤治疗患者 1000 余例,未观察到水杨酸超敏反应。

8.6　换肤准备

在所有患者进行化学换肤前,我们应详细询问病史并进行皮肤测试,向患者深入解释并讨论换肤过程的优点及可能伴随的风险。此外,治疗前应标准化摄片,包括全面部的正面及侧面。

因作者从未观察到表浅化学换肤后发生疱疹的病例,抗病毒预处理通常不严格要求。当然也可以采取抗病毒疗法预防性治疗,包括治疗开始前 1 ~ 2 天,口服伐昔洛韦 500 毫克,每日 2 次,泛昔洛韦 500 毫克,每日 2 次,或阿昔洛韦 400 毫克,每日 2 次,治疗 7 ~ 10 天。

在换肤前局部使用维 A 酸(维 A 酸,他扎罗汀,维生素 A 制剂)治疗 2 ~ 6 周能使角质层变薄,加快表皮更替[8]。这种药物还可降低表皮内黑素含量,促进愈合。维 A 酸也对化学换肤剂经皮渗透有促进作用。它们在换肤前数天即应停用。换肤术后所有的换肤刺激消退后可恢复使用维 A 酸。当治疗诸如黄褐斑、痤疮和炎症后色素沉着,以及深色皮肤时,维 A 酸应该在换肤前 1 ~ 2 周停用甚至不用以避免换肤后并发症(包括过度红斑、脱屑及炎症后色素沉着)。局部应用 α 羟基酸或聚羟基酸成分也可以用来准备皮肤。一般来讲,它们对换肤效果影响较小。通常在换肤前 2 ~ 4 周应用 4% 或更高浓度(5% ~ 10%)的氢醌溶液以降低表皮黑素颗粒。这在治疗前文所提及的色素性皮肤病中是极其重要的。其他局部漂白剂还包括壬二酸,曲酸、熊果苷、甘草(见光老化部分),尽管不那么有效,病人也可在换肤术后待刺激反应消退后恢复使用[9]。

8.7　换肤技术

用乙醇和丙酮彻底清洁面部皮肤后,应用两层或三层水杨酸(20% 或 30%)于整个面部,可使用 2×2 楔形海绵、2×2 纱布海绵、或棉签 3 ~ 5 分钟。通常,从脸颊开始,先中间后两侧,然后至下颌及前额。大部分患者在治疗过程中会体验到一些轻微的烧灼和针刺感。一些患者会经历换肤相关的面部麻痹。便携式手持风扇在治疗中可大大减轻烧灼和刺痛感。

换肤治疗应用 30 秒至 1 分钟后,白色结晶析出代表水杨酸开始形成晶状体。这不应与面部结霜或皮肤发白相混淆,后两者代表蛋白质凝固。3 ~ 5 分钟后,用自来水彻底冲洗面部以清除水杨酸晶状体,然后轻轻吸干面部多余水分。当治疗色素沉着时,用棉签拭子蘸 10% 或 15% 的三氯醋酸 2 ~ 3 分钟于色斑区,会产生最小(级别 1)或没有(级别 0)结霜,然后再次用自来水冲洗面部。如果治疗光老化、痤疮或粗糙皮肤,三氯醋酸可应用于整个面部。这个方案通常包括 2 或 3 种联合换肤方案,每 2 ~ 4 周 1 次。

8.8　换肤后护理和并发症

换肤后使用无味,不具刺激性的润肤霜和清洁剂,直到所有鳞屑/或红斑消退。结痂、脱屑、或红斑可以外用低至高效类固醇制剂 7 ~ 10 天。由于换肤深度浅,作者没有观察到瘢痕或换肤后持续性色素沉着。任何炎症后色素沉着均可采用 4% 或更高浓度(5% ~ 10%)的氢醌治疗。

8.9 优势

这种水杨酸三氯醋酸联合换肤的优势包括：

- 对所有皮肤类型均有效
- 在深色种族群体中耐受性良好
- 治疗面部顽固性黄褐斑和炎症后色素沉着疗效最佳

8.10 劣势

- 增加浅层换肤的深度

- 一些病人脱屑时间持续至 7～10 天
- 炎症后色素沉着较水杨酸换肤更为常见

8.11 副作用

与水杨酸换肤一样，副作用的发生率通常很低。然而，考虑到联合换肤效果，红斑和脱屑比普通的水杨酸或 10% 三氯醋酸持续更长时间。在一组大约 50 例用联合换肤治疗的患者，6 例患者表现出轻微的炎症后色素沉着，在局部使用中效-高效类固醇治疗 1～2 周后即可缓解。

患者知情同意书

我，_____，特此同意让我_____（部位）使用 20% 和 30% 水杨酸及 10% 三氯醋酸联合化学换肤治疗。这种换肤可用于治疗雀斑（色素沉着）、光损害皮肤、粗糙皮肤、痤疮、调色和改善治疗区域外观。这是一种可视或不可视的换肤。这一过程包括最初用乙醇、丙酮、或其他皮肤清洗剂清洁准备换肤的皮肤区域。先用水杨酸换肤，紧随其后的是应用三氯醋酸。该区域被清洗及干燥。

我可能会经历治疗部位皮肤发红，结痂和皮肤换肤。这种影响可能持续 1～2 周。一般来说，联合水杨酸/三氯醋酸换肤具有非常良好的耐受性。

我了解有较低的风险患上治疗部位的永久黑变或不期望的色素脱失。有可能有罕见的风险发展为瘢痕。还有小的可能就是发生细菌感染，或者潮红，或可能造成预先存在的疱疹感染的复发。另一种少见情况为接受治疗后病情可能恶化。治疗的优点和副作用已经向我详细地解释过。我所有的问题已经答复。

- 我的健康状态稳定。
- 我没有在过去的 6 个月使用过异维 A 酸。
- 我没有水杨酸、或三氯醋酸过敏史。
- 我没有怀孕。

  结果不能保证。

  _____   _____
  患者签名   日期

  _____
  患者姓名（请打印）

  _____   _____
  证人   日期

免责声明： 在本章所提到的产品或设备作者均未获取经济收益。

参考文献

1. Grimes PE, Rendon M, Pallerano J (2008) Superficial chemical peels in aesthetics & cosmetic surgery in darker skin types. Lippincott Williams & Wilkins, Philadelphia, pp 155–169

2. Swinehart JM (1992) Salicylic acid ointment peeling of the hands and forearms. Effective nonsurgical removal of pigmented lesions and actinic damage. J Dermatol Surg Oncol 18(6):495–498

3. Lazo ND, Meine JG, Downing DT (1995) Lipids are covalently attached to rigid corneocyte protein envelope existing predominantly as beta-sheets: a solid state nuclear magnetic resonance study. J Invest Dermatol 105: 296–300

4. Imayama S, Ueda S, Isoda M (2000) Histologic changes in the skin of hairless mice following peeling with salicylic

acid. Arch Dermatol 136:1390–1395

5. Matarasso SL, Glogau RG (1991) Chemical face peels. Dermatol Clin 9:131–150

6. Rajalingam D, Loftis C, Xu JJ, Kumar TK (2009) Trichloroacetic acid induced protein precipitation involves the reversible association of a stable partially structured intermediate. Protein Sci 18:980–993

7. Bridenstine JB, Dolezal JF (1994) Standardizing chemical peel solution formulations to avoid mishaps. Great fluctu- ations in actual concentrations of trichloroacetic acid. J Dermatol Surg Oncol 20(12):813–816

8. Nguyen TH, Rooney JA (2000) Trichloroacetic acid peels. Dermatol Ther 13:173–192

9. Rubin MG (1995) Manual of chemical peels: superficial and medium depth. J.B. Lippincott Company, Philadelphia, pp 79–88

10. Brody HJ (1997) Chemical peeling and resurfacing, 2nd edn. Mosby, St. Louis

9 家庭换肤术:联合技术

Brigitta Maria Cavegn

9.1 从皮肤科临床治疗到新型家庭换肤技术

采用各种化学药物进行的换肤术取得令人瞩目的效果,这些记录已得到很好的保存。数十年来人们已经通过适当的选择、合适的方法积累了丰富的换肤经验。

虽然换肤术在临床上可能是一种很好的治疗选择,但并不是所有人都有兴趣去做。

然而,大多数人都希望拥有最美丽的皮肤,这由巨大的美容产品市场,包括大量的家庭换肤产品就可见一斑。每个化妆品品牌有它自己的产品:从雅顿、兰蔻、莱珀妮到REN,蓓丽雅和露得清,一些医生甚至有自己的产品,如SBT,由Patricia Wexler博士和Sebag博士命名但数量较少。尽管在过去,大多数家庭换肤是机械换肤(磨削),如今明显的趋势是化学或酶换肤。很少有将机械磨削与化学换肤联合的情况,但得玛医生生化工厂(DERMA doctor Physical Chemistry)总是努力丰富他们的产品系列。

多年来,在我的皮肤病诊所,我见过很多患者,她们在一定程度上被大量护肤产品所困惑。一次又一次向我咨询简便且快速起效的家庭产品以改善皮肤,这不仅仅是因为今天的生活方式,也因为需要简便、快速的为诊所治疗前后做好准备的方法和保养措施。

面临的挑战是生产一种独特的基本产品以满足许多有不同要求的患者。B SAND 是由瑞士著名路易斯·威德默萨苏黎世药物和化妆品公司创造和生产,随后不久便获得国际"2009年安娜贝儿美容大奖赛"最好的美容产品称号。

9.1.1 什么是 B SAND 换肤?

这是一种基于"快速,简单,有效"的概念而生产出的美容产品。为了满足这种概念,产品必须以换肤的形式出现,但为满足所有患者的要求,它必须远不止于此。

这是最简洁的,也许是唯一的医生自主品牌产品。它是一种基本的护肤品,表现为双相去角质特征,由初级补水为主的皮肤美学技术(微创皮肤磨削和化学换肤)获得灵感而生。

由于结合了机械磨砂,α-羟基酸的化学效果和生物刺激剂(氨基酸)等的综合治疗,B SAND 简单且快速的改善了所有年龄的皮肤结构,降低皮肤老化进程。

9.1.2 特性

B SAND 具有三大基本功能:
- 超深层清洁
- 基础水化
- 抗衰老特征

特别是由于独特的混合了各种成分(表9.1)和协同活化模式(表9.2),B SAND是:

表 9.1　成分和效果

活性成分	效果
聚乙烯珠	机械剥离
果酸复合物	化学剥脱
生物刺激剂	湿润皮肤
D-泛醇,聚多卡醇	减少皮肤刺激
十一烯酸	温和抗菌剂

表 9.2　联合活化机制

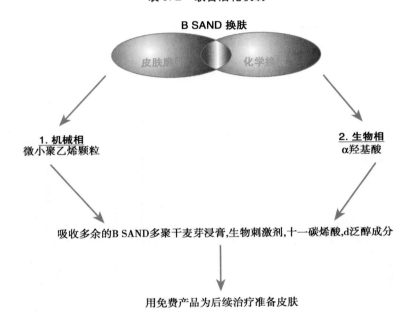

B SAND 换肤

皮肤磨削　化学换肤

1. 机械相
微小聚乙烯颗粒

2. 生物相
α羟基酸

吸收多余的 B SAND 多聚干麦芽浸膏,生物刺激剂,十一碳烯酸,d 泛醇成分

用免费产品为后续治疗准备皮肤

- 一种主要的治疗:
  它可用于治疗各种皮肤问题,诸如抑制油性皮肤产生皮脂,滋润干燥的皮肤,痤疮皮损消毒,缩小毛孔,减少黑头,瑕疵,改善细纹,使皮肤光亮。
- 补充治疗:
  它可与任何其他护肤抗衰老产品联合使用。
- 是随后治疗的先决条件:
  这是一种有助于和有效地增加其他产品或其他治疗效果的产品。

  皮肤在 3 分钟内即发生变化。不像早期的换肤,仅仅是剥离,这种换肤在进行时还同

时向皮肤提供氨基酸和 α-羟基酸。肌肤养分得到补充,这是一种全新的使皮肤年轻的方法。氨基酸保湿肌肤的同时,α-羟基酸(特别是十一烯酸)减少充血/发疹。

9.1.3　作用机制

　　机械磨削和药物换肤阶段联合(表 9.2)具有协同效应。角质形成细胞很容易分离和脱落,皮肤屏障变薄,所以它可以更好地吸收剩余主要活性成分。表皮由于部分角质层换肤从而刺激生长。虽然 α-羟基酸的浓度有可能是最小的,为了保证最好的耐受,因为采用联合换肤,同样能达到换肤效果。为了能

提高耐受,我们添加氨基酸滋润皮肤,帮助重建其支撑结构,促进紧致和弹性,同时尽量减少细纹和皱纹。D-泛醇,聚多卡醇可降低皮肤过敏和修复微小病变。用微粒按摩改善血液循环,提升所有皮肤的固有功能(防御,保护,管理,生产胶原纤维),减缓皮肤老化过程和增强皮肤更新。

9.1.4　疗效和患者满意度

我们随访了 100 例患者,这些患者在诊所治疗 2 周、4 周和 6 周后使用 B SAND,两次/周(正常或敏感皮肤)和四次/周(油性及

患痤疮皮肤),患者获得了普遍的满意。患者继续其经常性的局部护肤方案包括持续的局部治疗。唯一的额外皮肤护理是 B SAND。

选择共 30 例(16 例敏感皮肤,10 例正常皮肤,4 例油性肌肤)患者,我们用 B SAND 进行了皮肤敏感试验,并观察到以下结果:

- 皮肤耐受试验无过敏反应或刺激。
- 使用 B SAND 的病人的总体满意度很高。
- 在大多数情况下,皮肤结构和毛孔大小改善,肤色更均匀,皮肤获得了更好的润泽,痤疮病变减少(图 9.1~图 9.5)。

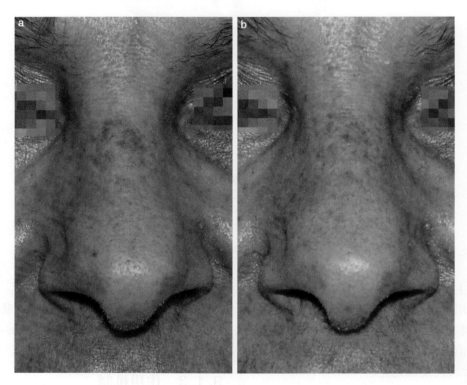

图 9.1　(a,b)单用 B SAND 换肤前后,用法:4 次/周,共 4 周(来自 www. bsand. ch / 产品/疗效,已获批准)

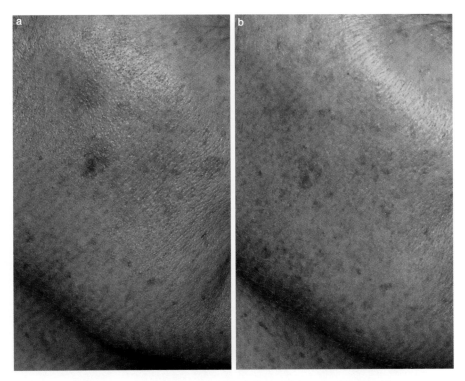

图9.2 (a,b)单用 B SAND 换肤前后,用法:4 次/周,共4周

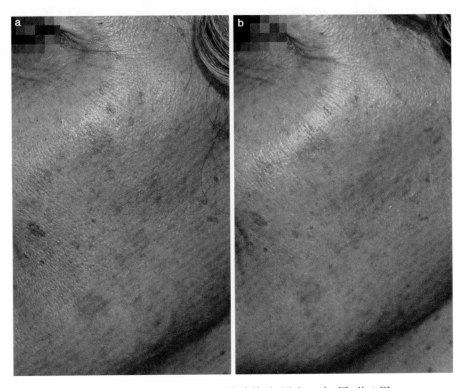

图9.3 (a,b)单用 B SAND 换肤前后,用法:4 次/周,共4周

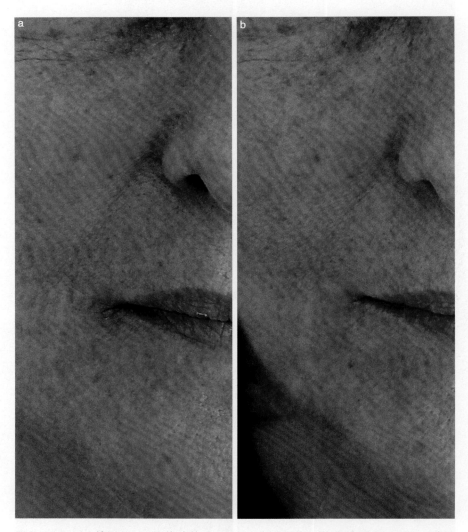

图 9.4　(a,b)单用 B SAND 换肤前后,用法:4 次/周,共 4 周,配合采用温和肥皂清洗和保湿

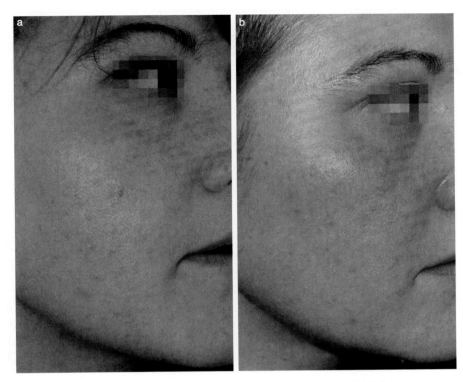

图 9.5　(a,b) 每天使用一次 B SAND,共四周前后的效果对比

9.1.5　适应证和应用

由于原混合组成部分,具有最佳耐受性和安全性,B SAND 适用于所有青春期后皮肤类型(表 9.3)。

敏感及干性肌肤每周使用 1 次或 2 次,很容易出疹的油性皮肤每周 2~3 次。

轻轻按摩湿润的皮肤,作用 3~4 分钟后用大量水冲洗。

表 9.3　适应证

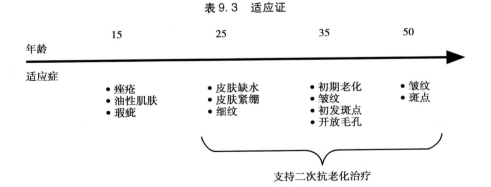

10 换肤剂联合生物嫩肤

Maria Pia De Padova and Antonella Tosti

生物嫩肤,或者是生物复苏,也称美塑疗法,它是一种通过注射易吸收且生物相容性高的物质进入真皮浅层,来增加皮肤紧致度、亮度和水润度的技术。大多数使用的化学物质包括:单用 0.2% ~3% 非网状透明质酸,或与维生素、氨基酸、微量元素、辅酶、核酸、抗氧化剂和 β-葡聚糖,多核苷酸大分子,有机硅,自体培养成纤维细胞,生长因子和生物同源性产品联合使用。

我们首先应用 25% 水杨酸后再用 25% TCA 联合换肤治疗面颈部、手或肩部光老化的患者,他们常抱怨皮肤干燥和色素沉着。在治疗前可以使用生物嫩肤。因为生物嫩肤可增加皮肤亮度和水润度,而化学换肤可以提升皮肤质地和肤色,联合两种技术可增强治疗效果。(图 10.1a,b,c)

使用不含酒精的防腐液清洁皮肤后,我们使用 2.5 毫升的鲁尔锁注射器 30½G 或 32G 的 4 毫米针头或注射器与 2.5 毫米的 SIT 针头显微注射(微针皮肤注射治疗)(图 10.2)。注射入真皮浅层,或为单穿刺(Pico-tage)或系列穿刺(交联)。

- 单穿刺(图 10.3)

  注射一滴产品于真皮浅层(针头需穿透 2 ~2.5mm),药液到达的深度位于 2mm 处。
- 系列穿刺
- 插入全部针头并在拔除期注射(图 10.4)

  药液到达深度在 1cm 处(图 10.5),这种方法对于颊部和领口较低处皮肤有效(图 10.6)。

轻微按摩可使治疗分布均匀。治疗常需要 20 ~30 分钟,决定于治疗区域面积,注射中除了小且持续时间短的瘀伤,无其他任何可见副作用,注射含有维生素 C 的产品可产生轻度刺痛。生物嫩肤后可立即实行联合换肤。首先我们在待治疗区域使用 25% 水杨酸溶液,待水杨酸沉淀后,再轻压 25% TCA 胶体作用于色素沉着斑点。

起初 3 ~4 周,可每 2 周治疗 1 次;继而每月 1 次,连续 3 ~4 月;接着每年 1 ~2 次。

这项治疗的方案也因患者年龄、临床表现和初始治疗的反应而异。由于显微注射造成的血管刺激作用,使首次治疗后皮肤亮度的改善常常显而易见。

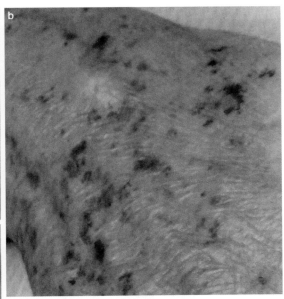

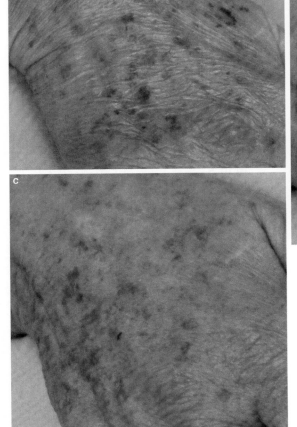

图 10.1 手严重光老化采用美塑治疗,继而 25% 水杨酸和 25% TCA 剥脱。治疗前(a),治疗 1 周后(b)及治疗 4 周期后(c)。注意色素沉着皮损处点状 TCA 治疗后的结痂(b)

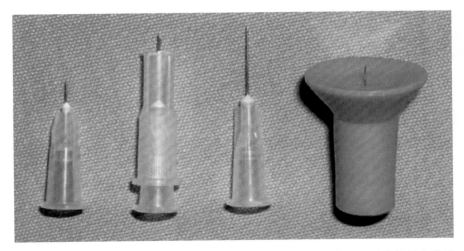

图 10.2 美塑治疗使用的针头从左到右:32G 4mm 长针;30½G 针:系裁剪针头套后获得的 3~4mm 针;30½G 针头在系列针刺中使用;2.5mm S. I. T. 针

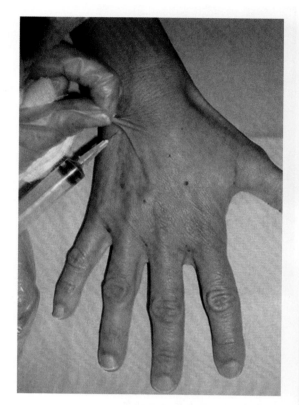

图 10.3　单穿刺

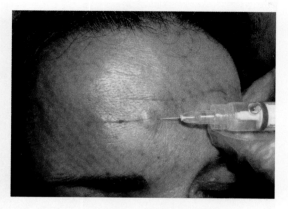

图 10.5　溶液于拔除期注射（逆行技术）

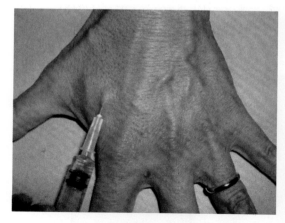

图 10.4　连续螺旋状注射技术：插入针头于皮肤表面下浅层

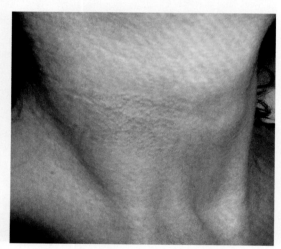

图 10.6　颈部系列穿刺美塑治疗后产生的红斑

10.1　生物嫩肤的优势

- 易于进行；
- 几乎无痛；
- 不需皮肤测试；
- 不需恢复时间或休息时间；
- 副作用有限（轻度红斑和擦伤）

化学换肤联合微晶磨削术

11

Pearl E. Grimes

11.1 引言

微晶磨削术是一种流行的皮肤浅层重建技术[1]。它涉及在治疗区域的短距离使用一种特殊手持设备推进微晶研磨材料在皮肤表面移动。该设备同时可真空吸收所使用过的研磨颗粒和皮肤碎屑。操作者可手控调整颗粒移动和真空吸引器的速度,继而控制颗粒对皮肤冲击程度。其他影响治疗强度的因素为手持设备的移动速度和通过皮肤的次数。移动慢且同一部位重复磨削时深度可增加[2]。总体而言,该技术被认为微创且并发症少[2]。无颗粒皮肤磨削设备现已非常流行。这些设备使用一次性或可重复使用的金刚石棒诱导磨削。众多的磨削设备在全球范围内均有供应。

在临床上,微晶磨削可移除皮肤的浅层细胞,改善皮肤肤质,皮肤亮度增加。细纹、浅的痤疮瘢痕和色素沉着等外观也可以得到改善。虽然磨削的病理组织学效应尚未完全阐明,研究表明,单次治疗后触发系列分子事件链,最终可能完成皮肤的重塑[3]。

这些事件包括诱导基质降解酶和原发性细胞因子包括白细胞介素 1β(IL-1β)和肿瘤坏死因子 α(TNF-α)。然而,这不表明对胶原合成或有重大影响[3]。Rajan 和 Grimes 已经表明,使用氧化铝或氯化钠微晶磨削与表皮屏障功能的改善密切相关[4]。他们推测,这可能会有助于改善皮肤的紧致度和肤质。

其他的研究已经表明,皮肤磨削术可以增加表皮厚度,降低表皮的黑素,增加真皮层厚度以及增加弹性蛋白和胶原蛋白的产生[1]。

化学换肤,是一项涉及应用化学腐蚀剂于皮肤,诱导限制性皮肤组织破坏和表皮、真皮成分的脱落的治疗[5]。化学换肤根据换肤深度分类为浅层、中层和深层换肤。浅层换肤剂针对角质层至真皮乳头层,它们包括羟乙酸,水杨酸,Jessner 溶液,维 A 酸和 10% ~ 30% 三氯醋酸(TCA)。中层及深层换肤剂渗透到真皮网状层上层,包括 TCA(35% ~ 50%),组合羟乙酸的 70%/TCA35%,Jessner 溶液/TCA35%,和 88% 苯酚(石炭酸)。深层换肤利用贝克-戈登配方,可渗透到真皮网状层中部。换肤剂触发表皮和真皮组织的修复和再生过程,从而获得皮肤的重塑。化学换肤经常被用来改善瘢痕的外观,色素异常如黄褐斑和炎症后色素沉着,光老化皮肤等。也常用来治疗痤疮和日光性角化病。

最近几年已看到新引进的磨削设备,它们通过在皮肤表面释放化学物质继而磨削,从而使化学磨削过程得以实现。浅层包括角质层和表皮的物理磨削效果已被证明可以增加亲水性物质的吸收并通过表皮亲脂屏障。例如,它可以使光动力治疗前 5-氨基-γ-酮戊酸的吸收增加并增加磨削效果[6]。同样,它也有可能增强化学换肤剂的渗透及其活性。与单独使用相比,二者联用可能会使整体效果更为明显[7-10]。例如,在一项小规模的初步研究中,报道称:浅层化学换肤前使用氧化铝颗粒微晶磨削,与单用5%维A酸换肤相比,患者的满意度更高(在皮肤肤质、色素沉着和治疗区皮肤外观方面)[9]。当微晶磨削术联用15%TCA治疗色素沉着,与单用磨削术比较,两项研究结果相似[10]。Kisner在组织学研究中比较单用微晶磨削术和联用化学换肤剂的疗效发现,综合治疗后,表皮可完全清除并产生中等深度的创面[8]。相反,微晶磨削术的效果仅限于角质层,更深入磨削可引起点状出血并导致不均匀表皮换肤。支持二者联用治疗极其严重的痤疮瘢痕,中度或深度的皱纹、光老化皮肤或病程中多项治疗无效的患者[8,9]。Briden等还进一步得出结论,每隔一个月或季节性联合应用,可以有效地用作维持治疗[9]。当然,这决定于患者。

11.1.1　适应证

联合采用磨削术和表面化学换肤取决于单一方法效果不理想时。这些措施包括:粗糙,面色蜡黄,晒斑,皱纹,角化病,光老化,色素沉着,明显的痤疮瘢痕和中深度的皱纹(图11.1～11.3)。虽然酒渣鼻被认为是一种浅层化学换肤的适应证,但它也被视为皮肤磨削术的相对禁忌[1,11]。

11.1.2　禁忌证

一般来说,微晶磨削是一种安全、微创、潜在副作用少的治疗手段。然而,在感染活动期,如单纯疱疹,扁平疣,脓疱疮和活动期的脓疱或囊肿性痤疮等,禁止使用[12]。恶性肿瘤,角化病和不断变化的皮肤病也是治疗禁忌证。相对禁忌证包括酒渣鼻和毛细血管扩张症[1]。化学换肤在怀孕和哺乳期的母亲和活动性单纯疱疹或唇疱疹的情况下禁止使用[5]。其他禁忌证包括在过去6个月内使用异维A酸治疗或其他可诱发色素沉着的药物(四环素和口服避孕药)[11]。

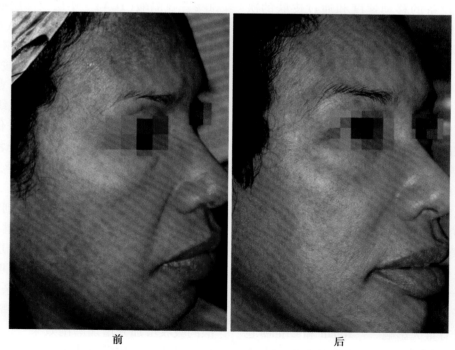

前　　　　　　　　　　　　　后

图11.1　黄褐斑患者3次水杨酸系列换肤和3次微晶磨削术治疗前后对比

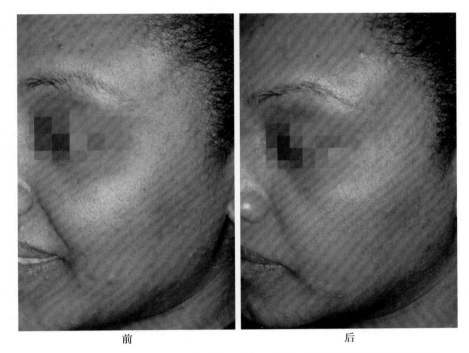

前　　　　　　　　　　　　后

图 11.2　炎症后色素沉着和肤质改变患者 2 次羟乙酸换肤和磨削术前后对比

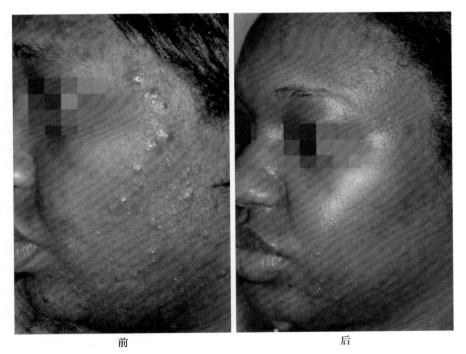

前　　　　　　　　　　　　后

图 11.3　寻常型痤疮患者 3 次水杨酸换肤和 3 次微晶磨削术治疗前后对比

11.1.3   皮肤准备

所有患者在治疗前均应详细询问病史、进行皮肤检查。标准化的面部照片,包括正面和侧面。确切使用的技术因医生不同,可能会有所不同。此外,皮肤准备将随所治疗的病症而异。例如,当治疗色素异常如黄褐斑或炎症后色素沉着时,可以使用 2～4 周 4% 的氢醌做准备或采用更高浓度(5%～10%)(若病人有顽固性皮肤色素沉着)。或者也可应用其他减退色素的配方。外用维 A 酸,应在治疗前数天停止。维 A 酸确实提高了换肤过程中使用的化学物质的渗透深度。在治疗前,患者面部皮肤使用异丙基酒精或丙酮彻底清洁和脱脂[11]。可覆盖湿润的纱布垫或已商业化的垫片(Sperian Derm-Aid®,Rhode Island,USA),旨在覆盖眼部磨削区域,以保护他们的眼睛避免接触微磨削晶状体。

11.1.4   设备使用技巧

在病人已经选取舒适体位,仰卧或斜躺后,医生绷紧患者皮肤并手持磨削设备。这个动作触发磨削晶状体的流动并通过机头。通常情况下,3 次在不同方向上通过每一个治疗点,以对称的方式于面部各个不同的亚单元进行。在皮肤薄嫩区域,如眼睑,降低吸力和晶状体流动压力可能是必要的。磨削处理结束时,用温和的清洁剂或者用水冲掉任何剩余的晶状体。然后使用棉花棒、刷子、棉球等在特定时间期限或白霜形成前应用化学换肤剂。治疗最后,换肤剂或被冷水冲掉,或被中和喷雾中和。对于肤色较深的患者,这种联合治疗过程中,应格外小心和谨慎。

11.2   术后护理

Kisner 建议,在磨削和化学换肤综合治疗后,应使用抗生素软膏和冷敷治疗。我很少用抗生素药膏。相反,使用如 CeraVe 或丝塔芙(Cetaphil)等温和的清洁剂和保湿剂 7 天。如果患者自觉刺激明显,每天可应用 2% 氢化可的松霜,全天应用防晒霜。Hexsel 等[7]的试验研究建议外用维 A 酸后使用流动水冲洗 4 小时,并给予 1% 氢化可的松软膏连续 3 天[7]。1 周内联用 SPF 15 防晒膏,每天三次。

11.3   联合化学换肤和微晶磨削术的优势

- 适用于所有皮肤类型;
- 微晶磨削术增强化学换肤剂的渗透;
- 联合治疗深度皱纹和痤疮瘢痕,与单用微晶磨削术相比,效果更佳;
- 与单独治疗相比需要的预约安排更少。

11.4   劣势

- 可获得且支持联合应用疗效的文件资料很少。

11.5   副作用

微晶磨削术常见且直接的副作用是红斑,通常在 24 小时内可自行消退,但有可能会持续一段时间,并有轻微的灼热感[13]。瘀点和瘀斑也可发生,特别是在更细腻的皮肤区域,但这些通常可自行缓解。其他潜在的并发症是炎症后色素沉着,如果用力过大,可留有线性痕迹。曾有报道一例罕见的磨削后严重荨麻疹反应,这可能是由于橡胶过敏[14]。如果铝晶状体入眼可出现眼部并发症的风险。而氯化钠晶状体则可以轻易地溶解和迅速冲洗干净。当然,这样的问题也可以通过使用粘合剂或眼部防护罩来预防。同样,从业者应戴口罩,以尽量减少铝颗粒吸入风险[1]。化学换肤的副作用包括红斑,脱屑并短暂的轻度色素沉着。深色皮肤和深层换肤,色素沉着和晒斑的风险也有增加。建议治疗后注意并使用防晒品,以减少这种风险。Kisner 报道二者联用潜在的风险为单纯疱疹病毒感染[8]. 可系统应用阿昔洛韦治疗。

个疗程中联用微晶磨削术和浅层化学换肤,可以改善极其严重的痤疮瘢痕,中等深度的皱纹和光老化效应等顽固且标准治疗方案无效的皮损。现有的数据表明,它是非常有效的,耐受性好且方便病人。希望有更多的数据公布并支持联合应用的效果。

11.6 总结

许多小规模的研究已经表明,通过在一

知情同意书

我,_____,特此同意让我_____(部位)使用皮肤磨削术联合浅层或中深层化学换肤治疗。联合治疗可以使我治疗区域的皮肤外观获得明显改善。它可用于治疗寻常型痤疮、痤疮瘢痕、色素沉着(暗斑)、日光损害(光老化)和肤质改变包括粗糙皮肤。

治疗前需要面部摄像,治疗过程包含治疗区域的皮肤准备,包括酒精、丙酮,或其他换肤前清洁剂。接着面部接受磨削仪(晶状体,非晶状体)的治疗。这包括氯化铝或碳酸氢钠等微晶磨削剂在治疗区域由手持设备进行的推进,同时用真空吸尘器处理掉用过的磨削晶状体和皮肤细胞。也可以不使用颗粒磨削仪,然后冲洗掉面部皮肤碎屑和晶状体。接着使用刷子、棉球或其他应用物件进行特定时间期限的化学换肤或直至皮肤结霜或发白;残留换肤剂或被冷水或被中和或喷雾清除。

一般而言,联合治疗可以很好的耐受。然而,它也可以引起面部的刺痛、发红、结痂、水肿、干燥和明显水肿,这些可能持续 7~10 天。

我理解治疗后有一个小的风险就是可能产生永久的皮肤发黑。换肤剂也可以引起令人沮丧的色素脱失,或是换肤后原有皮损加重,或是瘢痕形成。另外,也有少量发生细菌感染,或触发治疗区域之前便已存在的疱疹病毒感染复发的风险。另外,罕见病例对水杨酸过敏(换肤剂的活性成分)也有报道。治疗的益处和副作用已经向我详细地解释了。我所有的问题均已获解答。

- 我的健康状态稳定。
- 我没有在过去的 6 个月使用过异维 A 酸。
- 我没有水杨酸、或三氯醋酸过敏史。
- 我没有怀孕。

结果不能保证。

患者签名　_____　　　　日期　_____

患者姓名(请打印)　_____

证人　_____　　　　日期　_____

参考文献

1. Grimes PE (2005) Microdermabrasion. Dermatol Surg 31:1160–1165
2. Grimes PE. (2010) Microdermabrasion. In: Cosmetic dermatology. Wiley-Blackwell, Oxford, pp 418–425
3. Karimipour DJ, Kang S, Johnson TM et al (2005) A molecular analysis following a single treatment. J Am Acad Dermatol 52:215–223
4. Rajan P, Grimes PE (2002) Skin barrier changes induced by aluminum oxide and sodium chloride microdermabrasion. Dermatol Surg 28:390–393
5. Fischer TC, Perosino E, Poli F et al (2010) Chemical peels in aesthetic dermatology: an update 2009. J Eur Acad Dermatol Venereol 24:281–292
6. Karimipour DJ, Karimipour G, Orringer JS (2010) Microdermabrasion: an evidence-based review. Plast Reconstr Surg 125:372–377
7. Hexsel D, Mazzuco R, Dal'Forno T, Zechmeister D (2005) Microdermabrasion followed by a 5% retinoid acid peel vs. a 5% retinoid acid peel for the treatment of photoaging – a pilot study. J Cosmet Dermatol 4:111–116
8. Kisner AM (2001) Microdermabrasion with chemical peel. Aesthet Surg J 21(2):191–193

9. Briden E, Jacobsen E, Johnson C (2007) Combining superficial glycolic acid (alpha-hydroxy acid) peels with microdermabrasion to maximize treatment results and patient satisfaction. Cutis 79(1 Suppl Combining):13–16

10. Cotellessa C, Peris K, Fargnoli MC, Mordenti C, Giacomello RS, Chimenti S (2003) Microabrasion versus microabrasion followed by 15% trichloroacetic acid for treatment of cutaneous hyperpigmentations in adult females. Dermatol Surg 29(4):352–356

11. Zakopoulou N, Kontochristopoulos G (2006) Superficial chemical peels. J Cosmet Dermatol 5:246–253

12. AlKhawam L, Alam M (2009) Dermabrasion and microdermabrasion. Facial Plast Surg 25(5):301–310

13. Song JY, Kang HA, Kim M-Y et al (2004) Damage and recovery of skin barrier function after glycolic acid chemical peeling and crystal microdermabrasion. Dermatol Surg 30:390–394

14. Farris P, Rietschel R (2002) An unusual acute urticarial response following microdermabrasion. Dermatol Surg 28:606–608

化学换肤剂联合微针法治疗痤疮瘢痕 **12**

Gabriella Fabbrocini and Maria Pia De Padova

12.1 定义

　　皮肤微针法，经皮胶原蛋白诱导（PCI），胶原蛋白诱导治疗（CIT），干燥纹身术，微针皮肤磨削术，皮内磨削术，皮肤重塑，多环钻胶原蛋白活化治疗，胶原蛋白激动剂（MCA），这些都是同一治疗的其他名字。皮肤微针法，是一项使用一个消毒滚筒，其内含有一系列细小、尖锐的针头来刺穿皮肤的治疗操作。局部麻醉镇静后施行，这项设备在痤疮瘢痕受累区表面反复滚动，产生许多极微小的通道直达皮肤真皮层，继而激活产生新的胶原蛋白。皮肤微针术如可以和 α-羟基酸（AHAs）联用，可以保证良好疗效。

　　AHA 为有机羧酸，以一个羟基和一个连在羧基碳原子上的羧基基团为特征。所有 AHA 家族的化学结构，在于它们的原子链长短不同。它们可溶于水或生物脂类。它们可以引起角质形成细胞粘附失败。在所有 AHA 家族成员中，羟乙酸与皮肤微针术联合治疗最为有用。

12.2 流行病学

　　虽然严重瘢痕也可以继发于水痘或其他感染性疾病，例如利什曼病、重型天花和类天花，而痤疮是瘢痕形成的最常见原因。痤疮是一种常见的病症，出现在 80% 的 11～30 岁人群中，而老年人至少占到 5%。在一些病人中，严重炎症反应产生永久性瘢痕。浅层和深部真皮的瘢痕也可以造成皮肤质地改变，它们也与红斑有关，也有表现为色素改变，虽然仅少数病例发生。

12.3 病理生理学

　　经皮胶原蛋白诱导，源自于皮肤创伤的自然反应，即使创伤微小，主要是皮下伤口。当针穿透皮肤，通过微细血管的破裂而导致一些局部损伤和出血。当成千上万支微针被紧密相连时则出现另一个完全不同的景象。这促进伤口正常愈合形成三个阶段（图12.1）：在炎症期（第 1 阶段）。损伤后开始不久，血小板是重要的致凝血和趋化因子释放场所，然后再侵犯其他血小板，白细胞和成纤维细胞。血小板接触凝血酶和胶原后激活，继而释放大量细胞因子。

　　经过 5 天，（第 2 阶段）中性粒细胞被单核细胞取代。他们清除细胞碎片和释放一些生长因子包括血小板衍生生长因子，成纤维细胞生长因子，转化生长因子-β（TGF-β）和转化生长因子-α（TGF-α），刺激成纤维细胞的迁移和增殖及细胞外基质的生产与调节。组织重构（第 3 阶段）阶段。损伤持续几个月后，主要是由成纤维细胞完成的。损伤后第 5 天，纤维结合蛋白基质沿着成纤维细胞分布轴线分布，胶原蛋白也沿线分布。TGF-β

烧灼术和皮肤微针

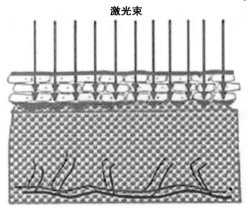

激光束

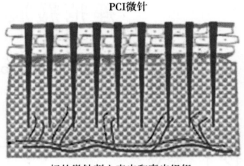

PCI微针

角质层

表皮

真皮

血管

表皮受激光和酸的作用气化

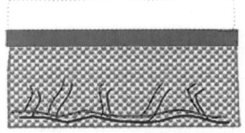

好的微针刺入表皮和真皮组织

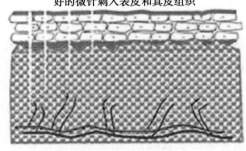

皮肤表现为2度烧伤,炎症、增生、成熟持续1月

微针形成的微孔1小时闭合；表真皮完整；愈合过程即时启动

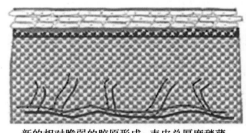

新的相对脆弱的胶原形成；表皮总厚度稍薄

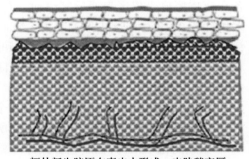

额外新生胶原在真皮中形成；皮肤稍变厚

图12.1　烧灼术及真皮微针滚筒

和其他生长因子在这种基质形成过程中发挥重要作用。最近提出了一个新的理论来解释PCI的作用机制[1]。新组织的形成(伤口愈合:炎症-增生-成熟)是一项复杂的系列反应且发生于细胞及其介质间相互作用。但当皮肤微针治疗时,似乎这些进程有所缩短。作为一个治疗针,要求其不长于1.5毫米,不形成传统意义上的伤口。根据这一理论,也被称为分界电流并立即触发生长因子的级联反应,进入成熟阶段。当不锈钢针穿透皮肤,产生微小创口。细胞以损伤电流形式反应这一入侵过程。微针自己的电势为这种损伤电流的额外增加值。电势电位差在伤口愈合过程是特有的。穿透细胞膜的物质为离子形式,且细胞膜电位改变是通过获得或失去离子而实现。相比它的大小,细胞膜的潜力是巨大的。通常,其厚度为 70 ~ 100nm。这就相当于 1m 距离内存在一个百万兆电位差,可以

进一步假定微针不造成传统意义上明显的损伤。身体只不过是"被欺骗",认为损害一定发生过!细胞膜局部电势变化,继而细胞活性增加并释放钾离子,蛋白质和生长因子。

这种微针治疗,如其他羟基酸治疗一样,可以在表皮上产生这些效果

- 表皮厚度增加(表皮更替时间延长)
- 葡糖氨基聚糖类生理学的产生增加
- 减少了细胞更替
- 减少黑素"聚积区"

所有这些效应,除了微针在胶原蛋白和其他组织学基质成分中的效应外,对于痤疮瘢痕也有辅助治疗作用。

12.4　临床类型

痤疮瘢痕分为碎冰锥型、矩形波串型和碾压型瘢痕[2]。在过去几十年内,关于痤疮瘢痕有很多描述性术语和分类。我们使用Goodman 等最近提出的分类[3],具体为Grade 1 是指斑点状瘢痕或扁平状瘢痕,特征为扁平区域色素含量增加或减少,50cm 距离外即可见。Grade 2 包括在 50cm 距离内也可看到轻度异常,化妆可掩盖(例如轻度滚筒状痤疮瘢痕)。中度皮损在 50cm 或以上距离可见。不易被化妆品或正常刮胡须的阴影遮盖称为 Grade 3。在这种类型痤疮瘢痕中,搔抓后瘢痕处皮肤可变平。例如包括比较明显滚筒瘢痕,浅的箱式凹陷型和轻至中度肥厚的瘢痕。Grade 4 包括 Grade 3 情况但瘢痕搔抓皮肤不能变平。如严重箱式凹陷型,深层草皮(deep divots),冰锥状瘢痕和肥厚性瘢痕疙瘩(很明显的突出或色素沉着瘢痕)。

12.5　治疗

12.5.1　患者准备

皮肤准备的第一步是外用替代性光敏性

维生素 A 和其他抗氧化剂、维生素 C 和 E,类胡萝卜素,一般在光暴露皮肤处选择维生素 A 对于正常的皮肤生理功能至关重要,然而,日晒后常打折扣,继而不能显示它在皮肤中所具有的保护胶原蛋白的重要性。生理剂量的维生素 A 会刺激细胞生长,释放生长因子和血管生成因子,并生产健康的新胶原。维生素 A 的基因效应与 PCI 引起的生长因子释放效果相互平行。皮肤维生素 A 的充足,将确保在代谢过程中的胶原蛋白的生成最大化,皮肤愈合速度最快。维生素 C 在胶原蛋白形成中同样重要,但它因暴露于蓝光而破坏。两种维生素每天均需补充替代品,才能保证并维持其自然保护和 DNA 的修复功能。因此,皮肤看起来会更年轻。皮肤常规局部应用维生素 A、C 和抗氧化剂至少 3 周,但如果皮肤光损害极为严重则最好使用 3 个月。也可采用一种外用产品,含有 α-ωHA,ω-羟基酸,甘草次酸和锌。如果角质层增厚粗糙,可使用一系列的轻度 TCA 换肤剂(2.5% ~ 5% TCA)为微针治疗作准备,并最大限度地提高疗效。首先,面部皮肤一定要消毒,然后采用局部麻醉(EMLA)60 分钟(图 12.2)。

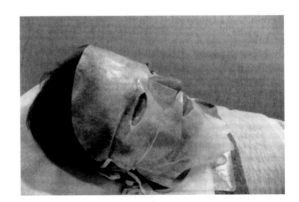

图 12.2　微针治疗前局部阻滞麻醉

皮肤微针操作过程,通过在痤疮瘢痕处皮肤区域使用一种现成的工具反复滚动来实现。实际上,现在有许多这样的皮肤滚筒,不

管是专业或是家庭使用,它有许多不同长度的针头、不同直径和数量,这可能对使用者十分困扰。在试图确定最佳组合方案,治疗瘢痕使皮肤年轻时滚筒中的针的数量最不重要,因为反复滚动可导致皮肤大量损伤。所以针头直径选择非常重要,因为我们旨在使真皮损伤最大化而不产生新瘢痕。根据我们的经验,0.25mm 的针头是皮肤上使用的最大尺寸,而不至于产生新瘢痕。小直径的针头在皮肤滚筒中也可使用,但真皮损害非最大化,因此,难以取得同样的疗效。针长选择也很重要。微针的目标主要在真皮上部即真皮网状层的中间部分。这个部位包含最大数量的干细胞,更易刺激新胶原产生。表皮层(皮肤外层)深度由眼睑处 0.05mm 至足跖处 1.5mm 不等。面部表皮层(除眼睑外)深度由 0.3 至 1mm,因此,一个 0.75 至 2mm 的长针头足够达到真皮网状层中央部分。为治疗痤疮瘢痕,建议使用专业设备,滚筒 10 毫米宽和四排 96 针(Dermaroller model MS4)。使用的针头长为 1.5mm,直径 0.25mm。取决于施压力量(为取得良好效果按压过深是不需要的,如果需微针面部,不要在眼睑和口唇上使用滚筒),可穿透瘢痕组织 0.1 至 1.3mm。滚筒在一定压力下、在 4 个不同方向上持续移动 4 次:水平、垂直和对角右和左。这确保了微针下能形成每平方厘米约 250~300 扎伤。微针穿透表皮而不移位;因此,只有表皮被刺破且易获快速痊愈。这里针头的作用似乎是分裂细胞彼此而不是破坏各个细胞。

因为针头设置在滚筒中,每针最初由一个角度穿透然后随着辊的转动进入更深组织。最后,针的作用角度也呈现逆向特征;因此,大片区域针头的作用角度是弯曲的,因为它滚进与滚出皮肤,约需 1.3 毫米到真皮。

表皮特别是角质层,仍保持完整,除了这些微小的孔,直径约 4 个细胞距离。治疗时间范围从 10 到 60 分钟,这取决于治疗范围

的面积大小。一般来说,皮肤会短时间出血,但很快就停止。皮肤在真皮产生多发微气泡,开始复杂的生长因子相关级联反应,最终导致胶原的合成。

在微针治疗 2 周前和 2 周后执行一些 α 羟基酸临床换肤可以使疗效更好。我们的经验证实效果良好,使用 70% 的羟乙酸和 30% 的水杨酸。换肤与微针治疗联用的选择取决于皮肤类型和瘢痕类型。如果是治疗深度皮肤瘢痕,相比羟乙酸,首选水杨酸或 10% TCA。对于光敏感的皮肤类型,首选羟乙酸。

12.6　治疗后护理

治疗后皮肤表现[4]包括以下:

第 1 天和第 2 天:根据技术人员进针深度,组织可能有轻至中度的水肿,治疗区域内可能出现刺痛,发红,瘀青,有轻微的淋巴液排出。可能还会出现轻微的瘙痒和微针组织"猫抓样外观。"

第 3 天:治疗区域内轻度结痂,仍泛粉红至红色。

第 4~5 天:皮肤发红减退。

第 5~7 天:治疗痕迹消失。

愈合时间为 4~7 天,之后 2~3 天可化妆。治疗结束后,皮肤即刻看起来伤痕累累,但出血极少,仅有少量血清样渗出,不久就消失了。冷敷(勿用冰!)和维生素 C 面膜,这是一个好习惯。一些医生建议使用生理盐水浸泡皮肤一两个小时,然后用洁面油彻底清洗皮肤。一层薄薄的凡士林或类似物质可用于减少皮肤水分流失。

鼓励病人使用外用维生素 A 和维生素 C 霜剂或油剂,促进更好的愈合和更多的胶原蛋白产生。治疗后 36 小时在治疗区不需使用任何制品。化妆防晒适用于治疗 2 天后,但必须在治疗区干燥,未破损的前提下。一旦治疗区内完全愈合,建议正常护肤。这是非常重要的,继续外用维生素霜至少 6 个月,

以确保健康的胶原和弹性蛋白的持续生成。配合肽类,如十六烷酰五肽,能确保更好的疗效。在家中,病人可长时间淋浴,使水渗入皮肤表面。不建议盆浴,因为盆浴中的水因为有塞子等存在潜在污染可能性。应提醒患者只用温水因为皮肤对热会更敏感。当水在面部或躯干冲洗时,患者应轻轻按摩治疗区皮肤,直至所有血清,血液,或油样物质被清除。治疗后数小时内,必须温和且彻底的清洗皮肤,这很重要。第二天,皮肤看起来不那么引人注目,到了第4天或第5天,皮肤又恢复到了一个温和的玫瑰色,很容易被化妆遮掩。病人应避免阳光直接照射至少10天,如果可能的话,使用宽边的帽子或围巾来保护面部皮肤。要获得最佳效果,建议应间隔1~2年后重复皮肤微针治疗。胶原诱导疗法与其规定的治疗后皮肤日常护理结合,可以产生可喜的结果,且效果持续数年。因此,建议患者继续家庭内微针治疗,以确保瘢痕改善的维持时间。家庭微针治疗可以安全的与精华液和(或)维A酸联用,最大限度的改善凹陷性瘢痕。

在分次换肤和微针治疗期间,一些患者外用滋润面霜和AHA霜,可以提高治疗效果。

参考文献

1. Liebl H (2009) Abstract reflections about Collagen-Induction- Therapy (CIT). A hypothesis for the mechanism of action of collagen induction therapy (cit) using microneedles. January 2–7. http://www.dermaroller.de/us/science/abstractreflections- 26.html. Feb Accessed 15 Apr 2009

2. Jacob CI, Dover JS, Kaminer MS (2001) Acne scarring: a classification system and review of treatment options. J Am Acad Dermatol 45:105–117

3. Goodman GJ, Baron JA (2006) Postacne scarring: a qualitative global scarring grading system. Dermatol Surg 32: 1458–1466

4. Church S. Skin Needling – Natural Collagen Renewal. International Institute of Permanent Cosmetics. Internet paper. http://www.spmuc.com.au/downloads/Skin-Needling-What.pdf

第三部分

如何为患者选择合适的换肤方法

痤疮

Gabriella Fabbrocini，Maria Pia De Padova，S. Cacciapuoti，and Antonella Tosti

13.1 定义

寻常型痤疮是最常见的皮肤病之一，是医生最常治疗的皮肤疾病。它是毛囊皮脂腺单位疾病，临床上表现为皮脂溢出、粉刺、丘疹、脓疱和结节，在某些情况下有瘢痕形成。在人一生中的某个时期，它影响超过 80% 人群[1]。尽管寻常痤疮不被认为是一种严重的疾病或用生与死来衡量，但是它对人的困扰超出了疾病本身的严重性，因为这种作用，影响了对任何导致容貌异常过度敏感年龄阶段的年轻人。正是这些原因，可能导致它的高发病率和自信心丧失，正常的社会交往和工作能力的削弱，和对生活质量的严重影响包括抑郁，躯体运动障碍，甚至自杀[2]。

13.2 流行病学

痤疮是一种最常见的疾病，影响所有年龄和种族群体，根据美国 1995 一项国家门诊医疗调查研究显示，1020 万例诊断的皮肤疾病中痤疮居于首位（在 10 种最常见的皮肤疾病中痤疮占 25.4%）。寻常痤疮的发病女性早于男性，这可能反映了女性的青春期早于男性。最严重的寻常痤疮在男性的发病率更高，但本病往往在女性患者中持续时间更长[3]。青春期荷尔蒙的变化几乎总是与典型的寻常性痤疮开始出现有关。肾上腺的成熟和性腺的发育导致雄激素的产生和继发皮

脂腺分泌增多，最终造成这个年龄阶段痤疮的暴发。事实上，痤疮影响了 95% 的 16 岁男孩和 83% 的 16 岁女孩，但它显然不再是局限于青少年问题：最近，因这种情况参与全科医生手术和因专家意见而转诊的患者中超过 20 岁的明显增加[4]。痤疮成人的患病率男性是 3%，女性在 11% 和 12% 之间[5,6]，且 45 岁以后患病率显著下降。此外，在 40 岁时有 1% 的男性和 5% 的女性有痤疮损害。

13.3 病理生理学

痤疮的发病机制被认为是若干因素的相互作用，包括：

1. 毛囊口角化过度导致毛囊口闭塞
2. 致病痤疮丙酸杆菌的定植
3. 炎症反应
4. 皮脂分泌过多

因为毛囊管上皮细胞过度角化阻塞毛囊口是小粉刺形成的基础。小粉刺是首先出现的痤疮皮损，可以在正常的皮肤发现。扩张的毛囊可能破裂，造成进一步的炎症反应，导致丘疹、脓疱、囊肿以及结节的形成。

然而，正在进行的研究通过上游机制的判断使有关痤疮发生机制的经典观点发生改变。

痤疮病变发展的早期阶段，也就是小粉刺开始出现，它与血管内皮细胞活化和炎症参与相关[7]，这也证实，痤疮在其起始阶段

是无细菌参与的一个真正的炎症性疾病。事实上,漏斗上皮异常角化造成毛囊皮脂腺阻塞,雄激素刺激皮脂腺分泌,和皮脂腺单位的微生物痤疮丙酸杆菌定植,这些因素促进毛囊周围的炎症发生。基于这些原因推测痤疮丙酸杆菌在痤疮发病中不是通过病原体本身而是通过间接地引发炎症反应起作用。这证实了炎症在痤疮的发病中发挥重要作用。寻常痤疮可能是雄激素和环境因素作用的一个真正的炎症性疾病,它们能够中断毛囊皮脂腺的自然循环,形成粉刺和炎性病变。

13.4　临床模式

痤疮是一种具有不同严重程度的多态性疾病。个体间疾病的严重程度显著不同取决于多种因素在寻常痤疮发生过程中的相互作用。为了规范临床评价痤疮的严重程度已经提出了几种方法。根据病灶临床表现和"病灶计数"的分级系统对评估寻常痤疮的严重程度是有用的。

寻常痤疮的严重程度评估方法包括根据临床检查的简单分级、病变计数以及需要采用摄影和荧光摄影仪器复杂的分类方法。常用的两项措施是分级和病灶计数。

虽然目前为止还没有一个被普遍接受分级系统,但最常用的一个评分系统仍然是全球痤疮分级系统[8]。此系统以面部,胸部和上背部的 6 个部位进行评分,每个部位积分以皮脂腺单位的受累面积,分布和密度作为分级指标。总分通过总和每个部位的积分获得。寻常痤疮的个体损害可分为三种表现类型:非炎症性皮损,炎症性皮损和瘢痕。

第一种表现实质上是非炎症性皮损,这往往处于早期阶段,经常在围青春期的年龄组见到。面部,胸部,背部及肩部皮脂产生增加。这可能会伴随毛孔,黑头,或开放式粉刺

增加(图 13.1)。

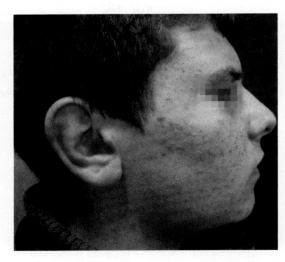

图 13.1　可见毛孔,黑头和开放粉刺的患者

第二种临床表现是炎性皮损,这往往会造成更多的瘢痕形成。且可能包括了从丘疹、脓疱、结节、囊肿和这些表现的任意组合(图 13.2)。代表炎症后变化的红斑或色素过度沉着紧接着会逐渐消退。多数患者具有非炎症性和炎症性混合损害(图 13.3)。

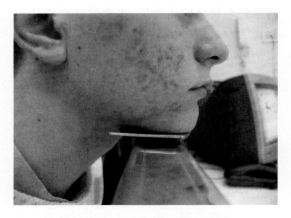

图 13.2　丘疹脓疱型痤疮患者

在某些患者中,严重的炎症性病变可造成永久毁容性瘢痕(图 13.4)。瘢痕可能涉及真皮浅表和深部的结构改变,也可与红斑相关,较少有色素改变(图 13.5)。痤疮瘢痕被细分为冰锥形(icepick)、箱车式凹陷型

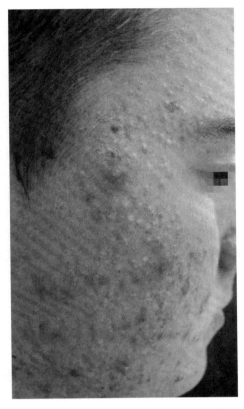

图 13.3 非炎症和炎症性损害的混合表现

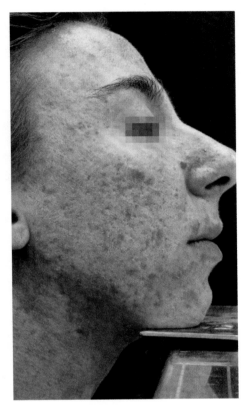

图 13.5 痤疮瘢痕和色素改变

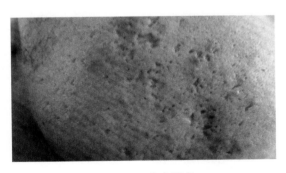

图 13.4 痤疮瘢痕

表 13.1 痤疮瘢痕的分类（Goodman and Baron[10]）

级别	描 述
1 级	在超过 50cm 距离可见斑点状瘢痕或扁平瘢痕,伴有色素沉着或减退
2 级	轻度病变,小于 50cm 的距离可见,病变可被化妆品遮盖,例如轻度碾压凹陷型痤疮瘢痕
3 级	中度病变,50cm 或更远距离可见,不易被化妆品或刮胡后阴影所遮盖。拉伸皮肤可以使瘢痕变平。例如更加明显的碾压凹陷型瘢痕,浅箱车式凹陷型瘢痕以及轻至中度增生性瘢痕
4 级	重度病变,特点大致同第 3 级,但瘢痕不能通过拉伸皮肤变平。例如重度箱车式凹陷型瘢痕,深的凹坑,碎冰锥瘢痕,增生性瘢痕疙瘩(高度隆起/色素沉着瘢痕)

（Boxcar scars）和碾压型（rolling scars）[9]。因而根据痤疮瘢痕的严重程度提出了全面和功能性分类表（表 13.1）。

不幸的是,瘢痕可能会影响高达 95% 的患者,在合适的治疗前,瘢痕的形成主要与痤疮的严重程度和持续时间有关[11]。早期有效的治疗痤疮是防止瘢痕形成,减少痤疮及由此形成瘢痕心理效应的最佳方法。

13.5 临床类型

在表 13.2 中,我们总结了不同临床类型痤疮的特点。

表 13.2 痤疮临床类型

临床类型	临床特征
新生儿痤疮	前额,鼻部和面颊封闭性粉刺
婴儿痤疮	粉刺/炎症性丘脓疱疹或囊肿
寻常痤疮	小粉刺 封闭式粉刺(白头)开放粉刺(黑头) 丘疹 脓疱 结节 囊肿
成人痤疮	丘疹 脓疱 结节 囊肿 皮脂溢出
聚合性痤疮	囊性脓肿 融合性毛囊和毛囊周围炎 互通囊肿
反常痤疮	皮肤皱褶处反复发生窦道和脓肿,夹带终毛和顶泌汗腺
暴发痤疮	溃疡性结节伴发全身并发症: • 血液学表现 • 关节炎 • 肌肉骨骼症状
化妆品痤疮和医源性痤疮	丘疹和脓疱单一形态表现往往与药物毒性全身反应相关
表皮剥脱性痤疮	有炎症和浅表结痂的表皮脱落

新生儿痤疮发生率高达 20%[12]。它通常由发生在前额,鼻部和面颊上的封闭粉刺组成,虽然其他部位也可能累及。开放粉刺,炎性丘疹和脓疱也可以出现。新生儿痤疮被认为是由产妇或婴儿雄激素刺激皮脂腺产生。家长应该被告知病灶通常在 4 个月自愈,且不留瘢痕。

然而,严重的持久存在的新生儿痤疮伴随着高雄性激素的其他体征提示肾上腺皮质增生症,男性化肿瘤或潜在的内分泌疾病。

婴儿期痤疮罕见,通常发生在出生后的 3～6 个月,比新生儿痤疮少见。临床上,从粉刺、炎性丘脓疱疹到囊肿都可见到。可能与性腺雄激素过早分泌有关。这些患者可能发展为青少年期严重痤疮。

寻常性痤疮是痤疮最常见的形式,青春期后缓慢消退。寻常痤疮在女性中发生率更高,但严重程度却低于男性。在女性多发生于面部,但在男性更多发生于胸部。尤其在夏季的时候,它完全或不全缓解趋势的发展过程是不可预知的,同样见于月经来潮时提前加重以及劳累过度加重等情况。在同一时间可以看到所有各个阶段的损害(图 13.6 和图 13.7)。

成人痤疮可以是青春期痤疮发展的延续或新发生。它可能会有不同的临床表现,粉刺较少而有更多炎症性损害,影响最常见部

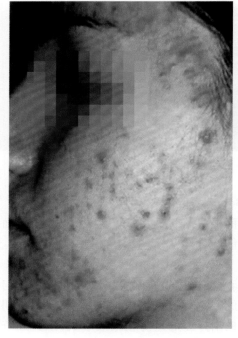

图 13.6 多形性皮损的痤疮患者

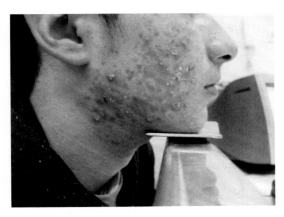

图 13.7　多形性皮损的痤疮患者

位是口周、颊和下颌区域。一个典型的成年女性痤疮的临床特征涉及病损的部位分布：除了年轻患者的背部，病变在面部上半部分布占优势。除此之外，成年人除了面部外颈部有更多的损害（图 13.8）。

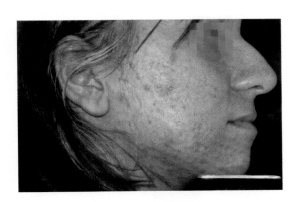

图 13.8　成人痤疮患者

　　聚合性痤疮特征是同时存在脓肿，融合性毛囊炎，毛囊周围炎和穿通的囊肿等。这些病变主要影响面部、颈部、胸部和肩部，是严重毁容性瘢痕形成的原因。这种典型痤疮通常在成年后开始，多见于胸部，背部和臀部，表现为大量的粉刺、丘疹、脓疱、结节、脓肿和窦道。患有这种疾病的患者通常以 15 到 25 岁居多，在大多数情况下，患者常有不同严重程度寻常痤疮的病史。

　　反常痤疮（又称化脓性汗腺炎）是慢性复发性炎症性疾病，表现为皮肤皱褶处复发窦道和脓肿，夹带终毛和顶泌汗腺。愈合后伴有大量瘢痕发生。

　　暴发性痤疮是囊肿性痤疮严重形式，主要影响白人男性青少年。这是痤疮罕见形式，特点是有溃疡性结节并伴有全身症状。肌肉骨骼症状和血液学表现经常与这种疾病有关。患者常常出现关节痛或关节炎。

　　美容源性和医源性的痤疮是由于使用含有能引起粉刺形成物质的化妆品（如羊毛脂，某些植物油，硬脂酸丁酯，月桂醇，油酸）引起，停用这些致病因子后病变消退。此外，还有几种药物可能会导致或加剧痤疮如皮质类固醇，合成代谢类固醇，抗癫痫药，抗抑郁，抗结核，抗肿瘤，和抗病毒药物等。正因为这些原因，在痤疮的病史上要排除上文所述的各种促发因素：药物和引起粉刺的化妆品。

　　擦破性痤疮（少女人为性痤疮）系由于抓破皮肤所致，结果加重了痤疮患者的外观。此表皮剥脱性痤疮的特点是局部发生炎症和浅表结痂，主要发生于女性，经常由于个人或心理问题引起。

13.6　鉴别诊断

　　痤疮通常容易诊断，但可能会与毛囊炎，酒渣鼻和口周皮炎混淆。然而，在这些皮肤病中没有粉刺。粉刺需要与粟丘疹和皮脂腺增生鉴别。炎症性痤疮与酒渣鼻或口周皮炎相似。酒渣鼻特点是面颊持久性红斑和毛细血管扩张，常伴发丘疹和脓疱但没有粉刺，粉刺是痤疮的基本病损。口周皮炎主要影响口周，很少累及眼眶周围。痤疮还需要与很多其他皮肤病鉴别，如播散性粟粒性狼疮、须部假性毛囊炎和梅毒疹囊性损害。但别忘了发生于面颊、胸部和颈部的典型痤疮皮损（粉刺、丘疹、脓疱、结节）是痤疮的特征表现。

13.7　治疗

　　痤疮治疗的目的是阻止瘢痕形成,缩短疗程和减少心理压力的影响,这种压力可能影响超过一半的患者。痤疮的病理生理中的四个主要步骤指导其治疗原则。实际上,最常用于治疗痤疮的药物主要目的有:

- 发挥抗感染作用。
- 改变毛囊角化。
- 降低皮脂腺活性。
- 减少毛囊口细菌数目(痤疮丙酸杆菌)。

　　一些一般性的措施有助于达到这些目的。我们进行了总结(见表13.3)。

　　然而,要取得显著的临床效果,必须使用具有具体药理作用的药物。并将它分为局部治疗和全身治疗(见表13.4)。

表 13.3　痤疮治疗的一般措施

措施	目的
成功的皮肤清洁要尊重皮肤的生理和结构平衡	有利于除去多余的皮脂和脱落角质细胞,减少皮肤表面存在的细菌
在清洁后使用保湿乳液	为避免大量皮肤水分损失引起的皮肤结构和皮脂膜的破坏
应用脂肪调节剂如吡罗克酮乙醇胺,烟酰胺,锯叶棕属三叶草,锌,和植物鞘氨醇	以减少皮脂溢使皮肤不显现油光发亮
使用角质层分离剂如α-羟基酸	解除毛囊梗阻和加快细胞更新

13.7.1　局部治疗

13.7.1.1　外用维 A 酸

　　维 A 酸[13]是一类与维生素 A 有关的化合物,它们能够结合和激活维 A 酸受体

表 13.4　痤疮治疗

局部治疗	外用维 A 酸
	外用抗生素
	过氧化苯甲酰
	化学换肤
	应急外用疗法
系统治疗	口服维 A 酸
	口服抗生素
	女性激素疗法

(RARS),进而激活特定基因的转录。最常用的外用维 A 酸有维 A 酸,阿达帕林,他扎罗汀和异维 A 酸。维 A 酸有一个巨大的粉刺剥脱和抗粉刺形成作用,间接的抗菌作用和弱的抗炎症效果。阿达帕林是第三代维 A 酸,它比维 A 酸治疗效果更好:有巨大的抗感染效果,更小的副作用(刺激性皮炎)。他扎罗汀,也是一种人工合成的维 A 酸,通过它的代谢产物乙炔化类维生素 A 发挥作用。它一直作为一个治疗银屑病的药物推出,但价格高,皮肤刺激性强和潜在的致畸作用,使它已成为治疗痤疮的二线药物。所有外用维 A 酸有相同刺激性(图 13.9),并导致严重的干燥病(图 13.10)。建议患者在开始前几周夜间使用可以帮助增加药品耐受性的产品(图 13.11a,b)。

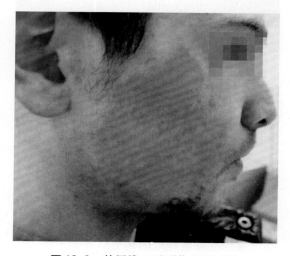

图 13.9　外用维 A 酸副作用(红斑)

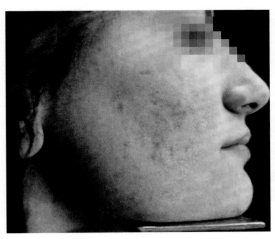

图 13.10 维 A 酸诱导的干燥病患者

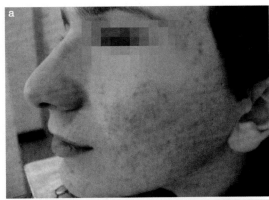

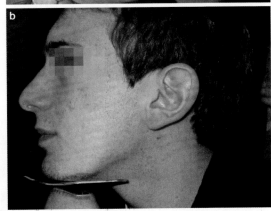

图 13.11 （a）每日应用维 A 酸患者出现红斑。（b）同一患者改变维 A 酸用药计划显示出良好耐受性

13.7.1.2 外用抗生素

红霉素、克林霉素是最常见的用于治疗痤疮的外用抗生素[14]。外用抗生素具有抑菌和杀菌作用，减少毛囊皮脂腺中痤疮丙酸杆菌的定植。然而，由于越来越多抗痤疮丙酸杆菌的耐药的产生，外用抗生素不用于单独治疗。联合治疗使患者发生耐药性的概率降低（过氧化苯甲酰/红霉素；过氧化苯甲酰/克林霉素）。这些复合制剂提高杀菌效果，降低了耐药性产生风险。

13.7.1.3 过氧化苯甲酰

这种外用药物显示了一种有效的抗菌活性，通过释放活性氧自由基，减少细菌数量和相应甘油三酯水解减少。其发挥作用更迅速，速度远远超过抗生素，同时避免了耐药性产生的弊端。事实上，在多年使用后，过氧化苯甲酰保持其效果不变，使它成为理想的组合剂用于治疗。过氧化苯甲酰制剂有多种剂型如凝胶、面霜、乳液和肥皂。凝胶产品通常被认为更有效。干燥和刺激是最常见副作用。

13.7.1.4 化学换肤术

化学换肤术是皮肤美容技术，它使用一个或多个去角质试剂在确定的时间与表皮和真皮相互作用。其目的是清除角质层，增加生理性细胞的更新。所用的酸类物质通过浅、中、深区分。在下面的主题中我们的目标是解释用于治疗寻常痤疮腐蚀剂一些实际功效。

浅层化学换肤：各种各样的化学品被作为换肤剂，其中最富有成效的是 α-羟基酸，如羟乙酸。α-羟基酸（AHA）诱导表皮松解，随后应用几分钟内脱屑。α-羟基酸的强度是由酸的浓度和溶解酸的化学载体所决定。α-羟基酸中，羟乙酸是最现成的商业剥离剂。医生通常用 30% ~ 70% 的羟乙酸进行化学换肤。苦杏仁酸（30%）是引起浅表化学换肤的另一种 α-羟基酸。另一类是 β-羟基酸。最常用的 β-羟基酸是水杨酸（邻羟基酸）。水杨酸是一种自然产生于杨柳树的树皮中的

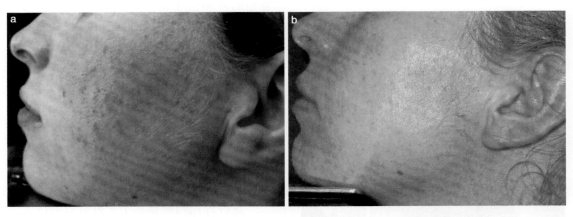

图 13.12   利用三氯醋酸(10%)化学换肤术治疗轻度丘疹性痤疮前后对比

物质。在 3% ~ 5% 的浓度,它作为角质松解剂提高其他化学换肤剂和外用制剂的穿透力。浓度为 15% 时,它可以被用做化学换肤剂。维 A 酸是维生素 A 的衍生物,它能刺激细胞分化和完善组织架构。在 0.01,0.025 和 0.05 浓度时作为治疗痤疮外用配方。三氯醋酸(TCA)是一种无机化合物,以结晶形式存在。对于治疗痤疮,使用浓度为 10%。这些类型化学换肤用于粉刺及轻度丘疹性痤疮(图 13.12a,b)。

中层化学换肤:羟乙酸(浓度 70%),联合其他 α-羟基酸如丙酮酸,苹果酸(30%),曲酸(10%)和壬二酸(30%),水杨酸(33%)和三氯醋酸 TCA(15%)。这些物质联合可能导致结霜现象(由于蛋白质凝结使皮肤表面变白)。这些换肤剂可用于丘疹脓疱性痤疮和伴皮肤变色的病例。

深层化学换肤:TCA(30%),水杨酸(50%)。这些换肤剂造成了更深的结霜现象,对换肤后产生的红斑需要家庭精心护理。这些换肤适用于中到深度痤疮瘢痕。当冰锥瘢痕和碾压箱式瘢痕分散分布时,可用 30% TCA 行全面部化学换肤。当他们孤立存在时,使用棉花尖蘸取 50% ~ 90% TCA 换肤是治疗金标准[15](图 13.13a,b)。在表 13.5 中,我们总结了主要的化学换肤剂和在痤疮治疗中的适应证。

13.7.1.5   应急外用疗法

白藜芦醇是自然红葡萄中含有的一种酚醛类分子,它的重要的属性有:

- 抗氧化作用

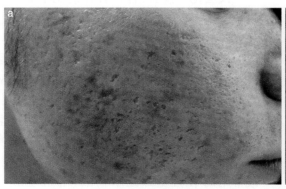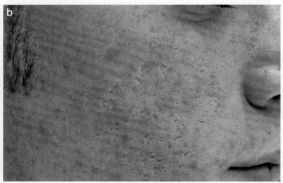

图 13.13   冰锥型瘢痕和箱车式瘢痕患者采用 50% 浓度三氯醋酸治疗前后比较

表 13.5　主要的化学换肤剂和它们在痤疮治疗中的应用

换肤分类	酸液浓度	痤疮适应证
浅层化学换肤	30%～70%羟乙酸	黑头粉刺痤疮
	5%～10%全反式维 A 酸	轻度丘疹性痤疮
	15%的水杨酸	
	10%三氯醋酸	
	30%苦杏仁酸	
中层化学换肤剂	羟乙酸(70%)	丘疹和脓疱型痤疮
	丙酮酸(30%)	
	苹果酸(30%)	
	曲酸(10%)	
	壬二酸(30%)	
	水杨酸(33%)	
	三氯醋酸(15%)	
深层化学换肤剂	三氯醋酸(30%)	痤疮(冰锥型,箱车式瘢痕和碾压凹陷型瘢痕)

- 促凋亡作用
- 抗癌作用
- 雌激素样特性
- 抗动脉硬化

最近研究表明[16]白藜芦醇可用于体外抑制痤疮。在亚微摩尔浓度,它可以抑制人类角质形成细胞增殖,而在较高浓度(40～100μmol),它可能是有毒的。此外,白藜芦醇在浓度 200mg/L 时对痤疮丙酸杆菌有杀菌作用而在低浓度时发挥抑菌活性[17]。用白藜芦醇处理小鼠脾脏细胞 2～4 周,可减少 TNF-α 的产生[18]。

在此基础上,已经提出白藜芦醇也可以抑制皮肤 TNF-α 的产生,从而在初始阶段阻断炎症过程或通过抑制 NF-KB 停止所有炎症级联反应。此外,白藜芦醇通过抑制人角质形成细胞分化,限制阻塞毛囊口的角质形成细胞增生,并通过抑制痤疮丙酸杆菌生长,最大限度地减少痤疮的成因。为证明其体外活性的实验研究正在进行。为探讨白藜芦醇对痤疮皮肤的疗效,Fabbrocini 等[19]将其加入羧甲纤维素凝胶中,并把开始治疗时的全球痤疮积分与研究结束时获得的积分进行了比较。此外,随着毛囊穿刺活检创新技术开展,痤疮性皮肤区域的组织病理学检查也成为可能。基线水平时痤疮所占平均面积与治疗结束所占的相同平均面积痤疮密度进行比较,结果显示所有患者对治疗效果满意,且未出现副作用。临床评价,计算总体积分,显示在治疗侧面部积分下降了 54.75%。组织学分析的这些数据表明小粉刺密度下降了 62.3%。

13.7.2　系统治疗

13.7.2.1　口服维 A 酸

尽管异维 A 酸被批准用于治疗严重的、顽固的、结节性痤疮,但它也常用来治疗其他临床分型痤疮,如导致显著的身体或情绪障碍或造成瘢痕而其他治疗方法无效的痤疮。异维 A 酸在多数患者治疗中是有效的。它的优点是治疗停止后几乎所有患者完全缓解或缓解期长达数月至数年。高发的副作用限制了其使用。

对于性活跃的女性,异维A酸开始治疗前的妊娠试验检查是必要的,并在使用期间采用避孕或禁欲,药物开始前1个月,至停药后1个月间都需要采取上述方法。还需要验血检查对血细胞、肝脏、脂肪含量的影响。全身的副作用是头痛,并一直伴随患有抑郁症,自杀的念头,企图自杀,(很少)甚至完成自杀。一些常见的副作用是:眼睛发干,嘴唇干裂,黏膜干燥。

13.7.2.2 口服抗生素

口服抗生素治疗中度至重度和泛发性痤疮,尤其是有形成瘢痕风险的患者。全身治疗痤疮的有效药物包括:四环素类(包括其家族中的米诺环素和多西环素),红霉素和克拉霉素单独或结合使用磺胺甲噁唑。

米诺环素是最广泛应用治疗痤疮的处方抗生素。四环素类药物有抑菌和杀菌活性,减少炎性和非炎性病变。最重要的副作用包括光敏感,严重的胃肠黏膜病变,小肠结肠炎,头痛,尤其是细菌耐药性产生。怀孕或哺乳的妇女不应该服用四环素,因为他们可以造成牙齿永久染色和抑制骨骼的生长,从而导致胎儿骨骼缺陷。出于同样的原因,12岁以下的儿童禁用。红霉素不太受欢迎,因为痤疮丙酸杆菌和表皮葡萄球菌频繁诱导其耐药[20]。红霉素和普通大环内酯类药物通过对细菌核糖体的作用阻止蛋白质的合成发挥抑菌作用。在高剂量时,他们也可以产生杀菌作用。长期使用抗生素可能诱发肝毒性[21],因此,需定期监测血液生化指标。

13.7.2.3 用于女性的激素疗法

皮脂腺是雄激素的靶器官,中度痤疮对雄激素拮抗剂有反应。因避孕药积极的抗雄激素作用,自复方避孕药问世以来,口服避孕药治疗痤疮一直特别有效。添加炔雌醇醋酸

环丙孕酮是最常用治疗痤疮的药物。治疗妇女荷尔蒙痤疮一个替代药物是螺内酯,它可以配合口服避孕药治疗。证明可能有用的其他抗雄激素的治疗药物包括氟他胺,非那雄胺,促性腺激素释放激素激动剂[22,23]。

参考文献

1. Chu TC (1997) Acne and other facial eruptions. Medicine 25:30–33
2. Niemeier V, Kupfer J, Gieler U (2006) Acne vulgaris – psychosomatic aspects. J Dtsch Dermatol Ges 4(12):1027–1036
3. Simpson NB, Cunliffe WJ (2004) Disorders of sebaceous glands. In: Burns T, Breathnach S, Cox N, Griffiths C (eds) Rook's textbook of dermatology, 7th edn. Blackwell Publishing, Oxford, pp 43.1–43.75
4. Simpson NB (1992) Acne and the mature female. Science Press, London
5. Goulden V, Stables GI, Cunliffe WJ (1999) Prevalence of facial acne in adults. J Am Acad Dermatol 41:577–580
6. White GM (1998) Recent findings in the epidemiologic evidence, classification, and subtypes of acne vulgaris. J Am Acad Dermatol 39:S34–S37
7. Jeremy AHT, Holland DB, Roberts SG, Thomson KF, Cunliffe WJ (2003) Inflammatory events are involved in acne lesion initiation. J Invest Dermatol 121:20–27. (http://www.ncbi.nlm.nih.gov/pubmed/12839559)
8. Doshi A, Zaheer A, Stiller MJ (1997) A comparison of current acne grading systems and proposal of a novel system. Int J Dermatol 38:416–418
9. Jacob CI, Dover JS, Kaminer MS (2001) Acne scarring: a classification system and review of treatment options. J Am Acad Dermatol 45:105–117
10. Goodman GJ, Baron JA (2006) Postacne scarring: a qualitative global scarring grading system. Dermatol Surg 32:1458–1466
11. Layton AM, Henderson CA, Cunliffe WJ (1994) A clinical evaluation of acne scarring and its incidence. Clin Exp Dermatol 19:303–308
12. Katsambas AD, Katoulis AC, Stavropoulos P (1999) Acne neonatorum: a study of 22 cases. Int J Dermatol 38(2):128–130
13. Thielitz A, Gollnick H (2008) Topical retinoids in acne vulgaris: update on efficacy and safety. Am J Clin Dermatol 9(6):369–381
14. Adişen E, Kaymak Y, Gurer MA, Durukan E (2008) Topical tetracycline in the treatment of acne vulgaris. J Drugs Dermatol 7(10):953–955
15. Fabbrocini G, Cacciapuoti S, Fardella N, Pastore F, Monfrecola G (2008) Cross technique: chemical reconstruction of skin scars method. Dermatol Ther 21:S29–S32
16. Holian O, Walter RJ (2001) Resveratrol inhibits the proliferation of normal human keratinocytes in vitro. J Cell Biochem Suppl. (Suppl 36):55–62
17. Docherty JJ et al (2007) Resveratrol inhibition of Propionibacterium acnes. J Antimicrob Chemother 59(6):1182–1184, Epub Apr 21, 2007. (http://jac.oxfordjournals.org/content/59/6/1182.full)
18. Gao X et al (2003) Immunomodulatory activity of resveratrol: discrepant in vitro and in vivo immunological effects. Biochem Pharmacol 66(12):2427–2435

19. Fabbrocini G, Staibano S, De Rosa G, Battimiello V, Fardella N, Ilardi G, La Rotonda MI, Longobardi A, Mazzella M, Siano M, Pastore F, De Vita V, Vecchione ML, Ayala F (2011) Resveratrol-Containing Gel for the Treatment of Acne Vulgaris: A Single-Blind, Vehicle-Controlled, Pilot Study. Am J Clin Dermatol 12(2):133–141

20. Eady EA, Jones CE, Tipper JL, Cove JH, Cunliffe WJ, Layton AM (1993) Antibiotic resistant propionibacteria in acne: need for policies to modify antibiotic usage. BMJ 306:555–556

21. Thiim M, Friedman LS (2003) Hepatotoxicity of antibiotics and antifungals. Clin Liver Dis 7:381–399

22. Wang HS, Wang TH, Soong YK (1999) Low dose flutamide in the treatment of acne vulgaris in women with or without oligomenorrhea or amenorrhea. Changgeng Yi Xue Za Zhi 22:423–432

23. Wolff H (1999) Finasteride: also effective in acne vulgaris? Hautarzt 50:815

14 光老化

Pearl E. Grimes

14.1 病因

所有的人都会经历衰老。通常它的表现是光滑，相对萎缩的细皱纹或皮肤松弛。组织学上，角质层是正常的。然而，表皮则表现为萎缩，真皮表皮交界处变平坦。真皮的特点包括厚度变薄，弹性纤维减少，成纤维细胞合成能力下降[1,2]（表14.1）。

表 14.1 内源性和外源性老化的临床及组织学特征

特点	内源性老化（按时间顺序）	外源性老化（光老化）
临床特点	光滑、萎缩 细小的皱纹 松弛，无瑕疵	粗细皱纹，面色蜡黄，松弛，花斑状色素沉着，质地粗糙，毛细血管扩张
表皮	角质层厚度正常（织篮模式），表皮变薄，萎缩，表皮突变平	织篮模式或致密角质层，棘层肥厚和/或棘层萎缩，角质细胞异型性，表皮突变平
真皮	Grenz区缺乏，弹性纤维丧失，弹性纤维生成，厚度变薄，微血管正常，无炎症证据	Grenz区突出，弹性纤维生成，弹性组织变性，胶原蛋白变性，锚原纤维损失 微血管异常：血管扩张、扭曲；后期：稀疏，静脉周围淋巴细胞浸润

Gilchrest 改良版[3]

相反，光老化是由于长期暴露于日光下的结果。日光光源分为三个部分，包括紫外线（UV），可见光，和红外光，紫外光是光老化最重要的影响因素。紫外线根据它的波长分为三组。包括短波紫外线（UVC）（100～280nm），因为它被臭氧层阻挡，达地球表面能力最小。中波紫外线（UVB）（290～320nm）导致红斑，日晒伤，DNA损伤，日光源性弹性组织变性，色素沉着和皮肤癌。长波紫外线（UVA）（320～400nm），其高剂量诱发皮肤红斑，因为它更丰富，穿透更深，它被认为在光老化诱导中发挥决定性作用[2]。

临床上，光老化皮肤的特点包括：粗和细皱纹，斑驳的色素变化，面色蜡黄，质地粗糙，毛细血管扩张。光老化皮肤的组织学特征包括表皮和真皮显著的改变[3]。表皮厚度的增加或减少伴随相应局部组织的增生或萎缩，及表皮细胞极性的改变和角质形成细胞异型性。真皮特点包括弹性组织变性，胶原蛋白和锚纤维退化，血管扩张和扭曲。紫外线照射激活降解基质金属蛋白酶包括胶原酶。角质形成细胞释放细胞因子。

这些变化的累积效应造成慢性皮肤炎症[1,2,4]。

14.2　流行病学

　　光老化影响所有种族和皮肤类型。遗传学扮演着重要角色，由于不同的基因组合不仅决定了皮肤和头发的颜色，而且在某种程度上决定哪种皮肤能够保护自身免受来自日光的影响。这种差异可以被利用来为病人选择最合适和有效的治疗方式[5]。光老化的现象可以从紫外线照射引起雀斑的出现加以证明。但是，光老化表现在浅色皮肤和深色皮肤类型可能会有所不同。Fitzpatrick（皮肤类型Ⅰ到Ⅲ），或浅肤色的种族，光老化临床症状（皱纹，色素异常，面色蜡黄）也可能伴

随着增加发生癌前病变和恶性皮肤损伤，包括光化性角化病，基底细胞癌，鳞状细胞癌和黑色素瘤[6]的风险。临床观察证实，与浅色皮肤类型相比，有色人种（皮肤类型第Ⅳ至第Ⅵ）随着年龄的增长比浅肤色人群皱纹少[7]（图14.1a，b）。这些观察结果的生物学依据与许多记录黝黑皮肤与白皮肤间形态和生理的皮肤差异相关。（见深色皮肤章节）Fitzpatrick（皮肤类型Ⅳ到Ⅵ）人群皮肤损害呈现谱系变化，而且皮肤颜色越深，日光引起的组织学变化越小（图14.2a，b）。黑皮肤的临床光老化似乎是一个微妙的现象，表现为弥漫性或片状色素过度沉着和皮肤质地粗糙。此外，在深色人群皮肤癌的发病率也较低[8]。

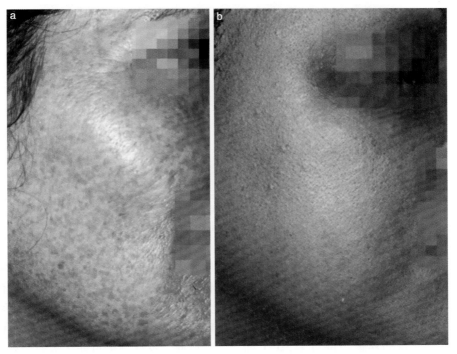

图14.1　（a）一位57岁高加索女性具有浅皱纹和显著的花斑状色素沉着。（b）一位56岁非裔美国女性具有一定程度皮肤纹理不规则，但没有皱纹

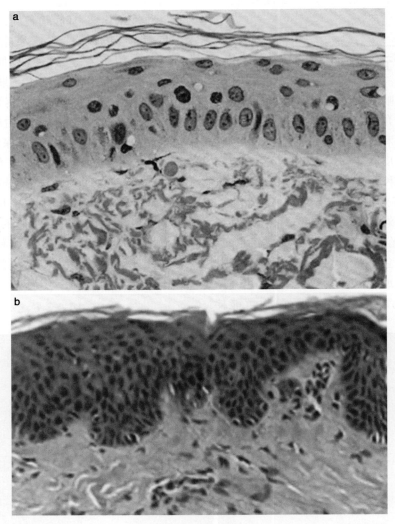

图14.2   （a）一位50岁高加索女性（西班牙人）活检显示显著的表皮萎缩和胶原变性。（b）一位50岁非裔美国女性活检显示无明显光损伤

14.3   临床类型

Glogau[9]根据表皮和真皮的退化程度对光老化的严重程度进行分类（表14.2；图14.3a. d）。光老化的严重程度分类：从Ⅰ到Ⅳ，从轻度，中度，重度和严重的光老化。轻度光老化患者需经常外用抗衰老方案和浅表化学换肤试剂，而中度至重度光老化患者为大幅改善往往需要中层或深层化学换肤（表14.3）。严重光老化则必须采用中、深层化学换肤。这些患者可能还需要消融重建结合除皱术或整容术治疗[10]。

表 14.2　Glogau 光老化分类

分组	临床特点	分组	临床特点
I（轻度）	年龄 20～30 岁 早期的光老化 轻微色素异常 无角化 细小皱纹 细小，无需化妆 细小，无瘢痕	III（重度）	一般年龄 50～65 岁 皮肤色素异常，毛细血管扩张 可见角化 平静时皱纹 化浓妆 中度痤疮瘢痕
II（中度）	30～40 岁 早期老年性黑子 轻度色素异常 早期的日光性角化病 并行微笑线 早期皱纹 衰老早期 轻度痤疮瘢痕	IV（严重）	60～75 岁患者 日光性角化病 癌前病变 全面部皱纹 化浓妆也难以遮盖 严重的痤疮瘢痕

参考来自 Glogau[9]

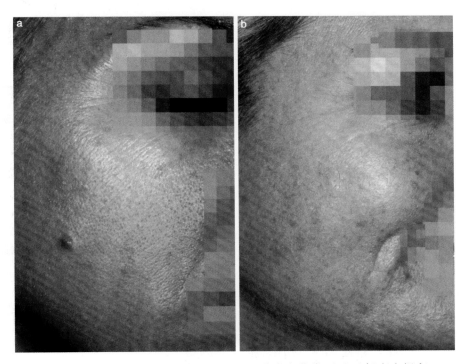

图 14.3　（a-d）一系列患者显示 Glogau 四种光老化类型：（a）轻度光损害。（b）中度光损害。（c）重度光损害。（d）严重光损害

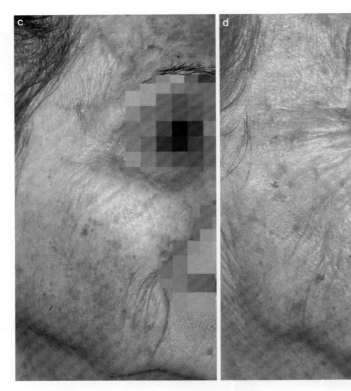

图 14.3（续）

14.4　干预疗法

14.4.1　光防护

　　预防光老化需要一个多元化方法。光保护包括尽可能避免在日光下暴晒,穿安全防护服装,日常使用遮光剂(表 14.3)以及前面提到的策略,防晒霜是保护皮肤免受紫外光照射的金标准。最初开发防晒霜以防止 UVB 诱导的日晒伤。在最近的 10 ~ 15 年,防晒制剂已经配制出同时还兼有可以吸收或阻挡 UVA 辐射的功能。防晒霜因此具有物理阻断剂功能和吸收紫外线 UVB 及 UVA 的作用起到防护功能,或两者兼而有之发挥保护作用。这些防晒成分包括辛基二甲酯-对氨基苯甲酸(UVB),2-乙基己基-P-甲氧基肉桂酸酯(UVB),氰双苯丙烯酸辛酯(UVA/UVB),水杨酸辛酯(UVB),二苯甲酮(UVB/UVA),邻氨基苯甲酸甲酯(UVA)。阿伏苯

表 14.3　光损害治疗方法

外用制剂	换肤方案
广谱防晒剂	微晶磨削
维 A 酸类	浅层化学换肤
● 维 A 酸	中层换肤
● 他扎罗汀	深层换肤
● 阿达帕林	点阵激光术
● 维生素 A	激光烧灼换肤
维生素 C 配方	非烧灼激光换肤
A-羟基酸	射频治疗
聚羟基酸	除皱术
B-羟基酸	眉上提术
生长因子和肽	
漂白剂	
● 对苯二酚	
● 曲酸	
● 熊果苷	
● 甘草	
● 壬二酸	

宗/氧苯酮或 Parsol1789,麦素及苄基樟脑可阻挡 UVA。麦素是最有效的 UVA 有机防晒剂[11]。许多防晒配方采用复方制剂可最大限度地提高光保护功能。

物理性成分包括氧化锌和二氧化钛。这是最有效的防晒霜,因为他们反射 UVA 和 UVB。当应用于皮肤,它们呈现白色或灰白色,这一点在美容方面许多患者认为不可接受。这些药物微粉配方可提高接受度。防晒霜定期使用应持续至化学换肤前。

14.4.2　维 A 酸

维 A 酸主要是通过核内维 A 酸受体的活化介导细胞反应[12]。维 A 酸核受体有两种类型:维 A 酸受体 RAR 和维 A 酸 X 受体。每种类型的受体包含三个受体亚型:α,β 和 γ[12,13]。其中常用处方维 A 酸直接激活维 A 酸受体 RARα,β,和 γ,和间接激活维 A 酸 X 受体(通过维 A 酸转换成 9-顺式维 A 酸)[12,14]。相反,乙炔化维生素 A 如他扎罗汀的代谢产物,选择性结合维 A 酸受体 RARβ 和 RARγ,并不能直接或间接地激活维 A 酸 X 受体[15]。这种受体活性的差异可能解释不同的维 A 酸治疗皮肤病时疗效不同。维 A 酸治疗光老化皮肤疗效显著,而且还能增加化学剥脱剂的深度和渗透性。

总的来说,不同种族对维 A 酸有很好的耐受性。然而,维 A 酸引起的刺激性皮炎可能导致炎症后色素过度沉着。此外,逐步加深的色素沉着在维 A 酸没有任何临床刺激的情况也可出现。

14.4.2.1　维 A 酸

多中心开放和队列研究证明了维 A 酸治疗光老化的疗效和安全性[13,16-18]。Griffiths 等人[16]评估了不同浓度的维 A 酸治疗 100 例光老化患者的疗效。受试者随机分为三个治疗组,分别用 0.1% 维 A 酸,0.025% 维 A 酸和基质乳剂。0.1% 维 A 酸和 0.025% 维

A 酸与基质组相比显著改善光老化,且有统计学意义。但两种浓度维 A 酸在治疗上没有显著临床差异。当然 0.1% 的配方刺激性更强。

一项光老化皮肤的双盲研究显示,光老化皮肤与受保护皮肤相比,真皮乳头 I 型胶原蛋白形成减少 56%[19]。与基质组相比,用 0.1% 维 A 酸治疗后 I 型胶原蛋白形成增加了 80%,而基质组显示胶原蛋白形成减少。

在亚洲(中国和日本),对维 A 酸治疗光老化色素沉着病变疗效的评价已有报道,45 例光老化皮肤亚洲患者被随机分配到维 A 酸治疗组和基质对照组,用药 40 周[17]。治疗后期,维 A 酸组中 90% 的患者与基质组 33% 的患者相比,面部和手部的色素沉着病变减轻或明显减轻。比色法也证实了这一结论。

在一项对 45 例中度至重度面部光老化患者进行为期 6 个月、随机、双盲、安慰剂对照研究中,采用 0.1% 维 A 酸微球凝胶外用,与安慰剂对照组相比,光老化的整体严重性在 6 月后显著改善。与安慰剂相比,维 A 酸 1 个月后的副作用包括皮肤刺激的频率较高,但 6 个月后,则仅表现为角质层剥脱和干燥显著增加[20]。

一项长期(2 年)的安慰剂对照研究显示,0.05% 维 A 酸润肤霜已确认对光老化的临床症状和整体的严重性产生有益的影响。此外,免疫组化分析显示使用 12 个月后面部胶原 C 端显著增加,它是胶原合成的一个标志[21]。针对所有类型皮肤患者采用含有 0.01% 维 A 酸和 2% 对甲氧酚的溶液在治疗日光性雀斑方面均显示出有效性[22-24]。

14.4.2.2　他扎罗汀

他扎罗汀是介导细胞分化和增殖的一种人工合成维 A 酸[22]。他扎罗汀,乙炔化类维生素 A 的前体药物,已被证明是治疗光老化皮肤的一个有效药物[12,25]。

在一个为期 1 年针对 563 例面部光老化患者疗效评价的双盲对照研究中,共治疗 24 周,其中 0.1% 他扎罗汀乳膏用于半侧面部,基质乳作用于另一侧面部[26]。之后继续应用他扎罗汀治疗 28 周。在 24 周时,与基质乳膏相比,他扎罗汀治疗组皮肤改善显著(定义为至少 50% 的整体改善),至少达到 1 级的改善,包括细皱纹,毛孔大小,斑片状过度色素沉着,斑痣,弹性组织变性,不规则的色素脱失,粗糙度和光老化的整体评估。此外,Kang 等人还发现他扎罗汀改善花斑状色素过度沉着和细皱纹与迪维霜治疗效果相似[12]。进一步研究中,Lowe 等人观察到在 16 周时,他扎罗汀对斑片状的色素沉着和细皱纹方面疗效与迪维霜相比,疗效更好[27]。在组织学水平,研究结果表明他扎罗汀促进了光老化相关的细胞正常化及使表皮厚度增加[28]。

14.4.2.3　阿达帕林

阿达帕林是一种人工合成的维 A 酸,对皮肤的刺激小于普通维 A 酸。一项临床试验研究其治疗光老化的效率[29]。Kang 和他的同事们采用 0.1% 或 0.3% 阿达帕林凝胶与对照基质对 83 例光化性角化病和日光性黑子的高加索患者进行研究。经过 9 个月的治疗,阿达帕林组在对光老化皮肤的黑子(0.1% 和 0.3% 阿达帕林组分别减少 57% 和 59%),皱纹及其他瑕疵改善显著。两种浓度均有良好耐受性。

视黄醇-全反式视黄醇,又称维生素 A1,是人类组织主要循环的维 A 酸。虽然维生素 A 被认为是其他维 A 酸的前体,但其生理代谢途径和药理作用没有得到很好的理解。维生素 A 被广泛应用于光老化的药妆配方。在美国他们一般被确认为安全从而被广泛应用于化妆品和盥洗用品,最常用浓度为 0.1% ~ 1.0%[27,28]。

Kang 等人[29]比较了外用维生素 A 与维 A 酸后正常人体皮肤在临床,病理和分子学不同水平层面的反应。维生素 A 和维 A 酸应用后都可使表皮增厚;但优点是维生素 A 比维 A 酸产生红斑少。作者认为,这些数据与维生素 A 可能是维 A 酸的前体的想法是一致的。

在一项患有中度面部光损害妇女中进行的双盲,随机,双侧面部对照研究中,一个稳定的含 0.1% 维生素 A 的保湿霜与它的赋形对照组效果进行了比较。一系列光损害指标显著变化在治疗 4 周后观察到,持续在 8 周[30]时仍能见到。在两项随机、双侧面部对照研究中,Kikuchi 等人调查 0.075% 和 0.04% 的维生素 A 药膏的效果,将其应用于光老化皮肤的日本中年妇女,结果显示 0.075% 的维生素 A 比 0.04% 浓度在减少细皱纹出现方面更有效,潜在的刺激性也更大[31]。

14.4.3　酪氨酸酶抑制剂

14.4.3.1　氢醌

氢醌抑制酪氨酸酶和防止酪氨酸转化为多巴[32,33]。它常用在治疗黄褐斑、炎症后色素过度沉着,光老化皮肤变色,斑痣和雀斑。它是长期用于治疗色素沉着的金标准。近年对其安全性引起关注,在欧盟,日本,美国,氢醌在化妆品产品中已经被除去,但它仍然是处方药。漂白剂如对苯二酚结合维 A 酸和化学换肤剂经常用于光老化(见换肤治疗方案)。

氢醌治疗的副作用包括:急性和慢性反应。常见的急性反应有刺激性和过敏性接触性皮炎,炎症后色素沉着。皮损和皮损周围可能会出现色素减退。这通常是一个短期并发症。随着反复应用,氢醌可能导致黑素和黑素合成细胞器的破坏,甚至黑素细胞坏死[32]。4% 氢醌加 0.15% 维生素 A 是一个新配方,其中的大多数氢醌和所有维生素 A 被包裹成巨孔微球体,允许氢醌逐步释放进入皮肤,尽量减少对皮肤的刺激[34-36]。

使用氢醌需要长期关注的主要是褐黄病。这种情况最经常出现在非洲患者,他们长时间使用含有高浓度的氢醌产品[37,38]。相比之下,美国这种情况罕见,因为他们主要使用2%氢醌。临床上,褐黄病的特点是网状和乌黑的色素沉着。褐黄病通常被认为是永久性的。作者通过外用维A酸和皮质类固醇结合一系列浅层水杨酸化学换肤,达到了适度到完美的改善。Bellew和Alster[39]报道了755nm Q开关翠绿宝石激光治疗两例外源性褐黄病疗效较好。

14.4.3.2 壬二酸

壬二酸是一种天然存在的二元酸(1,7壬二酸),已证明在治疗痤疮和一些色素过度沉着疾病方面优异的疗效[40]。对人体皮肤正常色素,雀斑,老年性斑痣和色痣影响最小。壬二酸的细胞毒性和抗增殖作用,可能通过抑制线粒氧化还原酶的活性和DNA的合成介导。壬二酸干扰酪氨酸酶合成也可能影响它的治疗效果。壬二酸作为色素减退剂可用于氢醌敏感的患者。

14.4.3.3 曲酸

曲酸(5-羟基-2-羟甲基-1,4-吡喃酮)一种真菌衍生物,通过螯合铜使酪氨酸酶失活。浓度范围从2%至4%。它能单独使用或联合维A酸或其他药妆产品如羟乙酸使用。相比氢醌,这些曲酸配方通常表现出较低的疗效,但是,他们可能对不能耐受氢醌的病人有效。此外,他们还可以用作治疗氢醌治疗4~6个月后色素沉着的维持治疗。但是,使用曲酸在敏感个体可致接触性皮炎[41-43]。

维生素C——抗坏血酸,可以防止被晒伤,延缓皮肤肿瘤发病,减少中波紫外线引起的皮肤起皱[44-47]。抗坏血酸有强大的抗氧化性能,是人体组织中主要的水溶性非酶生物抗氧化剂[48-51]。维生素C对胶原蛋白正常形成和维持是必要的,它是几个羟基化酶的辅助因子[52-54]。为最大限度地发挥其抗氧化性能和刺激胶原产生,局部应用维生素C日益受到重视,因为口服被认为不能产生足够的组织抗坏血酸水平而发挥这种作用[45]。各种外用维生素C制剂效率已广泛评估,并发现它改善了光老化肌肤和刺激新的胶原蛋白的形成[55]。维生素C棕榈酸酯,一种脂溶性的合成酯维生素C,及早治疗病人与未应用者相比,减少了晒伤病人50%的红肿[56]。在一个双盲,安慰剂对照试验中,Humbert等把5%的维生素C霜应用到颈部和手臂光老化的皮肤上超过6个月。研究人员观察到显著临床症状改善,皮肤纹理良好的效果和组织学上的组织修复证据[57]。维生素C配方通常局部应用时无刺激性,同时可以改善色素沉着[58]。

14.4.3.4 α-羟基酸

α-羟基酸(果酸,alpha-hydroxy acids,AHAs)是有机羧酸,它有一个羟基附着在羧基碳原子的α位置。α-羟基酸是自然形成的产品,出现在甘蔗汁,酸奶,番茄汁,葡萄和苹果中。羟乙酸,果酸中最小的化合物,作为浅层去角质剂已经获得广泛接受[59,60]。

果酸诱导表皮和真皮的变化。他们引起角质层脱落。人体皮肤标本研究已经证明它对真皮的改善作用。羟乙酸促进成纤维细胞胶原蛋白的合成。此外,羟乙酸调节基质的降解,诱导表皮和真皮重塑[61,62]。

Ditre[63]等人研究发现,患者应用含有25%羟乙酸,柠檬酸和乳酸的洗液作用于一侧前臂,安慰剂洗剂于另一侧前臂,使用时间6个月,然后测量前臂皮肤厚度。果酸治疗引起皮肤厚度增加约25%。除表皮增厚外,真皮乳头的变化包括厚度增加,酸性粘多糖增加,弹性纤维质量提高,胶原蛋白的密度增加。但无明显炎症反应。果酸治疗可引起显著光老化的表皮和真皮标志的逆转。羟乙酸改善皮肤色泽和纹理。因此,它被用来作为单一治疗或联合维A酸和其他漂白剂治疗光老化。

14.4.3.5   聚羟基酸

聚羟基酸与果酸产生类似的效果,但不会造成对感官的刺激,这也使果酸使用受限制。聚羟基酸还有一些额外的好处,包括保湿和滋润属性。当联用维A酸与视黄酸时可以改善光老化[64]。聚羟基酸治疗深色皮肤的光老化有很好的耐受性。

14.4.3.6   其他酪氨酸酶抑制剂

考虑到氢醌的安全问题激励着研究者寻找酪氨酸酶抑制剂替代品。最近上市来源于自然产生的物质包括多酚,苯甲醛和苯甲酸衍生物,长链脂肪和类固醇等的研究已经被广泛报道[65-67]。许多化合物被证实有潜在的体外活性,有些已经在小型临床试验中测试获得成功。

鞣花酸,存在于石榴和浆果中的多酚类物质,已经证明在体外可以改善光老化和黄褐斑患者色素沉着过度[68,69]。针对黄褐斑的研究获得了与糖化氢醌,熊果苷类似的结果。以大豆为基础的新型保湿剂与只接受赋形剂对照组治疗的患者比较,从大豆中提取的丝氨酸蛋白酶在斑驳色素沉着,色斑,暗沉,细纹,整体质感,整体肤色及整体外貌等方面提供了较好的改善作用[70]。

烟酰胺可改善老化皮肤的外观和弹性[71]。用4%的化妆品配方测试,相对于安慰剂组在减少眼周皱纹方面有一定效果[72]。

14.4.4   其他制剂

十一碳烯酰基苯丙氨酸可能是α-促黑素激素的拮抗剂。应用于30例手部日光性黑子患者后,它在改善色素过度沉着方面具有中度至显著的作用,副作用较小[73]。

乳香酸,是五环三萜类化合物,来自热带树种(*Boswellia Serrata*)的树脂,最近研究提示它在改善面部皮肤光老化方面有确定作用[74]。

生长因子、肽和十六烷酰五肽也可显著改善光老化[75]。

14.5   用于光老化的化学换肤剂

1982年,Stegman报告了三氯醋酸,高浓度苯酚以及贝克苯酚三种换肤剂及皮肤磨削术对正常和颈部日晒伤治疗后的组织学变化。研究表明40%～60%三氯醋酸引起表皮坏死,真皮乳头水肿和换肤后3天真皮中部网状层的同质化。这种变化在日晒伤皮肤与非日晒伤区域结果相似。换肤术后90天,他观察到真皮乳头扩张并将其定义为Grenz区。Grenz区厚度随换肤深度增加而增加。Stegman和其他人的研究工作有助于我们了解中层和深层换肤剂提高治疗光老化的效果[76-78]。根据光老化程度,可以选择浅层、中层或深层换肤治疗。

14.5.1   浅层换肤剂

已有报道浅层换肤剂可以用来治疗轻度至中度光老化。继Van Scott and Yu开创性使用α-羟乙酸后[79],这种制剂作为光老化剥脱剂被广泛使用[80-82]。莫伊等人[81]用小猪模型研究表明应用50%和70%羟乙酸与50%的三氯醋酸相比,在刺激胶原蛋白的产生方面作用相似。

鉴于羟乙酸换肤剂损伤的深度,其他调查报告指出当系列使用四种同为70%浓度的羟乙酸换肤治疗中度光老化没有任何好处[83]。

一些研究报告了水杨酸换肤治疗光老化的效果。Kligman和Kligman[84]引领水杨酸作为浅层换肤剂进入现代舞台。他们治疗了50名轻度至中度光老化妇女,结果显示在色素性病变,表面粗糙度,细纹等方面都得到改善。Gladstone 等[85] 随后评估了 4% 的氢醌霜单独使用或联合 20% 和 30% 水杨酸换肤剂治疗中度至重度颈部和胸部光老化的效率,19 例妇女作为研究对象,其中有 9 人使用 4% 氢醌和水杨酸系列的换肤剂。两组光老化皮肤均显示有改善;但是两种换肤结果没有显著差异。

14.5.2 中度到深层换肤剂

三氯醋酸和苯酚换肤(见换肤章节)已被广泛用于治疗光老化[86,87]。尽管对严重的光老化可能有效,但 35% 以上浓度的三氯醋酸换肤结果还是不可预知的。因苯酚换肤有众多的副作用[87]。因此,联合应用中层或深层换肤剂越来越受到光老化患者的欢迎。Monheit and Coleman[88,89] 推广的联合换肤方案为:使用 35% 的三氯醋酸结合 Jessner 溶液或羟乙酸。在三氯醋酸换肤剂使用之前,使用 Jessner 溶液有效地破坏表皮屏障,使 TCA 更深层次的渗透和应用 TCA 换肤。在三氯醋酸换肤剂之前使用 70% 羟乙酸也有类似的效果。Tse 等人[90] 针对 13 例光老化患者进行了双侧面部对比研究,其中比较了 70% 羟乙酸联合 35% TCA 及 Jessner 溶液联合 35% TCA 的疗效,换肤后 7 日、30 日和 60 日进行临床和组织学评估。临床上,与 Jessner 溶液/35% TCA 方案相比,羟乙酸/35% TCA 换肤在治疗光化性角化病方面更有效,它诱导 Grenz 区轻微增厚,真皮乳头纤维化和新生血管形成增多(图 14.4～图 14.7)。

Samaby 等人[91] 使用 70% 羟乙酸联合 35% 三氯醋酸对 5 例面部光老化患者进行中层至深层换肤。并于基线水平、化学换肤前,换肤 3 个月后分别进行活检。组织学及超微结构评估表明,表皮细胞胞浆空泡明显减少,弹力纤维减少,成纤维细胞活化增加及胶原

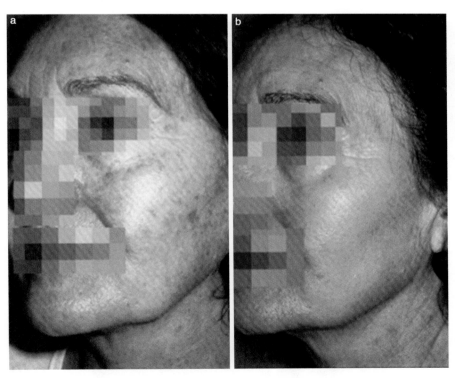

图 14.4 (a,b)中度光损害. 应用 35% 三氯醋酸换肤剂后显著改善(Dr. Mark Rubin)

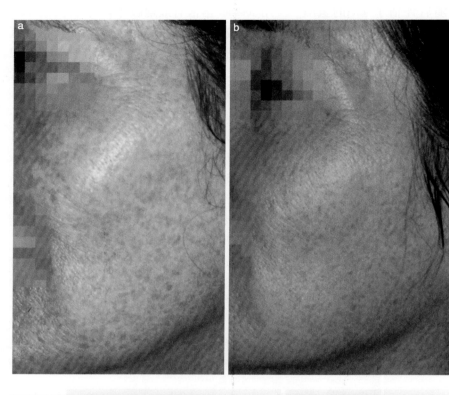

图 14.5 (a,b) 细皱纹和花斑状色素沉着两次 15% 三氯醋酸换肤前后

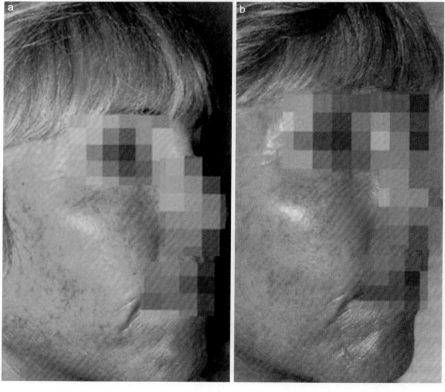

图 14.6 (a,b) 联合应用 35% 三氯醋酸换肤前后 (Mark Rubin, M. D.)

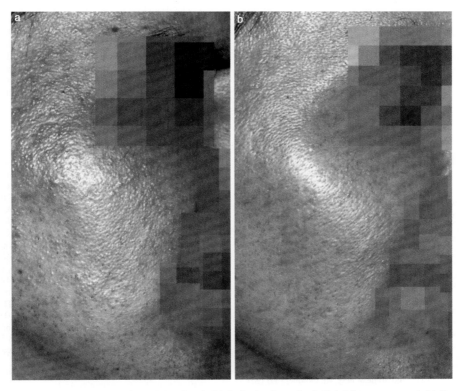

图 14.7 (a,b)光损害形成的质地粗糙的皮肤,在 5 次系列应用 20%/30% 水杨酸换肤剂后改善

纤维排列变得更规则,这表明中层至深层换肤剂 70% 羟乙酸/35% TCA 组合能有效改善光老化。这些发现被 Sezer 和他的团队所证实。他们发现 70% 羟乙酸/35% TCA 与冷冻治疗具有可比性[92]。与冷冻相比,虽然更耗时,但换肤痛苦少,换肤操作后色素过度沉着风险较低。

Lawrence 等[93],在一项双侧面部对比研究中,比较了 Jessner 溶液联合 35% 三氯醋酸与 5% 氟尿嘧啶对广泛面部光化性角化病治疗的有效性和安全性。共有 15 名患者接受治疗。这两种治疗方法减少了可视光化性角化病数量的 75%。同样,无论在角质形成细胞异型,角化过度,角化不全改善方面,都有显著效果。与氟尿嘧啶相比,只有一例换肤应用是必要的。

丙酮酸换肤也被用于治疗光老化。丙酮酸是一个 a-酮酸,生理上被转换为乳酸。常用

40%~70% 浓度的水/乙醇溶液。Ghersetich 等人[94]治疗 20 例 Glogau's 光老化Ⅰ和Ⅱ型。在 4 周时间内进行了 4 次系列换肤。丙酮酸换肤后,受试者表现出平滑的质地,不太明显的细皱纹和色素过度沉着区域的色素减轻,而且副作用很小。一种改进的 50% 的丙酮酸换肤,含二甲基异山梨醇酯,丙烯乙二醇,乙醇,二甲基砜,乙基乳酸和水,由 Berardesca 等人用于光老化、浅表性瘢痕及黄褐斑患者。在皮肤弹性、皱纹和色素过度沉着程度方面产生显著改善,且无过分不适感、持久性红斑或炎症后色素沉着报告,并且治疗对患者的工作和社会生活无负面影响[95]。

14.6 总结

总之,多个研究已经证明联合使用外用浅层和/或中到深层换肤剂(维 A 酸,抗氧化

剂和外用漂白剂）治疗光老化的疗效。光老化的治疗需要多元化的方法，包括防晒霜，抗氧化剂，去角质剂，维 A 酸和表面除皱操作。尽管新的和先进的激光技术出现，化学换肤仍然是一个可行的，有效的且经济的光老化疗法。

参考文献

1. Bhawan J, Andersen W, Lee J, Labadie R, Solares G (1995) Photoaging versus intrinsic aging: a morphologic assessment of facial skin. J Cutan Pathol 22(2):154–159
2. Gilchrest BA (1996) A review of skin aging and its medical therapy. Br J Dermatol 135:867–875
3. Lavker RM (1995) Cutaneous aging: chronologic versus photoaging. In: Gilchrest BA (ed) Photodamage. Blackwell Science, Cambridge, pp 123–135
4. Vayalil PK, Mittal A, Hara Y, Elmets CA, Katiyar SK (2004) Green tea polyphenols prevent ultraviolet light-induced oxidative damage and matrix metalloproteinases expression in mouse skin. J Invest Dermatol 122(6):1480–1487
5. Kaczvinsky JR Jr, Grimes PE (2009) Practical applications of genomics research for treatment of aging skin. J Drugs Dermatol 8(7 Suppl):s15–s18
6. Spencer JM (2004) Premalignant manifestations of photoaging: actinic keratoses and atypical nevi. In: Goldberg DJ (ed) Photodamaged skin. Marcel Dekker, Inc, New York, pp 1–16
7. Grimes PE (2004) Benign manifestations of photodamage: ethnic skin types. In: Goldberg DJ (ed) Photodamaged skin. Marcel Dekker, Inc, New York, pp 175–196
8. Washington CV, Grimes PE (2003) Incidence and prevention of skin cancer. Cosmet Dermatol 16(S3):46–48
9. Glogau RG (1994) Chemical peeling and aging skin. J Geriatr Dermatol 2:30–35
10. Fulton JE, Porumb S (2004) Chemical peels: their place within the range of resurfacing techniques. Am J Clin Dermatol 5(3):179–187
11. Seite S, Colige A, Piquemal-Vivenot P, Montastier C, Fourtanier A, Lapiere C, Nusgens B (2000) A full-UV spectrum absorbing daily use cream protects human skin against biological changes occurring in photoaging. Photodermatol Photoimmunol Photomed 16(4):147–155
12. Kang S, Leyden JJ, Lowe NJ et al (2001) Tazarotene cream for the treatment of facial photodamage. Arch Dermatol 137:1597–1604
13. Chandraratna RAS (1996) Tazarotene: first of a new generation of receptor-selective retinoids. Br J Dermatol 135:18–25
14. Weinstein GD, Nigra TP, Pochi PE et al (1991) Topical tretinoin for treatment of photodamaged skin: a multicenter study. Arch Dermatol 127:659–665
15. Levin AA, Sturzenbecker LJ, Kazmer S et al (1992) 9-cis Retinoic acid stereoisomer binds and activates the nuclear receptor RXR alpha. Nature 355:359–361
16. Griffiths CEM, Goldfarb MT, Finkel LJ et al (1994) Topical tretinoin (retinoic acid) treatment of hyperpigmented lesions associated with photoaging in Chinese and Japanese patients: a vehicle-controlled trial. J Am Acad Dermatol 30:76–84
17. Tadaki T, Watanabe M, Kumasaka K, Tanita Y, Kato T, Tagami H, Horii I, Yokoi T, Nakayama Y, Kligman AM (1993) The effect of topical tretinoin on the photodamaged skin of the Japanese. Tohoku J Exp Med 169(2):131–139
18. Griffiths CE, Kang S, Ellis CN, Kim KJ, Finkel LJ, Ortiz-Ferrer LC, White GM, Hamilton TA, Voorhees JJ (1995) Two concentrations of topical tretinoin (retinoic acid) cause similar improvement of photoaging but different degrees of irritation. A double-blind, vehicle-controlled comparison of 0.1% and 0.025% tretinoin creams. Arch Dermatol 131(9):1037–1044
19. Griffiths CE, Russman AN, Majmudar G, Singer RS, Hamilton TA, Voorhees JJ (1993) Restoration of collagen formation in photodamaged human skin by tretinoin (retinoic acid). N Engl J Med 329(8):530–535
20. Weiss JS, Shavin JS, Nighland M, Grossman R (2006) Tretinoin microsphere gel 0.1% for photodamaged facial skin: a placebo-controlled trial. Cutis 78(6):426–432
21. Kang S, Bergfeld W, Gottlieb AB, Hickman J, Humeniuk J, Kempers S, Lebwohl M, Lowe N, McMichael A, Milbauer J, Phillips T, Powers J, Rodriguez D, Savin R, Shavin J, Sherer D, Silvis N, Weinstein R, Weiss J, Hammerberg C, Fisher GJ, Nighland M, Grossman R, Nyirady J (2005) Long-term efficacy and safety of tretinoin emollient cream 0.05% in the treatment of photodamaged facial skin: a two-year, randomized, placebo-controlled trial. Am J Clin Dermatol 6(4):245–253
22. Fleischer AB, Schwartzel EH, Colby SI, Altman DJ, the Depigmenting Solution Study Group (2000) The combination of 2% 4-hydroxyanisole (mequinol) and 0.01% tretinoin is effective in improving the appearance of solar lentigines and related hyperpigmented lesions in two double-blind multicenter clinical studies. J Am Acad Dermatol 42:459–467
23. Jarrett M (2004) Mequinol 2%/tretinoin 0.01% solution: an effective and safe alternative to hydroquinone 3% in the treatment of solar lentigines. Cutis 74:310–322
24. Draelos ZD (2006) The combination of 2% 4-hydroxyanisole (mequinol) and 0.01% tretinoin effectively improves the appearance of solar lentigines in ethnic groups. J Cosmet Dermatol 5:239–244
25. Kang S, Krueger GG, Tanghetti EA et al (2005) A multicenter, randomized, double-blind trial of tazarotene 0.1% cream in the treatment of photodamage. J Am Acad Dermatol 52:268–274
26. Sefton J, Kligman AM, Kopper SC, Lue JC, Gibson JR (2000) Photodamage pilot study: a double-blind, vehicle-controlled study to assess the efficacy and safety of tazarotene 0.1% gel. J Am Acad Dermatol 43:656–663
27. Cosmetic Ingredient Review (1987) Final report on the safety assessment of retinyl palmitate and retinol. J Am Coll Toxicol 6:279–320
28. Suzuki S, Miyachi Y, Niwa Y, Isshiki N (1989) Significance of reactive oxygen species in distal flap necrosis and its salvage with liposomal SOD. Br J Plast Surg 42:559–564
29. Kang S, Duell EA, Fisher GJ et al (1995) Application of retinol to human skin in vivo induces epidermal hyperplasia and cellular retinoid binding proteins characteristic of retinoic acid but without measurable retinoic acid levels or irritation. J Invest Dermatol 105:549–556
30. Tucker-Samaras S, Zedayko T, Cole C, Miller D, Wallo W, Leyden JJ (2009) A stabilized 0.1% retinol facial moisturizer improves the appearance of photodamaged skin in an eight-week, double-blind, vehicle-controlled study. J Drugs Dermatol 8(10):932–936
31. Kikuchi K, Suetake T, Kumasaka N, Tagami H (2009) Improvement of photoaged facial skin in middle-aged Japanese females by topical retinol (vitamin A alcohol): a vehicle-controlled, double-blind study. J Dermatolog Treat 20(5):276–281

32. Jimbow K, Obata H, Pathak MA et al (1974) Mechanism of depigmentation by hydroquinone. J Invest Dermatol 62: 436–449

33. Amer M, Metwalli M (1998) Topical hydroquinone in the treatment of some hyperpigmentary disorders. Int J Dermatol 37:449–450

34. Embil K, Nacht S (1996) The Microsponge Delivery System (MDS): a topical delivery system with reduced irritancy incorporating multiple triggering mechanisms for the release of actives. J Microencapsul 13:575–588

35. Grimes PE (2004) A microsponge formulation of hydroquinone 4% and retinol 0.15% in the treatment of melasma and postinflammatory hyperpigmentation. Cutis 74:362–368

36. Cook-Bolden FE, Hamilton SF (2008) An open-label study of the efficacy and tolerability of microencapsulated hydroquinone 4% and retinol 0.15% with antioxidants for the treatment of hyperpigmentation. Cutis 81:365–371

37. Findlay GH, Morrison JG, Simson IW (1975) Exogenous ochronosis and pigmented colloid milium from hydroquinone bleaching creams. Br J Dermatol 93(6):613–622

38. Mahe A, Ly F, Aymard G, Dangou JM (2003) Skin diseases associated with the cosmetic use of bleaching products in women from Dakar, Senegal. Br J Dermatol 148(3):493–500

39. Bellew SG, Alster TS (2004) Treatment of exogenous ochronosis with a Q-switched alexandrite (755 nm) laser. Dermatol Surg 30(4 Pt 1):555–558

40. Fitton A, Goa KL (1991) Azelaic acid. Drugs 41:780–798

41. Nakagawa M, Kawai K, Kawai K (1995) Contact allergy to kojic acid in skin care products. Contact Dermat 32:9–13

42. Mata TL, Sanchez JP, De La Cuadra Oyanguren J (2005) Allergic contact dermatitis due to kojic acid. Dermatitis 16:89

43. García-Gavín J, González-Vilas D, Fernández-Redondo V, Toribio J (2010) Pigmented contact dermatitis due to kojic acid. A paradoxical effect of a skin lightener. Contact Dermat 62:63–64

44. Bissett DL, Chatterjee R, Hannon DP (1990) Photoprotective effect of superoxide-scavenging antioxidants against ultraviolet radiation-induced chronic skin damage in the hairless mouse. Photodermatol Photoimmunol Photomed 7:56–62

45. Darr D, Combs S, Dunston S, Manning T, Pinnel S (1992) Topical vitamin C protects porcine skin from ultraviolet radiation-induced damage. Br J Dermatol 127:247–253

46. Black HS (1987) Potential involvement of free radical reactions in ultraviolet light mediated cutaneous damage. Photochem Photobiol 46:213–221

47. Eberlein-Konig B, Placzek M, Pryzbilla B (1998) Protective effect against sunburn of combined systemic ascorbic acid (vitamin C) and d-alpha-tocopherol (vitamin E). J Am Acad Dermatol 38:45–48

48. Colvin RM, Pinnell SR (1996) Topical vitamin C in aging. Clin Dermatol 14:227–234

49. Bachowski GJ, Girotti AW (1988) Light-stimulated formation of hydrogen peroxide and hydroxyl radical in the presence of uroporphyrin and ascorbate. Free Radic Biol Med 5:3–6

50. Bacq ZM, Fischer P (1957) The action of various drugs on the suprarenal response of the rat to total-body x-irradiation. Radiat Res 7:365–372

51. Frei B, England L, Amos B (1989) Ascorbate is an outstanding anti-oxidant in human blood plasma. Proc Natl Acad Sci USA 86:6377–6381

52. Koch CJ, Biaglow JE (1978) Toxicity, radiation sensitivity modification, and metabolic effects of dehydroascorbate and ascorbate in mammalian cells. J Cell Physiol 94:299–306

53. Bartlett MK, Jones CM, Ryan AE (1942) Vitamin C and wound healing: II. Ascorbic acid content and tensile strength of healing wounds in human beings. N Engl J Med 226: 474–481

54. Padh H (1990) Cellular functions of ascorbic acid. Biochem Cell Biol 68:1166–1173

55. Abt AF, von Schurching S (1961) Catabolism of L-ascorbic-1-C acid as a measure of its utilization in the intact and wounded guinea pig on scorbutic maintenance, and saturation diets. Ann NY Acad Sci 92:148–158

56. Fitzpatrick RE, Rostan EF (2002) Double blind, half-face study comparing topical vitamin C and vehicle for rejuvenation of photodamage. Dermatol Surg 28:231–236

57. Humbert PG, Haftek M, Creidi P, Lapière C, Nusgens B, Richard A, Schmitt D, Rougier A, Zahouani H (2003) Topical ascorbic acid on photoaged skin. clinical, topographical and ultrastructural evaluation: double-blind study vs. placebo. Exp Dermatol 12(3):237–244

58. Perricone NV (1993) The photoprotective and anti-inflammatory effects of topical ascorbyl palmitate. J Geriatr Dermatol 1:5–10

59. Moy LS, Murad H, Moy RL (1993) Glycolic acid peels for the treatment of wrinkles and photoaging. J Dermatol Surg Oncol 19:243–246

60. Murad H, Shamban AT, Moy RL (1995) The use of glycolic acid as a peeling agent. Dermatol Clin 13:285–3074

61. Bernstein EF, Lee J, Brown DB, Yu R, Van Scott E (2001) Glycolic acid treatment increases type I collagen mRNA and hyaluronic acid content of human skin. Dermatol Surg 27(5):429–433

62. Okano Y, Abe Y, Masaki H, Santhanam U, Ichihashi M, Funasaka Y (2003) Biological effects of glycolic acid on dermal matrix metabolism mediated by dermal fibroblasts and epidermal keratinocytes. Exp Dermatol 12(Suppl 2):57–63

63. Ditre CM, Griffin TD, Murphy GF, Sueki H, Telegan B, Johnson WC, Yu RJ, Van Scott EJ (1996) Effects of alpha-hydroxy acids on photoaged skin: a pilot clinical, histologic, and ultrastructural study. J Am Acad Dermatol 34(2 Pt 1): 187–195

64. Grimes PE, Green BA, Wildnauer RH, Edison BL (2004) The use of polyhydroxy acids (PHAs) in photoaged skin. Cutis 73(2 Suppl):3–13

65. Zhu W, Gap J (2008) The use of botanical extracts as topical skin-lightening agents for the improvement of skin pigmentation disorders. J Investig Dermatol Symp Proc 13:20–24

66. Chang T-S (2009) An updated review of tyrosinase inhibitors. Int J Mol Sci 10:2440–2475

67. Smit N, Vicanova J, Pavel S (2009) The hunt for natural skin whitening agents. Int J Mol Sci 10:5326–5349

68. Bae JY, Choi JS, Kang SW, Lee YJ, Park J, Kang YH (2010) Dietary compound ellagic acid alleviates skin wrinkle and inflammation induced by UV-B irradiation. Exp Dermatol 19(8):e182–e190

69. Ertam I, Mutlu B, Unal I, Alper S, Kivçak B, Ozer O (2008) Efficiency of ellagic acid and arbutin in melasma: a randomized, prospective, open-label study. J Dermatol 35: 570–574

70. Wallo W, Neybus J, Leyden JJ (2007) Efficacy of a soy moisturizer in photoaging: a double-blind, vehicle-controlled, 12-week study. J Drugs Dermatol 6:917–922

71. Bissett DL, Oblong JE, Berge CA (2005) Niacinamide: A B vitamin that improves aging facial skin appearance. Dermatol Surg 31(7 Pt 2):860–865, discussion 865

72. Kawada A, Konishi N, Oiso N, Kawara S, Date A et al (2008) Evaluation of anti-wrinkle effects of a novel cosmetic containing niacinamide. J Dermatol 35(10):637–642

73. Katoulis AC, Alevizou A, Bozi E, Makris M, Zafeiraki A, Mantas N, Kousta F, Mistidou M, Kanelleas A, Stavrianeas NG (2010) A randomized, double-blind, vehicle controlled study of a preparation containing undecylenoyl

phenylalanine 2% in the treatment of solar lentigines. Clin Exp Dermatol 35(5):473–6

74. Calzavara-Pinton P, Zane C, Facchinetti E, Capezzera R, Pedretti A (2010) Topical Boswellic acids for treatment of photoaged skin. Dermatol Ther 23(Suppl 1):S28–S32

75. Ghersetich I, Troinano M, De Girogi V, Lotti T (2007) Receptors in skin ageing and antiageing agents. Dermatol Clin 25(4):655–662, xi. Review

76. Stegman SJ (1986) Medium-depth chemical peeling: digging beneath the surface. J Dermatol Surg Oncol 12(12): 1245–1246

77. Baker TJ, Gordon HL, Mosienko P et al (1974) Long-term histological study of skin after chemical face peeling. Plast Reconstr Surg 53:522

78. Behin F, Feuerstein SS, Marovitz WF (1977) Comparative histological study of minipig skin after chemical peel and dermabrasion. Arch Otolaryngol 103:271–277

79. Van Scott EJ, Yu RJ (1984) Hyperkeratinization, corneocyte cohesion, and alpha hydroxy acids. J Am Acad Dermatol 11(5 Pt 1):867–879

80. Moy LS, Howe K, Moy RL (1996) Glycolic acid modulation of collagen production in human skin fibroblast cultures in vitro. Dermatol Surg 22(5):439–441

81. Moy LS, Peace S, Moy RL (1996) Comparison of the effect of various chemical peeling agents in a mini-pig model. Dermatol Surg 22(5):429–432

82. Newman N, Newman A, Moy LS, Babapour R, Harris AG, Moy RL (1996) Clinical improvement of photoaged skin with 50% glycolic acid. A double-blind vehicle-controlled study. Dermatol Surg 22(5):455–460

83. Piacquadio D, Dobry M, Hunt S, Andree C, Grove G, Hollenbach KA (1996) Short contact 70% glycolic acid peels as a treatment for photodamaged skin. A pilot study. Dermatol Surg 22(5):449–452

84. Kligman D, Kligman AM (1998) Salicylic acid peels for the treatment of photoaging. Dermatol Surg 24(3):325–328

85. Gladstone HB, Nguyen SL, Williams R, Ottomeyer T, Wortzman M, Jeffers M, Moy RL (2000) Efficacy of hydroquinone cream (USP 4%) used alone or in combination with salicylic acid peels in improving photodamage on the neck and upper chest. Dermatol Surg 26(4):333–337

86. Dinner MI, Artz JS (1998) The art of the trichloroacetic acid chemical peel. Clin Plast Surg 25(1):53–62

87. Matarasso SL, Glogau RG (1991) Chemical face peels. Dermatol Clin 9(1):131–150

88. Monheit GD (1989) The Jessner's + TCA peel: a medium-depth chemical peel. J Dermatol Surg Oncol 15(9): 945–950

89. Coleman WP 3rd, Futrell JM (1994) The glycolic acid trichloroacetic acid peel. J Dermatol Surg Oncol 20(1): 76–80

90. Tse Y, Ostad A, Lee HS, Levine VJ, Koenig K, Kamino H, Ashinoff R (1996) A clinical and histologic evaluation of two medium-depth peels. Glycolic acid versus Jessner's trichloroacetic acid. Dermatol Surg 22(9):781–786

91. El Samahy MH, Ghoz MM, Ramzy N (1998) Morphological investigation of chemical peel on photodamaged facial skin. Int J Cosmet Sci 20(5):269–282

92. Zezer E, Erbil H, Kurumlu Z, Tastan HB, Etikan I (2007) A comparative study of focal medium-depth chemical peel versus cryosurgery for the treatment of solar lentigo. Eur J Dermatol 17:26–29

93. Lawrence N, Cox SE, Cockerell CJ, Freeman RG, Cruz PD Jr (1995) A comparison of the efficacy and safety of Jessner's solution and 35% trichloroacetic acid vs. 5% fluorouracil in the treatment of widespread facial actinic keratoses. Arch Dermatol 131:176–181

94. Ghersetich I, Brazzini B, Peris K, Cotellessa C, Manunta T, Lotti T (2004) Pyruvic acid peels for the treatment of photoaging. Dermatol Surg 30(1):32–36

95. Berardesca E, Cameli N, Primavera G, Carrera M (2006) Clinical and instrumental evaluation of skin improvement after treatment with a new 50% pyruvic acid peel. Dermatol Surg 32(4):526–531

黄褐斑

15

Evangeline B. Handog and Maria Juliet
E. Macarayo

15.1 定义

黄褐斑是一种慢性复发性获得性对称性皮肤黑素增多症,作为黑素系统功能失调的表现,其特征为阳光暴露皮肤区域出现的不规则褐色,浅灰棕色或黄褐色斑点和斑,常见于前额,颧骨突出部位,下颌部位以及上唇皮肤区。黄褐斑进展缓慢,可能持续许多年,在夏季加重,天气转冷后缓解。它也可能被称为"肝斑"和"妊娠斑",但被大家广泛接受的名称为黄褐斑。

15.2 流行病学

黄褐斑确切发病率至今仍不详[68,123]。在美国大约有5百万~6百万人正遭受这种色素疾病影响,在世界范围有更高发病率[98]。一般认为皮肤变色在女性中更常见,但也影响约5%~10%男性[45,68,106,135]。尽管所有种族和人群都广泛受到黄褐斑影响,但其更容易在Ⅳ~Ⅵ皮肤及深色皮肤中流行,尤其是广泛暴露在紫外线照射人群中。

15.3 病因学

黄褐斑确切病因不确定,但是多因素参与了发病,所有这些致病因素显著增加了黑素产生过程中酪氨酸酶活性:

15.3.1 紫外线(UVA和UVB)暴露

- 在两种性别黄褐斑的发生中都是最重要的因素。
- 诱发黄褐斑的是阳光暴露区域。
- 高水平紫外线光照射区域黄褐斑发病率高。
- 意外暴露于紫外线可导致黄褐斑恶化或完全复发;单独暴露于紫外线增加了黑素细胞颗粒和酪氨酸酶活性[16]。
- 反复UV照射提高了Ⅳ型黑素小体转运至角蛋白细胞数量,增加活化黑素细胞数;黑素细胞密度是暴露于阳光照射区域的两倍多[40]。
- 避免阳光照射或寒冷季节黄褐斑可获得一定程度缓解。
- 在黄褐斑中接受UV辐射后角质形成细胞分泌的信号生长因子如黑素细胞刺激素(MSH),c-kit,内皮素-1(ET-1)出现紊乱[67,75]。
- 在诊断黄褐斑时应同时考虑日光辐射诱导皮肤损伤[120]。

15.3.2 遗传素质

- 54%黄褐斑患者具有家族史[115]
- 遗传易感性被认为是男性黄褐斑一个重要的发病因素[146]
- 有文献报道一对同卵双生的双胞胎罹患黄褐斑,而相同条件下其他同胞却没有患

病[63]

- 暴露于 UV 照射后色素沉着增加可能是 DNA 损伤修复的结果[120]

15.3.3 激素影响

- 妊娠
  - 黄褐斑出现在 59% ~ 70% 妊娠期妇女[1,15]
- 口服避孕药[68,98,123]
- 激素替代疗法[120,145]
  - 前臂色素沉着增多症发生在接受激素替代治疗(HRT)的绝经期和绝经后妇女[145]。
- 卵巢功能不全
  - LH,FSH 水平升高[123]
  - 雌二醇水平下降[123]
  - 肿瘤[98]
- 黄褐斑影响皮肤雌激素受体表达上调[95]
- 甲状腺功能失调[68,98,99,123]

15.3.4 其他原因

- 肝病[41]
- 营养失调[41]
- 口服药物[41,60]
  - 光毒性或光过敏性药物[41,60]
  - 抗癫痫药物(苯妥英钠)[41,45,68,115]
- 营养品(含雌激素和孕酮成分)[126]
- 化妆品(香水)[41,45,68,115]

15.4 临床类型

三种不同临床类型都具有双侧对称性均匀一致的色素过度沉着皮损表现[68,98,123,126]：

面部中央型(占 63% ~64%)——见于面颊,前额,上唇,鼻和颏

颧骨型(占 21% ~27%)——见于颊部及鼻部

下颌型(9% ~16%)——见于下颌骨分支其他区域包括前臂背侧,罕见于乳头和外阴部。黄褐斑不累及黏膜部位。

15.5 诊断标准

皮肤各层中色素分布在诊断治疗黄褐斑方面是重要的。

临床中有四种类型黄褐斑已经被描述[20,68,127]：

表皮型——浅咖啡色

真皮型——深褐色到灰色

混合型——深褐色

未定类——Ⅴ~Ⅵ光学分型皮肤黄褐斑

通过 wood 灯检查(波长 365nm),仅在表皮型出现色素增强效应[68,98,126]。尽管这取决于皮肤中黑素的深度,但对于 Ⅴ~Ⅵ光学分型皮肤则不能分辨[50]。Sanchez 等[127]的研究利用伍德灯对黄褐斑进行分类如下：

表皮型(占 70%)——受累和正常皮肤间色素对比性增强(最常见)

真皮型(10% ~15%)——没有色素对比增强效应

混合型(20%)——在同一患者不同区域色素对比有或者没有增强效应同时存在

未定类——伍德灯照射下深色皮肤个体很难看到皮损

组织病理和超微结构——正常皮肤黑素存在于基底层。黄褐斑皮损在整个表皮层出现了较多黑素,伴随黑素细胞数量增加以及角质形成细胞中广泛分布的黑素小体[19,77,126]。在皮损区域皮肤日光造成弹性组织变性也非常明显[19,77]。

表皮型——基底层、基底上层和角质层黑素增加[19,68,123,126,127];噬黑素细胞出现[19,47]

真皮型——浅表和真皮深部黑素增加;真皮浅层和真皮中层血管周围出现嗜黑素巨噬细胞和黑素小体[19,68,123,126,127];

混合型——表皮和真皮黑素均增加[19,68,126,127]。

尽管这种关于黄褐斑的组织学分类方法

被广泛接受[45]，但 Kang 等人研究表明可能不存在真皮型分类，因为嗜黑素细胞出现在黄褐斑这种类型的真皮层中实际上是未能诊断的获得性双侧太田痣（ABNOM）或者 Hori's 痣[77]。

黄褐斑面积严重程度指数（MASI）是一种主观的分类，这种分类方法将面部分成四个区域[85]：

F（前额）30%，MR（右侧颧部 30%），ML（左侧颧部）30%，C（下颌）10% 在每个区域，黄褐斑分级为：

A（累及的总面积）0～6，D（颜色深度）0～4，H（着色一致性）0～4，计算 MASI：

30%（DF＋HF）AF＋30%（DMR＋HMR）AMR＋30%（DML＋HML）AML＋10%（DC＋HC）AC

MASI 最大值是 48，与色素沉着严重程度相关。

开始治疗前对黄褐斑进行临床及组织学分型是必要的。尽管通过简单皮肤检查就可以诊断，但伍德灯检验仍然有很大帮助。皮肤活检主要是用来区分黄褐斑和其他疾病，但因对于所有类型皮肤具有特异性使它成为一个更加可以信赖的诊断工具。

15.6　鉴别诊断

- 持久性色素异常性红斑　灰白色至蓝褐色斑疹和斑片，形状和大小不一，阳光暴露与保护区均可见，主要影响年轻人。
- 瑞尔黑变病　网状灰褐色至几乎呈黑色的色素过度沉着，影响深色皮肤人种如墨西哥人及亚洲人种；主要组织病理学特点是表皮基底层液化变性伴随色素不连续。
- Hori 痣　也被称作获得性双侧太田痣（ABNOM）；呈现灰褐色至青灰色面部色素过度沉着，其主要发生在颧部，影响的

绝大多数是亚洲女性。
- 双侧太田痣　先天性蓝色或青灰色斑片状色素过度沉着症，主要发生于三叉神经支配区域，主要影响亚洲女性，其发生可能与眼睛和黏膜黑变有关。
- 炎症后色素过度沉着症（PIH）　色素过度沉着通常见于先前感染或创伤部位，可以对称或不对称分布。
- 外源性褐黄病　色素过度沉着不仅见于面部，而且其他部位如颈部，背部和肢端可见；主要是由于应用抗疟药物和含有对苯二酚、间苯二酚、苯酚、汞、2,4,6-三硝基苯酚产品所导致；组织病理学表现为真皮乳头层微黄褐色香蕉样小体。
- 米诺环素色素沉着　组织病理学表现与真皮含铁血黄素沉着（含铁颗粒）类似。

病史和临床检查对于诊断黄褐斑是重要的。其对称及双侧分布的特点区别于其他色素过度沉着性疾病。

15.7　黄褐斑治疗的五点策略

黄褐斑治疗的目标是通过减缓黑素细胞增殖以及抑制黑素小体形成来消除已经存在的色素并阻止新的黑素形成[68,98]。

治疗的成功并不以降低或消除色素而结束。最佳治疗必须考虑到最初的结果以及后续避免引发和加重因素。

下面提供了五点策略：
- 避免阳光照射
- 降低黑素细胞活性
- 抑制黑素合成
- 清除黑素
- 分解黑素颗粒

15.7.1　日光防护

广谱遮光剂（SPF≥30＋UVA 过滤）是紫外线皮肤防护的金标准。坚持应用对避免黄褐斑恶化和获得治疗效果是必须的。

光防护对于对抗 UVB,UVA 及可见光影响是非常重要的[104,149]。

不管室内或户外都必须每天使用。

UVB 吸收剂是化学制剂,主要吸收波长在 290～320nm 的光波,这些化学制剂包括对氨基苯甲酸及其诱导剂,水杨酸盐类,桂皮酸盐类,樟脑诱导剂(比如水杨酸二甲基对氨基苯甲酸,水杨酸辛酯,2-乙氧烷基-对-甲氧基肉桂酸酯)。

UVA 吸收剂主要摄取 320～400nm 范围紫外线光谱,包括 parsol 1789,对苯二亚甲基二樟脑酮磺酸及其副产品二苯甲酮,二苯甲酰甲烷,邻氨基苯甲酸酯(如羟苯甲酮,氨基苯甲酸甲酯)。

UVA 和 UVB 物理吸收剂包括氧化锌、二氧化钛等不溶性物质主要起到散射或吸收光的作用[147]。

许多系统用药也具有保护作用[118]:

UVA—氯喹,青龙骨[1,89,102]

UVB—吲哚美辛,维生素 C 和 E,绿茶

UVA 和可见光—β 胡萝卜素

UVA 和 UVB—鱼油

15.7.2　减少黑素细胞活动

这一目的可以通过了解和避免一些可能触发或者加重黄褐斑的因素达到。

15.7.3　抑制黑素合成

这里包括利用脱色剂,这些脱色剂根据在黑素合成中的作用不同进行分类。这些成分或者通过干扰酪氨酸酶转录或糖基化,通过不同方式抑制酪氨酸酶或者减少副产品生成以及转录后控制等实现[17]。

15.7.4　清除黑素

旨在消除黑素的程序包括化学换肤和微晶磨削。

15.7.5　破坏黑素颗粒

激光、光疗法、点阵激光术目的是破坏黑素颗粒进而降低色素沉着程度。

黑素合成前通过以下环节抑制	
转录	维 A 酸
糖基化	钙-D-泛酰巯基乙胺-S-磺酸(PaSSO3Ca)和 N-乙酰氨基葡糖(NAG)
黑素合成时通过	
酪氨酸酶抑制	氢醌(HQ),壬二酸,曲酸(KA)
	其他成分:4-羟基-苯甲醚(对甲氧酚),4-硫-胱氨酸苯酚(4-S-CAP)及其衍生物,甲基龙胆酸盐,鞣花酸,纸桑树萃取精华,4-氮-间苯二酚(噜忻嗪),熊果苷,芦荟苦素,白藜芦醇,氧化芪三酚,甘草提取物,熊果,黄褥花果,肉桂酸,肉豆蔻木酚素,苦参提取物
过氧化酶抑制	甲巯咪唑,酚类/儿茶酚类,外用吲哚美辛,绿茶
ROS 清除剂/还原剂	抗坏血酸及其软脂酸盐镁-L-抗坏血酸-2-磷酸(VC-PMG),硫辛酸,α-生育酚(A-TOC)及其阿魏酸盐(D,L-a TF),羟化香豆素,谷胱甘肽,碧萝芷,四氢姜黄素
抑制炎症引起反应性黑素合成	外用皮质类固醇,氨甲环酸,洋甘菊,光甘草定
黑素合成之后通过以下途径	
酪氨酸酶降解	亚油酸,α-亚麻酸
黑素小体转运抑制	丝氨酸蛋白酶抑制物,外源凝集素或糖蛋白类,烟酰胺,豆浆/乳精,十八烯二酸(ODA)
皮肤更新促进剂	乳酸(LA),甘草甙,维 A 酸,亚油酸,羟乙酸(GA),苦杏仁酸,乳糖酸

15.8 脱色剂

尽管有大量的外用脱色剂可供皮肤科医生选择,然而在需要达到的治疗效果和患者的依从性的时间长短方面还是遭遇了挫折。

利用 Stevens 和 Raferty 设置的证据分类等级法[137],支持使用的证据包括 A,B,C 三种,其中 A 代表良,B 代表一般,C 代表差,拒绝使用的证据被命名为 D 和 E;其中 D 为一般证据,E 为有力证据。Rendon 等[122] 在不同治疗中外用制剂分级方法如下:

A	4% 氢醌 + 0.05% 维 A 酸 + 0.01% 氟轻松[140,142]
B	单用 4% 氢醌[6,31,51]或联用 5%[39]或 10% 羟乙酸[49];0.1% 维 A 酸[44,85];阿达帕林[28];20% 壬二酸[6];4% 曲酸+5% 羟乙酸[39];改良的 Kligman 方+30% ~40% 羟乙酸[128]
C	单用 2% 氢醌或联用 2% 曲酸和/或 10% 羟乙酸;3% 氢醌+0.1% 维 A 酸;5% 氢醌+0.1% ~0.4% 维 A 酸+7% 乳酸/10% 抗坏血酸;5% 氢醌+0.1% 维 A 酸+1% 氢化可的松;单用改良的 Kligman 方;单用 0.05% 维 A 酸或联用 20% 壬二酸;0.05% 异维 A 酸;4% N-乙酰-S-CAP

15.9 酪氨酸酶抑制剂

15.9.1 氢醌

氢醌(HQ)是最常用的漂白剂和治疗黄褐斑的金标准:它是酚类衍生物,主要抑制酪氨酸酶,它也能抑制黑素细胞的 RNA 和 DNA 合成,降低黑素,破坏黑素细胞[71,114]。副作用其中大多是刺激性皮炎及罕见的过敏性接触性皮炎,指甲变色,炎症后色素沉着和皮肤褐黄病[94],每晚一次应用 2% ~4% 的浓度是最安全的。

就致癌性或致癌突变性而言,到目前为止,人类癌症的发生与外用氢醌相关性没有已知的联系。

作为首选的黄褐斑治疗剂,它已单独或联合使用超过 50 年,从 Kligman 和 Willis(1975)组方(含 5% 氢醌,0.1% 维 A 酸,0.1% 地塞米松)开始[86],通过各组分的浓度变化使其组方发生了许多变化。三个组成部分也能发挥协同作用。维 A 酸分散在角质形成细胞的色素颗粒,干扰色素转运,加速表皮细胞的转移和细胞的更新,并降低黑素小体向角质形成细胞转运速度。它抑制类固醇致萎缩和抗有丝分裂作用,防止氢醌氧化,促进表皮的渗透[98]。类固醇则抑制黑素的生成,通过抑制黑素细胞合成和分泌功能避免黑素小体的破坏[78,86,101],拮抗维 A 酸致表皮变薄和刺激作用。

这个组合的一种变化是采用 1% 氢化可的松可使色素沉着的临床和组织学改善,但具有较高的刺激性皮炎发生率。保持 1% 氢化可的松浓度不变,但降低氢醌浓度到 4% 和维 A 酸浓度至 0.05%,在 3 个星期内取得了更快而显著改善,最大效果出现在 5 ~7 周[116]。通过这些证据支持,三重组合配方:4% 氢醌,0.05% 维 A 酸,和 0.01% 氟轻松(维 A 酸乳,Galderma 公司)已提供商用。它经历了广泛的多种族多中心临床试验,到目前为止,夜间一次应用已被证明能有效治疗黄褐斑[7,21,48,76,140-142]。

Westerhof 公式是组合的另一种变化形式,由 4.7% N-乙酰半胱氨酸,2% 氢醌和 0.1 曲安奈德% 组成。N-乙酰半胱氨酸的作用是增加细胞间谷胱甘肽的浓度,刺激褐黑素而不是刺激黑素合成。显著漂白作用在 4 ~8 周就很明显[107]。

在含有维生素 C,E 乳膏中加入 4% 氢醌联合 10% 羟乙酸与单纯防晒霜相比,可以显著降低色素沉着[49]。

15.9.2 壬二酸[6,68,128,148,152]

壬二酸是一种非酚类衍生物(1,7-壬二酸)作为一种弱的酪氨酸酶抑制剂和对不正常的黑素细胞发挥抗增殖和细胞毒效应。它具有抗感染,抗菌和抗角质化作用。10% ~ 20%浓度,一日二次应用可以将副作用降到最低(超敏反应)。其疗效可以与2% ~4%氢醌相媲美。

与单一应用20%壬二酸乳膏相比,采用0.05%丙酸氯倍他索乳膏8周,20%壬二酸乳膏16周序贯治疗显示出良好的黄褐斑清除率。如果在壬二酸治疗后继续应用羟乙酸乳膏可以使效果更好。

含有20%壬二酸和0.05%维A酸双重混合乳膏与单独应用壬二酸治疗在50个亚洲患者中进行了为期超过24周的观察。尽管两种治疗都取得了73%良好到优秀的结果,但混合乳膏起效更快,同时在最初的12周具有更突出的改善效果,并且在实验结束时获得了更高的疗效[42]。在治疗中重度黄褐斑的深色皮肤患者中联合应用15% ~20%羟乙酸洗液与4%氢醌效果相似,仅在局部轻度皮肤刺激发生率方面前者稍高。

对有些氢醌敏感的患者壬二酸可以作为脱色剂每天应用1~2次。

15.9.3   曲酸[39,68,96,98]

曲酸是一种真菌代谢产物(5-羟基-2-羟甲基-4-吡喃酮),已知可以通过铜螯合抑制酪氨酸酶,应用2% ~4%浓度每天1~2次用来治疗黄褐斑。尽管与氢醌相比具有更稳定的复合物,但其效果不如后者,而且有潜在的高敏性。

对2%曲酸,10%羟乙酸,和2%氢醌的三重组合进行比较研究证明效果优于10%羟乙酸和2%氢醌双组合[96]。在一项对39名黄褐斑患者进行的比较研究中,一侧面部应用含有4%曲酸/5%羟乙酸凝胶,另一侧面部应用4%氢醌/5%羟乙酸凝胶,每天1次连续3个月,在色素减少方面取得了相一致的结果[39]。

15.9.4   4-羟基-苯甲醚(对甲氧酚)

在男性患者中联合应用维A酸对甲氧酚治疗黄褐斑有效[34,81]。

15.9.5   甘草提取物(甜味剂)

甘草提取物(活性成分:10% ~40% 光甘草定)被证明其有效性超过氢醌的16倍且没有细胞毒性[61]。

15.9.6   噜忻喏

噜忻喏(Rucinol),间苯二酚衍生物,是第一种显示同时可以抑制酪氨酸酶和酪氨酸相关蛋白-1的物质。28名黄褐斑患者,连续12周应用较安慰剂组色素沉着显著减少,其中78%患者中产生了良好到中等的有效性。与对照组相比显著减少了色素沉着积分[82]。

15.9.7   抑制酪氨酸酶的其他成分

4-硫-胱氨酸苯酚(4-S-CAP)及其衍生物[70],黄褥花果(凹缘金虎尾属含有类胡萝卜素,生物类黄酮,高维生素C)[53],芦荟苦素[24],熊果苷[22],熊果,肉桂酸[87],鞣花酸[155],肉豆蔻木酚素(肉豆蔻)[23],甲龙胆酸(MG)[15],纸桑树提取物,白藜芦醇[113],氧化芪三酚(显示较白藜芦醇的效力大150倍)[84],苦参提取物(苦参醇,苦参二醇,三叶豆根甙)[66]。

15.10   过氧化酶抑制剂

外用吲哚美辛治疗表皮型尤其是女性上唇皮肤黄褐斑已经被证明有效[117]。根据笔者经验,一项研究在患有表皮型和混合型黄褐斑的48名菲律宾女性中进行,在黄褐斑皮损区域采用8%吲哚美辛外用每天2次,连续应用12周显示它是有效和安全的,同时皮肤黑素测试仪读数在治疗组和安慰剂组具有显著区别[57]。

绿茶和甲巯咪唑同样通过对过氧化酶抑制妻小。

15.11　自由基清除剂/还原剂

15.11.1　抗坏血酸

在治疗黄褐斑时左旋抗坏血酸的重要性在于它能够减少酶学反应产生氧化醌，因而减少黑素合成。它阻止可以触发黑素生成的氧自由基产生。此外，作为一个抗氧化剂，它还具有光稳定剂作用，阻止 UVA 和 UVB 辐射。在 16 名患有原发性黄褐斑女性中进行的一项研究中，作者比较了 5% 抗坏血酸乳膏与 4% 氢醌治疗效果。结果显示两组均产生了显著改善，其中氢醌组效果更明显而抗坏血酸则具有副作用小的优势[33]。抗坏血酸水溶液很容易快速被氧化，1-抗坏血酸-磷酸镁复合物则是它的更稳定的衍生物[74]。

15.11.2　碧萝芷

作为原花青素的活性成分，碧萝芷是一种潜在的抗氧化剂，其抗氧化作用是维生素 E 的 50 倍，维生素 C 的 20 倍。它可以使维生素 C 再利用，恢复维生素 E 活性，提高内源性抗氧化酶系统效能[110]。

30 名患有黄褐斑的妇女给予每天 75mg 剂量的法国沿海松树皮提取物（FMPBE），连续应用 30 天。MASI 评分及色素强度指数有显著具统计学意义下降，总有效率达 80% 且未见明显副作用[105]。在一项由 30 名黄褐斑患者参与的（皮肤光学分型 Ⅲ～Ⅴ）随机对照临床研究中，每天给予 80mg FMPBE 连续 60 天，治疗组与安慰剂对照组相比在皮肤白皙方面产生了显著的改善[131]。笔者最近在一项涉及 60 名患有表皮型黄褐斑（光学分型 Ⅲ～Ⅴ）的菲律宾女性参与的包含 RCT 的研究中[56]，每天给予 48mg 原花青素同时给予维生素 A，C，E，连续应用 8 周，结果显示在皮肤黑素测试仪读数及 MASI 积分方面均有显著改善，且副作用很小。

15.11.3　四氢姜黄素

姜黄素是来源于白毛莨多酚类抗氧化剂。它的氢化形式四氢姜黄素被发现具有显著美白皮肤的功效[151]。在菲律宾热带研究所进行了一项随机双盲安慰剂对照实验，通过对 50 名受试者中进行为期 4 周观察比较了 0.25% 四氢姜黄素和 4% 氢醌脱色作用。0.25% 四氢姜黄素组未发现不良反应，而 4% 氢醌组具有轻至中度副作用[119]。

这一类物质还包含其他成分如谷胱甘肽，氢化香豆素，硫辛酸（α-硫辛酸）[111]，α-生育酚以及阿魏酸盐（D,L-a TF）[38,134]。

15.12　黑素小体转运抑制剂

15.12.1　烟酰胺[12,13,52]

与对照组比较烟酰胺已经显示具有显著减少色素沉着和使皮肤白皙的作用。含有 35%～68% 烟酰胺的角质形成细胞和黑素细胞共培养模型研究提示它具有抑制黑素小体转运能力。研究也显示 3.5% 烟酰胺联合棕榈酸视黄酯在改善色素过度沉着方面有效。

15.12.2　十八碳烯二酸

十八烯二酸（ODA）是单不饱和二羧酸，来源于油酸生物发酵。

对 20 名黄褐斑患者进行为期 8 周的面部深色素沉着进行每天 1 次点状治疗效果测试结果显示 MASI 积分下降了 42.3%[130]。

15.12.3　大豆提取物[29,58,112]

Hermann 和他的团队首先记录了通过非变质的大豆提取物在临床皮肤美白中的作用。它被认为是可用来替代氢醌用于治疗炎症后色素沉着或黄褐斑的选择。

15.13　皮肤循环促进剂

15.13.1　维A酸(维A酸)[44,68,109,122]

一般每晚应用1次浓度为0.05% ~ 0.1%的维A酸具有最小副作用(红斑和脱屑),维A酸虽不能抑制黑素的合成,但可以加速表皮更新。

作为单药治疗,应用0.1%维A酸连续40周,面部黄褐斑显示出显著的具有统计学意义改善,甚至对于深色皮肤患者[85]也有效。续贯治疗[154]或者同时联合应用氢醌[79],也可以达到良好到优秀的治疗效果,常伴轻至中度刺激反应但程度较弱不影响持续治疗。

其他用来治疗黄褐斑的维A酸包括异维A酸、他扎罗汀和阿达帕林。

阿达帕林,一种合成萘酸衍生物具有潜在激活维A酸受体的特性,已经有文献记录它作为单药治疗黄褐斑是安全有效的,且与外用维A酸相比具有更低皮肤刺激性[28]。

15.13.2　α羟酸[49,144]

5% ~ 10%羟乙酸通过多种机制降低色素沉着,包括减少基底层厚度及促进表皮松解等。此外还有文献报道通过抑制黑素瘤细胞酪氨酸酶活性进而影响黑素合成。

通过一个月应用10%苦杏仁酸液后,黄褐斑改善达50%。乳糖酸属于多羟基酸家族新成员,通过相似的方式发挥降低色素沉着作用但同时具有较小的皮肤刺激副作用。

乳酸,亚油酸和甘草甙[2]也用作皮肤更新促进剂。

D-泛酰巯基乙胺磺酸盐(PaSSO3Ca)[35]和N乙酰葡糖(NAG)[14]具糖基化抑制剂功能。对炎症诱导的黑素反应有抑制作用的物质有洋甘菊,外用皮质类固醇类,光甘草定[153]和氨甲环酸等。亚油酸和α亚麻酸[4]具有降解黑素合成后酪氨酸酶活性的能力。

15.14　化学换肤术

化学换肤术是皮肤科医师进行的最常见的诊室操作治疗,通过1995—2003期间美国国家急诊医学中心调查数据[62]显示,2007年在美国排前10位的非外科手术操作中,化学换肤术排名第6位,主要应用年龄阶段是19~64岁之间,女性多于男性[3]。

选择合适的适应证,选择正确的病人,化学换肤,仍可以作为黄褐斑患者治疗的备选方案。化学换肤术当联合药物治疗后变得更加有效,因为换肤术可以通过机械性移除黑素而外用药物可以抑制黑素细胞或者黑素生成。

黄褐斑可以通过浅层或中层换肤治疗。经过悉心照料中层换肤虽然可以产生良好的效果,但浅表换肤仍是目前的首选和最经常进行的治疗。它有效、安全,且适用所有的皮肤类型(Patrick 1~6),但对于肤色较深的皮肤需要采用预防措施和护理[30,125]。强脉冲光,激光换肤,磨削已经基本上取代了中深层换肤治疗[9]。

不同的化学换肤剂已研究和被证明能有效实现皮肤表面的深度剥离。其中,优先使用α-羟基酸(果酸),β-羟基酸(BHA),Jessner溶液及改良溶液,三氯醋酸(TCA)等。

Rendon等[122]利用Stevens和Raferty[137]提出的证据对不同实验研究中采用的化学换肤试剂进行评估如下:

B	20% ~ 30%羟乙酸+4%氢醌[65];70%羟乙酸[91]
C	10% ~ 50%羟乙酸[69];10%羟乙酸/2%氢醌+20% ~ 70%羟乙酸[97];Jessner's液[91];20% ~ 30%水杨酸[46];1% ~ 5%维A酸[26]

15.14.1　α-羟基酸(AHAs)(果酸)[30,69]

- 分子量由小到大排列:羟乙酸,乳酸,丙酮酸,苹果酸,酒石酸,柠檬酸(GALAPAM-

ATACA)

- 单位体积内分子量小活性越强,皮肤渗透力越深
- 随着 PH 值下降,α-羟基酸生物利用度增加(理想的 PH 值2.8~4.8)
- 呈时间依赖性的最佳的化学换肤剂且可以很容易被中和

15.14.1.1 羟乙酸(GA)[9,25,65,69,97,98,129]

- 羟乙酸换肤深度是由浓度,容积和作用持续时间决定。
- 作为一个 PKa 值3.8的弱酸,已知可以被水或者弱缓冲剂如碳酸氢钠所中和。
- 它是表皮型黄褐斑最常用的表面换肤剂。
- 性质稳定,见光不易分解,廉价。
- 用法简单,很少或几乎不影响工作。
- 安全性高;瘢痕形成不常见;持续红斑和换肤后色素过度沉着罕见。

　　单独应用羟乙酸可达到中等到优良的效果[69]。与单独应用某种脱色剂相比,含羟乙酸换肤剂(20%~70%)结合各种外用脱色剂(改良的 Kligman 方,壬二酸乳,阿达帕林,2%氢醌~10%羟乙酸膏,2%~4%氢醌,0.05%~1%维 A 酸,10%曲酸),效果更好[25,32,91,97,129]。可以与 Jessner 液相媲美[91]。每隔2、3或4周使用,采用3~6种不同浓度组合,而且副作用小。但用于深色皮肤患者时需要注意 PIH(炎症后色素沉着)发生率[69]。

15.14.1.2 乳酸

　　含92%浓度 PH 值3.5的乳酸溶液作为一种脱色剂被发现在治疗黄褐斑方面具有与 Jessner 液相似效果。每3周应用1次最多6个疗程以期达到预期疗效[25,132,133]。

15.14.1.3 丙酮酸

　　丙酮酸,一种在生理上可转换为乳酸的α酮酸,渗透到真皮乳头层可以提高胶原和弹性纤维含量。避免原液使用导致潜在的瘢痕形成可能。含有40%丙酮酸药膏每月应用一次连续4~5个疗程在治疗黄褐斑方面取得了成功。它气味更易接受,使用方便且容易移除,效果相似,且更能逐渐释放丙酮酸,并产生更均匀的红斑。

15.14.1.4 苦杏仁酸[138]

- 是一种化学试剂,常用浓度30%~50%
- Pka 值3.41,作用比羟乙酸更强
- 分子量大可以减慢渗透作用,刺激性更小

15.14.2 β-羟基酸(BHA)

15.14.2.1 水杨酸(SA)

- pKa 值3
- 脂溶性

　　BHA 影响花生四烯酸代谢级联作用,因此显示出抗感染作用。这一特性使水杨酸换肤剂发挥有效作用同时使 AHA 换肤剂产生更小的刺激性[9]。在每2周进行总量为5次换肤治疗后[46],含20%~30%水杨酸换肤剂单用治疗黄褐斑产生了中等至显著的改善作用且副作用最小。

　　利用25%水杨酸酒精溶液和10%三氯醋酸(TCA)凝胶的复方换肤剂,每隔4~5周应用3~4次,显示表皮型黄褐斑范围减小,甚至换肤术后6个月仍没有复发;混合型黄褐斑病例中色素沉着水平显著下降。由于不引起 PIH,因此它对于深色皮肤患者安全好[143]。

15.14.3 酯化 β 羟基酸(LHA)

　　10%酯化 β 羟基酸在欧洲被广泛应用。属于 SA 的衍生物并增加了额外脂肪链,使其亲脂性大大增加。甚至在较低浓度,其抗角质化作用超过 SA 3倍多。它具有表面换肤作用和作为表皮更新整体过程中的一部分加快角质形成细胞循环频率[11,93]。

15.14.4   Jessner 溶液

- 库姆配方：间苯二酚，水杨酸和乳酸各 14 克，溶于标准乙醇（200-proof）中至 100ml[30,103]
- 改良库姆配方：17% 乳酸，17% 水杨酸，8% 柠檬酸溶于标准乙醇中组成，对间苯二酚过敏性接触性皮炎的患者首选该配方[37]。

　　甚至具有轻度表面换肤作用，它能影响整个表皮的厚度。

　　对于黄褐斑，每 2~3 周应用 1 次溶液可以避免色素过度沉着恶化。

15.14.5   三氯醋酸（TCA）（图 15.1 和图 15.2）

- 用途广泛，性质稳定，廉价
- 自我中和，因此不被体循环吸收
- PKa 值为 0.26 的强酸
- 浓度超过 35% 可能导致瘢痕形成和炎症

后色素沉着（PIH）

　　浓度 10%~25% TCA 对真皮乳头层产生浅表损伤。与 55%~75% 羟乙酸换肤效果比较，对顽固黄褐斑患者应用每 2 周 1 次，它提供了一个更有利的响应时间和改善的程度。但是，人们注意到复发方面 TCA 较 GA 更常见[73]。在治疗表皮型黄褐斑方面[136]，联合外用治疗（5% 抗血酸）效果优于单用 TCA。35% TCA 联合 GA 或 Jessner 液成功达到了浅层换肤效果，治愈时间在 7~10 天之间[9,25]。

15.14.6   维 A 酸

　　1% 维 A 酸换肤剂每周应用连续 12 周显示在减轻中重度黄褐斑方面与 70% GA 换肤同样有效。因为较轻的红斑效应和脱屑而具有更好耐受性[83]。

15.14.7   用于表面深层换肤推荐的化学换肤剂[30,80,103,108,121,156]

　　使用频率：每周 1 次，两周 1 次或每月

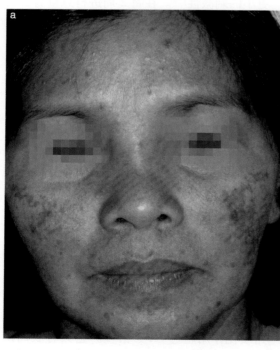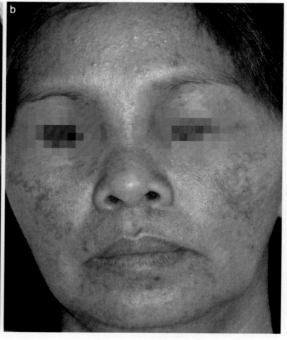

图 15.1　（a，b）中等程度的黄褐斑患者应用三氯醋酸 1 个月后取得了轻度换肤效果（图片引用获得菲律宾马尼拉 E. B. Handog 博士许可）

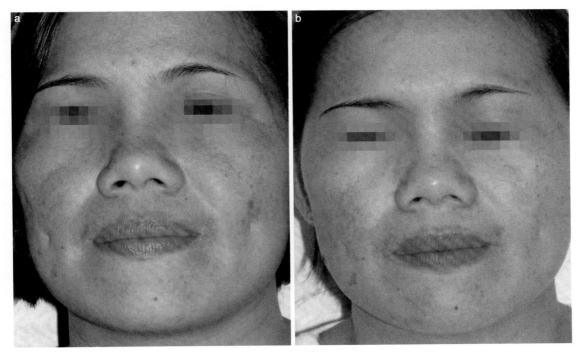

图 15.2 （a,b）轻度黄褐斑患者在应用 Jessner 溶液 1 个月后显著改善（图片引用获得菲律宾马尼拉的 E. B. Handog 博士许可）

1 次

- 30% ~70% α-羟酸（GA），使用时间可变
- 10% ~35% TCA
- 4 ~10 层 Jessner 液
- 40% ~50% 间苯二酚 30 ~60 分钟
- 20% ~30% 水杨酸,50% 软膏
- 维 A 酸

　　根据作者的经验和实践,一般尽量避免应用强烈的换肤剂,因为感染后色素沉着（PIH）在患者中是常见的不良事件。一般选择主要包括 Jessner 液,羟乙酸或水杨酸等。应用的频率通常是每 2 ~4 周 1 次直至达到期待的结果。预先 2 周每天 2 次应用弱的低过敏性的皮肤清洁剂,早晨使用 SPF≥30 防晒霜,夜间推荐具有或不具轻度保湿作用的脱色剂（0.05% RA 膏±4% HQ±KA±GA）。应用脱色剂后立即或 2 天后,每天 2 次给予轻度保湿霜同时应用或不用倍他米松乳膏,而防晒霜持续应用,换肤治疗后第 3 天,患者

可以返回正常工作岗位。

　　具有收敛作用或增色作用的溶液不推荐使用。

15.14.8 化学换肤术相对禁忌证[30]

- 近期（2 ~6 个月）治疗区域内进行过面部手术（眼睑整容术,除皱术,眉上提术,脂肪抽吸术）,浅层换肤术除外
- 病毒,真菌或细菌感染急性期,或治疗区域内有感染性皮肤病
- 当前用药（光敏药物）
- 患免疫力低下疾病（延迟愈合可能,增加感染的易感性,或者换肤术后产生色素过度沉着）
- 之前面部放疗可能损害皮肤再生能力
- 近期有口服异维 A 酸治疗病史（可能是换肤术的禁忌证取决于换肤剂种类和应用异维 A 酸治疗剂量和时间长短）
- 瘢痕体质

● 患者希望值过高或不合作。

15.15   其他

15.15.1   微晶磨削术

微晶磨削术是一种多阶段机械皮肤磨削方法可以与其他模式如化学换肤术联合应用。与普通磨削术相比,它对有色皮肤患者更安全,因为它产生更浅表损伤。它能改变皮肤的屏障,因而增加了外用药物的通透性及有效性。微晶磨削术仅仅移除角化层和没有活力的表皮[36,59],紧接着联合应用含有氢醌,维A酸和氟轻松的皮肤增白剂治疗黄褐斑患者疗效肯定。

15.15.2   皮肤磨削术

皮肤磨削术磨削深度可达真皮上中层。尽管在一项黄褐斑患者的研究中皮肤磨削术可能取得了好的结果,但同时也增加了PIH发生率和其他副反应[90]。

15.15.3   电离子透入法

电离子透入法是一种通过电流作用把药物溶液输送到局部区域的有效、无痛治疗方法。

维生素C已知可以抑制黑素形成,减少黑素的氧化。利用维生素C电离子透入法可以增加皮肤中维生素C的渗透。Chung-Hun和他的团队进行的一项由29名患有黄褐斑的女性参与的研究显示与对照部位相比光度值显著下降[64]。

作者的两项不同的研究经历中显示,采用维生素C或0.1%维A酸凝胶电离子透入,无论治疗组还是安慰剂对照组,患有表皮型或混合型黄褐斑的菲律宾妇女的皮肤色素沉着均获得了减轻[54,55]。

15.15.4   激光

因为黑素,发色团可以吸收较宽波长范围的光线,激光已经被尝试着用于色素沉着病灶的移除。如果不是因为发生了一些恶化的病例,这一方法可能已经被应用并取得了不同程度的成功。

510nm色素破坏染料激光发生器和Q-开关红宝石激光发生器用来治疗黄褐斑作用很差或没有作用[43,88,139],甚至在一些病例中加重了色素沉着。原因可能是由于黑素酶活性存在上调。黑素小体合成和转运增加但角质形成细胞数目下降[77]。激光对这些不稳定黑素细胞破坏可能导致黑色生成增加最终导致PIH。

在治疗黄褐斑方面,QS激光与长脉冲532nm Nd:YAG激光相比,后者较少产生PIH,因为它缺乏QS激光的光机械效应[126]。QS绿宝石激光或者PLDL联合应用15%~25%三氯醋酸脱色剂和/或Jessner液,显示在治疗顽固性色素沉着疾病方面有效[92],也是安全和相对廉价的方法。QS绿宝石激光联合超脉冲CO_2激光较单独应用QS绿宝石激光治疗顽固性黄褐斑取得了统计学意义的显著改善[5]。在Ⅱ~Ⅴ光学分型皮肤患者中应用饵激光治疗,可能已经显示出改善作用,但在激光治疗后出现短暂的PIH发生约持续3~6周时间[100]。

15.15.5   点阵激光治疗

与传统皮肤除皱技术相比,利用1550nm中红外激光产生较低色素变化发生率。具有最小的停机时间和红斑效应。对于患有表皮型黄褐斑的深色皮肤患者,如果谨慎选择能量和光斑大小,长脉冲532nm QS激光和非剥脱点阵1540nm CO_2激光证明是安全有效的[126]。

15.15.6   光学治疗

强脉冲光(IPL)最近已经证明可以引起亚临床型黄褐斑。即使在光疗前应用过增白剂或遮光剂6周至3个月的患者也可出现,在 WANG 和他的团队研究中 PIH 仍有报道[150]。

15.16　患者管理

黄褐斑的治疗没有单一的方法。作为一种能严重影响自我感觉的客观存在,治疗必须是多部门联合。

- 医生的作用(3E's)
  - 寻找患者黄褐斑可能的致病因素
  - 治疗选择的说明
  - 阐述结果和预期:患者教育
- 患者持续配合(3A's)
  - 避免加重因素
  - 治疗依从性
  - 适应变化,有效提高生活品质
- 治疗黄褐斑的五点策略
  - 避免阳光照射
  - 减少黑素细胞活性
  - 抑制黑素合成
  - 清除黑素
  - 破坏黑素颗粒
- 强制阳光防护
  - 每天持续应用广谱外用防晒霜±口服光保护剂
  - 物理防护(宽沿帽子,深色墨镜,太阳伞,防护服,紧密编织的纺织品,有色车窗)
- 减少黑色细胞活性
  - 避免暴露在阳光或室内光线下
  - 对具有黄褐斑诱导作用的因素如 OCPS,带香味化妆品,光毒性药物和妊娠进行预防措施
- 黄褐斑初始治疗直至明显改善,若没有改善
  - 第一,选择大量的脱色剂,单独或联合应用
  - 第二,利用外用药物和化学换肤剂治疗
  - 第三,外用药物和其他方法(激光和光疗,微晶磨削术,离子透入法),最大限度考虑皮肤光学分型
- 选择一种外用剂维持治疗

参考文献

1. Alfonso-Lebrero JL et al (2003) Photoprotective properties of a hydrophilic extract of the fern polypodium leucotomos on human skin cells. J Photochem Photobiol B 70(1):31–37
2. Amer M, Metwalli M (2000) Topical liquiritin improves melasma. Int J Dermatol 39:299–301
3. American Society of Aesthetic Plastic Surgery 1997–2007 statistics found at http://www.surgery.org/download/2007 stats.pdf. Accessed October 22, 2009
4. Ando H, Ryu A, Hashimoto A et al (1998) Linoleic and α-linoleic acid lightens ultraviolet-induced hyperpigmentation of the skin. Arch Dermatol Res 290:375–381
5. Angsuwarangsee S, Polnikorn N (2003) Combined ultra-pulse CO_2 laser and Q-switched alexandrite laser compared with Q-switched alexandrite laser alone for refractory melasma: split-faced design. Dermatol Surg 29:59–64
6. Balina LM, Graupe K (1991) The treatment of melasma: 20% azelaic acid versus 4% hydroquinone cream. Int J Dermatol 30:893–895
7. Balkrishnan R, Kelly AP, McMichael A et al (2004) Improved quality of life with effective treatment of facial melasma: the Pigment trial. J Drugs Dermatol 3:377–381
8. Baran R, Maibach HL (1998) Textbook of cosmetic dermatology, 2nd edn. Martin Dunitz, London
9. Baumann L, Saghari S (2009) Chemical peels. In: Bauman L (ed) Cosmetic dermatology principles and practice, 2nd edn. McGraw Hill, New York
10. Berardesca E, Cameli N, Primavera G et al (2006) Clinical and instrumental evaluation of skin improvement after treatment with a new 50% pyruvic acid peel. Dermatol Surg 32:526–531
11. Berson DS, Cohen JL, Rendon MI et al (2009) Clinical role and application of superficial chemical peels in today's practice. J Drugs Dermatol 8(9):803–811
12. Bissett DL, Miyamoto K, Sun P et al (2004) Topical niacinamide reduces yellowing, wrinkling, red blotchiness, and hyperpigmented spots in aging facial skin. Int J Cosmet Sci 26(5):231–238
13. Bissett DL, Oblong JE, Berge CA (2005) Niacinamide: a B vitamin that improves aging facial skin appearance. Dermatol Surg 31(7):860–865
14. Bissett DL, Robinson LR, Raleigh PS et al (2007) Reduction in the appearance of facial hyperpigmentation by topical N-acetyl glucosamine. J Cosmet Dermatol 6(1):20–26
15. Bocchietto E, Pecis L, D'Abrosca F et al (2001) In vitro testing of innovative depigmenting and low toxicity topic compositions. Pigment Cell Res 14:405
16. Bolognia JL, Pawelek JM (1988) Biology of hypopigmentation. J Am Acad Dermatol 19:217–255
17. Briganti S, Camera E, Picardo M (2003) Chemical and instrumental approaches to treat hyperpigmentation. Pigment Cell Res 16(2):101–110
18. Brody HJ (1996) Chemical peeling and resurfacing, 2nd edn. Mosby Year Book, New York
19. Casinthan FA (2008) Correlation of Wood's lamp and histologic findings in the classification of melasma among Filipinos. Presented in the 3rd Meeting of the Pigmentary Disorders Advisory Board of the Philippines May 2008.

unpublished

20. Cestari T, Arellano I, Hexsel D et al (2009) Melasma in Latin America: options for therapy and treatment algorithm. J Eur Acad Dermatol Venereol 23:760–772

21. Cestari TF, Hexsel D, Viegas ML et al (2007) Validation of a melasma quality of life questionnaire for Brazilian Portuguese language: the MelasQoL-BP study and improvement of QoL of melasma patients after triple combination therapy. Br J Dermatol 156(S1):13–20

22. Chakraborty AK, Funasaka Y, Komoto M et al (1998) Effect of arbutin on melanogenic proteins in human melanocytes. Pigment Cell Res 11:206–212

23. Cho Y, Kim KH, Shim JS et al (2008) Inhibitory effects of Macelignan isolated from *Myristica fragrans* HOUTT. on melanin biosynthesis. Biol Pharm Bull 31(5):986–989

24. Choi S, Park YI, Lee SK et al (2002) Aloesin inhibits hyperpigmentation induced by UV radiation. Clin Exp Dermatol 27(6):513–515

25. Cotellessa C, Peris K, Onorati MT et al (1999) The use of chemical peelings in the treatment of different cutaneous hyperpigmentations. Dermatol Surg 25:450–454

26. Cuce LC, Bertino MC, Scattone LK et al (2001) Tretinoin peeling. Dermatol Surg 27:12–14

27. De Padova MP, Bellavista S, Tosti A (2007) Peel with pyruvic acid: the new formulation in gel. J Am Acad Dermatol 56(S2):AB17

28. Dogra S, Kanwar AJ, Parsad D (2002) Adapalene in the treatment of melasma: a preliminary report. J Dermatol 29:539–540

29. Draelos Z (2007) Skin lightening preparations and the hydroquinone controversy. Dermatol Ther 20:308–313

30. Drake LA, Brody HJ (1995) American Academy of Dermatology: guidelines of care for chemical peeling. J Am Acad Dermatol 33:497–503

31. Ennes SBP, Paschoalick RC, De Avelar M et al (2000) A double-blind, comparative, placebo-controlled study of the efficacy and tolerability of 4% hydroquinone as a depigmenting agent in melasma. J Dermatol Treat 11:173–179

32. Erbil H, Sezer E, Tastan B et al (2007) Efficacy and safety of serial glycolic acid peels and a topical regimen in the treatment of recalcitrant melasma. J Dermatol 34(1):25–30

33. Espinal-Perez LE, Moncada B, Castanedo-Cazares JP (2004) A double-blind randomized trial of 5% ascorbic acid versus hydroquinone in melasma. Int J Dermatol 43:604–607

34. Fleischer AB, Schwartzel EH, Colby SI et al (2000) The combination of 2% 4-hydroxyanisole (Mequinol) and 0.01% tretinoin is effective in improving the appearance of solar lentigines and related hyperpigmented lesions in two double-blind multicenter clinical studies. J Am Acad Dermatol 42:459–467

35. Franchi J, Coutadeur MC, Marteau C et al (2000) Depigmenting effects of calcium D-Pantetheine-S-Sulfonate on human melanocytes. Pigment Cell Res 13:165–171

36. Freedman BM, Rueda-Pedraza E, Waddell SP (2001) The epidermal and dermal changes associated with microdermabrasion. Dermatol Surg 27:1031–1033

37. Fulton JE Jr (2006) Jessner's peel. In: Rubin MG (ed) Chemical peels. Elsevier Saunders, Philadelphia

38. Funasaka Y, Komoto M, Ichihashi M (2000) Depigmenting effect of alpha-tocopheryl ferulate on normal human melanocytes. Pigment Cell Res 13(S8):170–174

39. Garcia A, Fulton JE Jr (1996) The combination of glycolic acid and hydroquinone or kojic acid for the treatment of melasma and related conditions. Dermatol Surg 22:443–447

40. Gilchrest BA, Blog FB, Szabo G (1979) Effects of aging and chronic sun exposure on melanocytes in human skin. J Invest Dermatol 73:141–143

41. Goh CL, Diova CN (1999) A retrospective study on the clinical presentation and treatment outcome of melasma in a tertiary Dermatological Referral Centre in Singapore. Sing Med J 40:455–458

42. Graupe K, Verallo-Rowell VM, Verallo V et al (1996) Combined use of 20% azelaic acid cream and 0.05% tretinion cream in the topical treatment of melasma. J Dermatol Treat 7:235–237

43. Grekin RC, Shelton RM, Geisse JK et al (1993) 510 nm pigmented lesion dye laser: its characteristics and clinical uses. J Dermatol Surg Oncol 19:380–387

44. Griffiths CEM, Finkel LJ, Ditre CM et al (1993) Topical tretinoin (retinoic acid) improves melasma: a vehicle-controlled, clinical trial. Br J Dermatol 129:415–421

45. Grimes PE (1995) Melasma: etiologic and therapeutic considerations. Arch Dermatol 131:1453–1457

46. Grimes PE (1999) The safety and efficacy of salicylic acid chemical peels in darker racial-ethnic groups. Dermatol Surg 25:18–22

47. Grimes PE, Yamada N, Bhawan J (2005) Light microscopic, immunohistochemical, and ultrastructural alterations in patients with melasma. Am J Dermatopath 27:96–101

48. Grimes P, Kelly P, Toork H et al (2006) Community-based trial of a triple-combination agent for the treatment of facial melasma. Cutis 77:177–184

49. Guevara IL, Pandya AG (2003) Safety and efficacy of 4% hydroquinone combined with 10% glycolic acid, antioxidants, and sunscreen in the treatment of melasma. Int J Dermatol 42:966–972

50. Gupta LK, Singhi MK (2004) Wood's lamp. Indian J Dermatol Venereol Leprol 70:131–135

51. Haddad AL, Matos LF, Brunstein F et al (2003) A clinical, prospective, randomized, double-blind trial comparing skin whitening complex with hydroquinone vs. placebo in the treatment of melasma. Int J Dermatol 42:153–156

52. Hakozaki T, Minwalla L, Ang JZ et al (2002) The effect of niacinamide on reducing cutaneous pigmentation and suppression of melanosome transfer. Br J Dermatol 147:20–31

53. Hanamura T, Uchida E, Aoki H (2008) Skin-lightening effect of a polyphenol extract from Acerola (Malpighia emarginata DC.) fruit on UV-induced pigmentation. Biosci Biotechnol Biochem 72(12):3211–3218

54. Handog EB et al (2005) A prospective randomized double blind placebo controlled trial on the efficacy of vitamin C solution applied using iontophoresis technology in the treatment of melasma in Filipino women. RITM, Philippines, unpublished

55. Handog EB et al (2005) A prospective randomized double blind placebo controlled trial on the efficacy of Tretinoin 0.1% gel applied using iontophoresis technology in the treatment of melasma in Filipino women. RITM, Philippines, unpublished

56. Handog EB, Galang DA, De Leon-Godinez MA et al (2009) A randomized double-blind placebo controlled trial of oral procyanidin with vitamins A, C, E for melasma among Filipino women. Int J Dermatol 48(8):896–901

57. Handog EB, Vitug RL, Masa EJ et al (2005) A prospective, randomized, double-blind, placebo controlled trial on the efficacy of 8% indomethacin cream in the treatment of melasma in Filipino women. RITM, Philippines

58. Hermanns JF, Petit L, Pierard-Franchimont C et al (2002) Assessment of topical hypopigmenting agents on solar lentigines of Asian women. Dermatology 204:281–286

59. Hernández-Perez E, Ibiett EV (2001) Gross and microscopic findings in patients undergoing microdermabrasion for facial rejuvenation. Dermatol Surg 27:637–648

60. Ho SGY, Chan HL (2009) The Asian dermatologic patient: review of common pigmentary disorders and cutaneous dis-

eases. Am J Clin Dermatol 10(3):153–168

61. Holloway VL (2003) Ethnic cosmetic products. Dermatol Clin 21:743–749

62. Housman TS, Hancox JG, Mir MR et al (2008) What specialties perform the most common outpatient cosmetic procedures in the United States? Dermatol Surg 34(1):1–7

63. Hughes BR (1987) Melasma occurring in twin sisters. J Am Acad Dermatol 17:841

64. Huh CH, Seo KI, Park JY et al (2003) A randomized double blind placebo controlled trial of vitamin C iontophoresis in melasma. Dermatology 206:316–320

65. Hurley ME, Guevara IL, Gonzales RM et al (2002) Efficacy of glycolic acid peels in the treatment of melasma. Arch Dermatol 138:1578–1582

66. Hyun SK, Lee WH, Jeong DM et al (2008) Inhibitory effects of kurarinol, kuraridinol, and trifolirhizin from *Sophora flavescens* on tyrosinase and melanin synthesis. Biol Pharm Bull 31(1):154–158

67. Im S, Kim J, On WY et al (2002) Increased expression of alpha melanocyte-stimulating hormone in the lesional skin of melasma. Br J Dermatol 146:165–167

68. Iorizzo M, Tosti A, De Padova M (2006) Melasma. In: Tosti AT, Grimes PE, De Padova MP (eds) Color atlas of chemical peels. Springer, New York

69. Javaheri SM, Handa S, Kaur I et al (2001) Safety and efficacy of glycolic acid facial peel in Indian women with melasma. Int J Dermatol 40:354–357

70. Jimbow K (1991) N-acetyl-4-S-cystaminylphenol as new type of depigmenting agent for the melanoderma of patients with melasma. Arch Dermatol 127:1528–1534

71. Jimbow K, Obata H, Pathak MA et al (1974) Mechanism of depigmentation by hydroquinone. J Invest Dermatol 62:436–449

72. Kakita LS, Lowe NJ (1998) Azelaic acid and glycolic acid combination therapy for facial hyperpigmentation in darker-skinned patients: a clinical comparison with hydroquinone. Clin Ther 20:960–970

73. Kalla G, Garg A, Kachlawa D (2001) Chemical peeling – glycolic acid versus trichoracetic acid in melasma. Indian J Dermatol Venereol Leprol 67(2):82–84

74. Kameyama K, Sakai C, Kondoh S et al (1996) Inhibitory effect of magnesium l -ascorbyl-2-phosphate (VC-PMG) on melanogenesis in vitro and in vivo. J Am Acad Dermatol 34:29–33

75. Kang HY, Hwang JS, Lee JY et al (2006) The dermal stem cell factor and c-kit are over expressed in melasma. Br J Dermatol 154:1094–1099

76. Kang WH, Chun SC, Lee S (1998) Intermittent therapy for melasma in Asian patients with combined topical agents retinoic acid, hydroquinone and hydrocortisone: clinical and histological studies. J Dermatol 25:587–596

77. Kang WH, Yoon KH, Lee ES et al (2002) Melasma: histopathological characteristics in 56 Korean patients. Br J Dermatol 146:228–237

78. Kanwar AJ, Dhar S, Kaur S (1994) Treatment of melasma with potent topical corticosteroids. Dermatology 188:170–172

79. Kauh YC, Zachian TF (1999) Melasma. Adv Exp Med Biol 455:491–499

80. Kauvar ANB, Dover JS (2001) Facial skin rejuvenation: laser resurfacing or chemical peel: choose your weapon. Dermatol Surg 27:209–212

81. Keeling J, Cardona L, Benitez A et al (2008) Mequinol 2%/ Tretinoin 0.01% topical solution for the treatment of melasma in men: a case series and review of the literature. Cutis 81:179–183

82. Khemis A, Kaiafa A, Queille-Roussel C et al (2007) Evaluation of efficacy and safety of rucinol serum in patients with melasma: a randomized controlled trial. Br J Dermatol 156:997–1004

83. Khunger N, Sarkar R, Jain RK (2004) Tretinoin Peels versus glycolic acid peels in the treatment of melasma in dark skinned patients. Dermatol Surg 30:756–760

84. Kim YM, Yun J, Lee CK et al (2002) Oxyresveratrol and hydroxystilbene compounds. Inhibitory effect on tyrosinase and mechanism of action. J Biol Chem 277(18): 16340–16344

85. Kimbrough-Green CK, Griffiths CEM, Finkel LJ et al (1994) Topical retinoic acid (tretinoin) for melasma in black patients. A vehicle-controlled clinical trial. Arch Dermatol 130:727–733

86. Kligman AM, Willis I (1975) A new formula for depigmenting human skin. Arch Dermatol 111:40–48

87. Kong YH, Jo YO, Cho CW et al (2008) Inhibitory effects of cinnamic acid on melanin biosynthesis in skin. Biol Pharm Bull 31(5):946–948

88. Kopera D, Hohenleutner U (1995) Ruby laser treatment of melasma and postinflammatory hyperpigmentation. Dermatol Surg 21:990–995

89. Kullavanijaya P, Lim HW (2005) Photoprotection. J Am Acad Dermatol 52(6):937–958

90. Kunachak S, Leelaudomlipi P, Wongwaisayawan S (2001) Dermabrasion: a curative treatment for melasma. Aesthetic Plast Surg 25:114–117

91. Lawrence N, Cox SE, Brody HJ (1997) Treatment of melasma with Jessner's solution versus glycolic acid: a comparison of clinical efficacy and evaluation of the predictive ability of Wood's light examination. J Am Acad Dermatol 36:589–593

92. Lee GY, Kim HJ, Whang KK (2002) The effect of combination treatment of the recalcitrant pigmentary disorders with pigmented laser and chemical peeling. Dermatol Surg 28:1120–1123

93. Leveque JL, Corcuff P, Rougier A et al (2002) Mechanism of action of lipophilic salicyclic acid derivative on normal skin. Eur J Dermatol 12(4):XXXV–XXXVIII

94. Levin C, Maibach H (2001) Exogenous ochronosis: an update on clinical features, causative agents and treatment options. Am J Clin Dermatol 2:213–217

95. Liberman R, Moy L (2008) Receptor Expression in melasma: results from facial skin of affected patients. J Drugs Dermatol 7(5):463–465

96. Lim JTE (1999) Treatment of melasma using kojic acid in a gel containing hydroquinone and glycolic acid. Dermatol Surg 25:282–284

97. Lim JTE, Tham SN (1997) Glycolic acid peels in the treatment of melasma among Asian women. Dermatol Surg 23(3):177–179

98. Lin JY, Lim JT, Chan HL (2009) Treatment of melasma. In: Alam M, Bhatia AC, Kundu RV et al (eds) Cosmetic dermatology in skin of colour. McGraw-Hill, New York

99. Lufti RJ, Fridmanis M, Misiunas AL et al (1985) Association of melasma with thyroid autoimmunity and other thyroidal abnormalities and their relationship to the origin of the melasma. J Clin Endocrinol Metab 61:8–31

100. Manaloto RM, Alster T (1999) Erbium:YAG laser resurfacing for refractory melasma. Dermatol Surg 25:121–123

101. Menter A (2004) Rationale for the use of topical corticosteroids in melasma. J Drugs Dermatol 3(2):169–174

102. Middelkamp-Hup MA, Pathak MA, Parrado C et al (2004) Orally administered polypodium leucotomos extract decreases ultraviolet induced damage of human skin. J Am Acad Dermatol 51(6):910–918

103. Monheit GD, Kayal JD (2003) Chemical peeling. In: Nouri K, Leal-Khouri S (eds) Techniques in dermatologic surgery. Mosby, Philadelphia

104. Moseley H, Cameron H, MacLeod T et al (2001) New sunscreens confer improved protection for photosensitive patients in the blue light region. Br J Dermatol 145:789–794

105. Ni Z, Mu Y, Gulati O (2002) Treatment of melasma with Pycnogenol. Phytother Res 16:567–571

106. Nicolaidou E, Antoniou C, Katsambas AD (2007) Origin, clinical presentation, and diagnosis of facial hypermelanoses. Dermatol Clin 25:321–326

107. Njoo MD, Menke HE, Pavel S et al (1997) N-acetylcystein as a bleaching agent in the treatment of melasma. J Eur Acad Dermatol Venereol 9:86–87

108. Ogden S, Griffiths TW (2008) A review of minimally invasive cosmetic procedures. Br J Dermatol 159(5):1036–1050

109. Ortonne JP (2006) Retinoid therapy of pigmentary disorders. Dermatol Ther 19:280–288

110. Packer L, Rimbach G, Virgili F (1999) Antioxidant activity and biologic properties of a procyanidin-rich extract from pine (pinus maritima) bark. Free Radic Biol Med 27:702–724

111. Packer L, Witt H, Tritscheler H (1995) Lipoic acid as a biological antioxidant. Free Radic Biol Med 19:227–250

112. Paine C et al (2001) An alternative approach to depigmentation by soybean extracts via inhibition of the PAR-2 pathway. J Invest Dermatol 116(4):587–595

113. Palmieri L, Mameli M, Ronca G (1999) Effect of resveratrol and some other natural compounds on tyrosine kinase activity and on cytolysis. Drugs Exp Clin Res 25:79–85

114. Palumb A, Ischia M, Misuraca G et al (1991) Mechanism of inhibition of melanogenesis by hydroquinone. Biochim Biophys Acta 1073:85–90

115. Pandya AG, Guevara IL (2000) Disorders of pigmentation. Dermatol Clin 18:91–98

116. Perez-Bernal A, Munoz-Perez MA, Camacho F (2000) Management of facial hyperpigmentation. Am J ClinDermatol 1:261–268

117. Piamphongsant T (1998) Treatment of melasma: a review with personal experience. Int J Dermatol 37:897–903

118. Piamphongsant T (2002) Practical dermatology. Year Book Publisher, Bangkok

119. Pineda RT, Chan G, Gabriel T (2006) A randomized double blind placebo controlled comparative study on the safety and efficacy of 0.25% tetrahydrocurcumin (Turmeric) cream as depigmenting agent against 4% hydroquinone cream. RITM, Philippines, unpublished

120. Ponzio HA, Favaretto AL, Rivitti EA (2007) Proposal of a quantitative method to describe melasma distribution in women. J Cosmet Dermatol 20:103–111

121. Rabe et al (2006) Photoaging: mechanisms and repair. J Am Acad Dermatol 55:1–19

122. Rendon M, Berneburg M, Arellano I et al (2006) Treatment of melasma. J Am Acad Dermatol 54(5):S272–S281

123. Rigopoulos D, Gregoriou S, Katsambas A (2007) Hyperpigmentation and melasma. J Cosmet Dermatol 6:195–202

124. Roberts WE (2002) Microdermabrasion dual therapy. Microdermabrasion Skin and Allergy News 33:42

125. Roberts WE (2004) Chemical peeling in ethnic/dark skin. Dermatol Ther 17:196–205

126. Roberts WE (2009) Melasma. In: Kelly AP, Taylor SC (eds) Dermatology for skin of color. McGraw-Hill, New York

127. Sanchez NP, Pathak MA, Sato SS et al (1982) Circumscribed dermal melaninoses: classification, light, histochemical, and electron microscopic studies on three patients with the erythema dyschromicum perstans type. Int J Dermatol 21:25–31

128. Sarkar R, Bhalla M, Kanwar AJ (2002) A comparative study of 20% azelaic acid cream monotherapy versus a sequential therapy in the treatment of melasma in dark-skinned patients. Dermatology 205:249–254

129. Sarkar R, Kaur C, Bhalia M et al (2002) The combination of glycolic acid peels with a topical regimen in the treatment of melasma in dark skinned patients: a comparative study. Dermatol Surg 28:828–832

130. Scherdin U, Burger A, Bielfeldt S et al (2008) Skin-lightening effects of a new face care product in patients with melasma. J Cosmet Dermatol 7:68–75

131. Shahrir M, Saadiah S, Sharifah I et al (2004) The efficacy and safety of French Maritime pine bark extract in the form of MSS Complex Actinosome on melasma. Int Med J 3(2):130–132

132. Sharquie KE, Al-Tikreety MM, Al-Mashhadani SA (2005) Lactic acid as a new therapeutic peeling agent in melasma. Dermatol Surg 31:149–154

133. Sharquie KE, Al-Tikreety MM, Al-Mashhadani SA (2006) Lactic acid chemical peels as a new therapeutic modality in melasma in comparison to Jessner's solution chemical peels. Dermatol Surg 32:1429–1436

134. Shimizu K, Kondo R, Sakai K et al (2001) Novel vitamin E derivative with 4-substituted resorcinol moiety has both antioxidant and tyrosinase inhibitory properties. Lipids 36(12):1321–1326

135. Sialy R, Hasan I, Kaur I et al (2000) Melasma in men: a hormonal profile. J Dermatol 27:64–65

136. Soliman MM, Ramadan SA, Bassiouny DA et al (2007) Combined trichoracetic acid peel and topical ascorbic acid versus trichloracetic acid peel alone in the treatment of melasma: a comparative study. J Cosmet Dermatol 6(2): 89–94

137. Stevens A, Raferty J (1997) Health care needs assessment. Radcliffe Medical Press, New York

138. Taylor MB (1999) Summary of mandelic acid for the improvement of skin conditions. Cosmet Dermatol 12:28

139. Taylor CR, Anderson RR (1994) Ineffective treatment of refractory melasma and post-inflammatory hyperpigmentation by Q-switched ruby laser. J Dermatol Surg Oncol 20:592–597

140. Taylor SC, Torok H, Jones T et al (2003) Efficacy and safety of a new triple-combination agent for the treatment of facial melasma. Cutis 72:67–72

141. Torok H (2005) A large 12 month extension study of an 8-week trial to evaluate the safety and efficacy of triple combination (TC) cream in melasma patients previously treated with TC cream or one of its dyads. J Drugs Dermatol 4:592–597

142. Torok HM, Jones T, Rich P et al (2005) Hydroquinone 4%, tretinoin 0.05%, fluocinolone acetonide 0.01%: a safe and efficacious 12-month treatment for melasma. Cutis 75: 57–62

143. Tosti A, De Padova MP, Venturo N et al (2005) New combined peel in Melasma. J Am Acad Dermatol 52(3):169

144. Usuki A, Ohashi A, Sato H et al (2003) The inhibitory effect of glycolic acid and lactic acid on melanin synthesis in melanoma cells. Exp Dermatol 12:43–50

145. Varma S, Roberts DL (1999) Melasma of the arms associated with hormone replacement therapy. Br J Dermatol 141:592

146. Vazquez M, Maldonado H, Benmaman C et al (1988) Melasma in men: a clinical and histologic study. Int J Dermatol 27:25–27

147. Verrallo-Rowell VM (2001) Facial hyperpigmentation problems common to multi-heritage Asian skin phototypes in the tropics: melasma, freckles, PIH, liver spots and warts: Q&A. In: Skin in the tropics. The House Printers, Philippines

148. Verallo-Rowell VM, Verallo V, Graupe K et al (1989) Double-blind comparison of azelaic acid and hydroquinone

in the treatment of melasma. Acta Derm Venereol Suppl (Stockh) 143(suppl):58–61

149. Verallo-Rowell VM et al (2002) SPF and PFA of colored cosmetics. In: Skin in the tropics: sunscreens and hyperpigmentations. Anvil, Philippines

150. Wang CC, Hui CY, Sue YM et al (2004) Intense pulsed light for the treatment of refractory melasma in Asian persons. Dermatol Surg 30:1196–1200

151. Wanitphakdeedecha R, Eimpunth S, Manuskiatti W (2009) The effects of tetrahydrocurcumin in curmin cream on the hydration, elasticity, and color of human skin. J Am Acad Dermatol 60(3):AB83

152. Westerhof W, Njoo MD (2003) Bleaching agents. In: Katsambas AD, Lotti TM (eds) European handbook of dermatological treatments, 2nd edn. Springer, Berlin

153. Yokota T, Nishio H, Kubota Y et al (1998) The inhibitory effect of glabridin from liquorice extracts on melanogenesis and inflammation. Pigment Cell Res 11:355–361

154. Yoshimura K, Momosawa A, Alba E et al (2003) Clinical trial of bleaching treatment with 10% all trans retinol gel. Dermatol Surg 29:155–160

155. Yoshimura M, Watanabe Y, Kasai K et al (2005) Inhibitory effect of an ellagic acid-rich pomegranate extract on tyrosinase activity and ultraviolet-induced pigmentation. Biosci Biotechnol Biochem 69(12):2368–2373

156. Zakapoulu N, Kontochristopoulos MD, Kontochristopoulos G (2006) Superficial chemical peels. J Cosmet Dermatol 5:246–253

16 老年性黑子

Matilde Iorizzo

16.1 定义

在长期曝光部位的良性色素沉着斑，有时呈不规则形。又称为日光性黑子、肝斑或是老化斑点。慢性日光照射导致皮肤内黑素细胞数量的增加。组织学上，老年性黑子显示色素沉着过度的基底层和表皮突延长，甚至深入到真皮。表皮含有成群的角质形成细胞，保留并积聚黑素颗粒[1,2]。

16.2 流行病学

老年性黑子存在于90%的年龄超过60岁的白种人，在深肤色的人中罕见。

16.3 诊断标准

通过临床皮肤检查，老年性黑子可以很容易诊断。皮肤镜可以成为一个有用的工具，以帮助临床医生做出正确的诊断，组织病理学通常仅限于可疑病例。

16.4 鉴别诊断

恶性黑子：不明确的和多变的色素斑、恶性黑素瘤的前体。组织病理学对正确诊断是必须的，表现为不典型黑素细胞的扩散。

16.5 治疗

老年性黑子不需要治疗，除非病人由于美容原因要求治疗。

治疗与否，使用足够防晒指数（SPF）的防晒剂长期防晒，对防止皮损的进一步扩展是有用的。

外用脱色剂（氢醌、维 A 酸、曲酸、壬二酸、L-抗坏血酸）是最常用的家庭治疗，但有几个月才能看到结果，而且在停止治疗后往往色素沉着复发[4]。

化学换肤（三氯醋酸）[5,6]、冷冻疗法（液态氮）[7]和激光手术（Q-开关激光/磷酸钛钾盐激光/强脉冲光）[8]是对老年性黑子最有效和快速的治疗。

所有这些方法破坏皮肤的外层，在 1 周内产生轻度红斑和薄痂，这些大约在 2 周内脱落。

16.6 化学换肤

三氯醋酸（TCA）化学换肤对于治疗老年性黑子是一个好方法。这种制剂应用在皮肤上会导致蛋白质变性（白霜），由于这个原因，寻找该制剂的最佳浓度去治疗并且不损伤皮肤是非常重要的。据一些研究报道，25%～35%浓度的 TCA 是治疗老年性黑子的最佳浓度。

在换肤治疗之前和换肤期间，其解剖学

区域的皮肤准备是一项重要内容,应考虑在内,避免损伤。

与面部使用相似的浓度相比,非面部皮肤需要更长的时间愈合且形成瘢痕的风险更大。

在第一次换肤之前,至少1个月前开始家庭治疗对达到较好的效果是有帮助的。光防护(高 SPF 指数)、外用维 A 酸、外用表皮剥脱剂(乳酸、羟基乙酸)是可以每天使用的三个制剂,也可以在2次换肤之间使用。

光防护对减少炎症后色素沉着的风险是有用的;维 A 酸和表皮剥脱剂减少皮肤的厚度,改善 TCA 的疗效(较好和更均匀的渗透)。

在应用 TCA 之前,彻底清洁及对皮肤脱脂是必须的,从而能使换肤剂更好地渗透。

一旦应用 TCA,观察其进入到下一个区域之前的结霜的程度和时间是非常重要的。如果在2~3分钟内未达到理想的结霜水平,应当额外加用。一旦达到理想的结霜,可以用清水清洗皮肤并用润肤霜增加皮肤水分。TCA 换肤可每4~6周重复。

参考文献

1. Noblesse E, Nizard C, Cario-André M et al (2006) Skin ultrastructure in senile lentigo. Skin Pharmacol Physiol 19: 95–100
2. Pierard GE, Pierard-Franchimont C, Laso Dosal F et al (1991) Pigmentary changes in skin senescence. J Appl Cosmetol 9:63–67
3. Nordlund JJ, Boissy RE, Hearing VJ et al (2006) The pigmentary system, 2nd edn. Blackwell Publishing, Oxford, p 829
4. Katsambas AD, Stratigos AJ (2001) Depigmenting and bleaching agents: coping with hyperpigmentation. Clin Dermatol 19:483–488
5. Humphreys TR, Werth V, Dzubow L, Klingman A (1996) Treatment of photodamaged skin with TCA and topical tretinoin. J Am Acad Dermatol 34:638–644
6. Sezer E, Erbil H, Kurumulu Z et al (1997) A comparative study of focal medium-depth chemical peel versus cryosurgery for the treatment of solar lentigo. Eur J Dermatol 17: 26–29
7. Zouboulis CC, Rosenberger AD, Adler Y, Orfanos CE (1999) Treatment of solar lentigo with cryosurgery. Acta Derm Venereol 79:489–490
8. Rinaldi F (2008) Lasers: a review. Clin Dermatol 26: 590–601

17 炎症后色素沉着

Teresa Soriano and Pearl E. Grimes

17.1 定义

炎症后色素沉着是在先前皮肤的炎症部位出现的获得性皮肤深色斑和斑片。皮肤颜色改变之前的过程包括机械损伤、变态反应、原发性的炎症性皮肤疾患以及治疗干预。

17.2 流行病学

炎症后色素沉着是皮肤颜色改变最常见的原因之一。虽然它可以发生于各种皮肤类型,但更多见于具有较强且持久的深色皮肤[1,2](图17.1)。其发病率男性和女性相同。

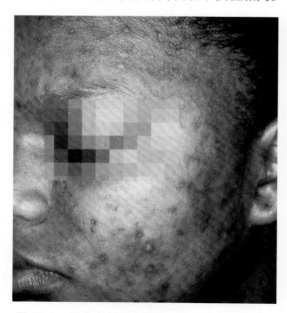

图17.1 寻常痤疮导致的严重的炎症后色素沉着

17.3 病因

炎症后色素沉着在内源性或外源性炎症后均可以见到。实质上,在能产生黑素的个体,任何具有皮肤炎症的疾病可潜在性导致炎症后色素沉着。数种皮肤疾患:如痤疮、特应性皮炎、变应性接触性皮炎、色素失禁症、扁平苔藓、红斑狼疮和硬斑病都有形成炎症后色素沉着的特征。外源性刺激:不管是物理还是化学的,均可导致皮肤损伤从而引起PIH。这些损害包括机械性创伤、电离和非电离辐射、热、接触性皮炎、光毒性反应和激光治疗[2,3,4]。

炎症后色素沉着,表现为黑素生成增加和/或色素分布异常。然而,我们尚未完全理解,介于皮肤炎症和色素异常之间的确切的病理生理学联系。不同刺激可能涉及不同的机制[5,6]。

有人提出,花生四烯酸衍生的化学介质,可能在导致炎症后色素沉着中起作用,通过刺激皮肤增加黑素的产生并且转运到周围的角质形成细胞中[6-9]。Tomita等研究[8,9]表明,当人表皮黑素细胞与数个花生四烯酸代谢产物共同培养时[后者包括前列腺素D2、白三烯(LT)B4、LT C4、LTD4、LTE4],黑素细胞树突更多,且酪氨酸酶含量增加。

17.4 临床型别

在炎症后色素沉着,可观察到皮肤色素

改变主要表现在表皮，或同时表现于表皮及真皮中。在这两种情况下，表皮黑素增加。在表皮/真皮的 PIH 类型，浅表的真皮内在噬黑素细胞内可见到色素[2,3]，从而增加表皮黑素，在确定色素改变的程度上，Wood 灯是一个有用的工具。在临床上，将严重的真皮色素沉积变白是具有挑战性的。

17.5　诊断标准

诊断炎症后色素沉着常常是根据病史和临床表现。它的特点是局限于炎症性皮肤损害部位的变化的色斑和斑片，即不同形态的色素沉着。先前皮损的炎症过程可能存在或进展至不同时期，或其他解剖区域，这些均有助于诊断。

当病人提供了先前同时期出疹病史时，诊断相对简单。然而，当没有记录的炎症性特异性病史时，诊断仍然困难。如果诊断不清楚，可以进行皮肤活检。组织学上，炎症后色素沉着的特点是表皮黑素含量增加。此外，可以看到在真皮浅表层，噬黑素细胞在血管周围稀疏浸润[2,3]。在一些 PIH 的病例中，也观察到基底细胞空泡化和带状的粘蛋白沉积[10]。

17.6　鉴别诊断

炎症后色素沉着的鉴别诊断包括以下内容：固定性药疹、系统性药物引起的色素沉着、斑疹性淀粉样变、灰皮病、黄褐斑、花斑癣。药物，如四环素、抗疟药、砷、博莱霉素和阿霉素也可导致皮肤色素沉着。

17.7　治疗

炎症后色素沉着的处理包括预防进一步色素沉积并减轻已经改变的色素异常。首先且最重要的是，针对病因治疗或除去损伤，对

防止新皮损的出现是必要的。避免日光照射对防止现有皮损的加重也很重要。在某些情况下，随着时间延长，上述措施可致炎症后色素沉着消退。然而，在消退不完全或缓慢的病例，其他治疗方法可以有助 PIH 的处理。

17.8　外用制剂

维 A 酸单一疗法，可促进 PIH 的消退。一项随机、双盲、赋形剂对照研究使用 0.1% 维 A 酸乳膏在黑人患者中治疗面部 PIH 40 周，使用 0.1% 维 A 酸乳膏与赋形剂相比提示 PIH 明显变淡[11]。最初注意到整体改善出现在治疗 4 周后。50%（12/24）维 A 酸治疗的患者经历红斑和脱屑；然而，没有 1 例患者发生进一步的色素沉着或色素脱失的副作用。在另一项随机、双盲、赋形剂对照研究中，Grimes 和 Callender[12] 报道了每天 1 次 0.1% 他扎罗汀霜对 Fitzpatrick 皮肤类型 Ⅳ ～ Ⅵ 的痤疮病人 PIH 的治疗效果。报道指出，在整个研究中，相较于赋形剂，治疗 10 周后维 A 酸的优势最为明显，并且副作用仅仅为轻度的红斑、烧灼感和角质层剥脱。一项深色皮肤痤疮患者的开放性研究显示，0.1% 阿达帕林凝胶有减少 PIH 的疗效[13]。

同时使用各种漂白剂也已可以改善 PIH。在 1975 年，有报道称维 A 酸联合氢醌和地塞米松治疗 PIN 有效[14]。在一项小型研究中已经显示，应用 2% 氢醌和 10% 羟乙酸凝胶，每日两次和 0.05% 维 A 酸霜晚上应用对深肤色的 PIN 患者有益[15]。同样，Yoshimura 等[16] 提出维 A 酸联合氢醌和乳酸对减轻 PIN 有效。最近，Cook-Bolden 等[17] 报道，使用一种包含 4% 氢醌、10% 缓冲羟乙酸、维生素 C、维生素 E 和防晒霜的组合漂白霜（Glyquin®）对 PIN 有明显的改善。在这项研究中，35 例皮肤类型 Ⅳ ～ Ⅵ 的患者，通过每天 2 次连续使用 12 周后，获得了临床改善。

17.9　化学换肤

化学换肤对持续性炎症后色素沉着以及那些对外用漂白制剂无反应的病例,可以是一个有用的辅助治疗[18,19]。由于许多炎症后色素沉着的病例发生在深色皮肤的人,当考虑使用化学换肤剂时,必须意识到在浅色和深肤色类型之间存在内在性的差异。尽管在不同的种族群,发现黑素细胞没有量的差异,然而,深肤色的个体会产生更大量的黑素颗粒且对皮肤损伤反应更大。在临床上这意味着深肤色的个体对刺激易感性增加且有进一步色素加重的风险。为了减少色素沉着加重潜在的风险,有作者报道在深色皮肤换肤时应用漂白剂,如 4% 氢醌霜预处理 2 周。此外,在系列化学换肤之前和期间 2 到 4 周间,维 A 酸应停用 1 ~ 2 周[18]。

浅表的化学换肤,包括水杨酸换肤剂、羟乙酸和 Jessner 溶液换肤,针对角质层到真皮乳头层,可以安全地使用并使 PIH 的治疗变得容易(图 17.2a,b 到图 17.5a,b)。

为了评价反应的差异性和进一步限制 PIH 发生,在可以耐受且必要的情况下,化学换肤液应从低浓度开始并逐渐增加剂量。

对炎症后色素沉着的治疗,浅表的水杨酸换肤已显示是安全有效的。在一项 5 例皮肤类型 V 和 VI 和 PIH 的研究中,患者先用 4% 氢醌霜预处理两周,接着每隔两周实施 1 次共 5 次 20% ~ 30% 水杨酸换肤治疗,结果 1 例有 51% ~ 75% 改善,4 例 75% 改善[20]。无不良反应记录。

羟乙酸换肤液也可用于治疗 PIH。Burns 等[15]证明在氢醌、羟乙酸凝胶和维 A 酸联合的局部外用疗法附加羟乙酸换肤液,改善更明显且迅速。在这项研究中,Fitzpatrick IV、V 和 VI 型患者除了外用疗法外,并接受了六次羟乙酸换肤,与单独外用疗法相比,发现有额外的益处及最小的不良

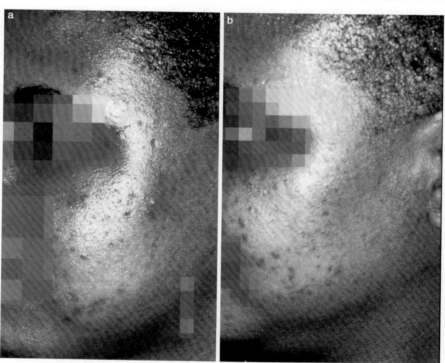

图 17.2　(a)寻常痤疮导致的严重的炎症后色素沉着。(b)水杨酸系列换肤和 4% 氢醌治疗后

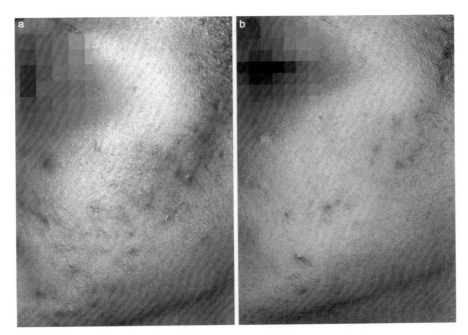

图17.3 （a）痤疮擦破后严重且顽固的炎症后色素沉着。（b）经过4次20%水杨酸系列和30%的换肤剂以及10%氢醌霜处理后

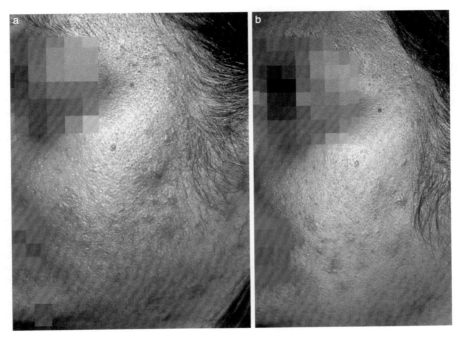

图17.4 （a）不明来源的局部刺激剂引发炎症后色素沉着。（b）经过两次羟乙酸（20%和35%）处理后

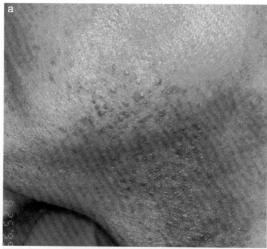

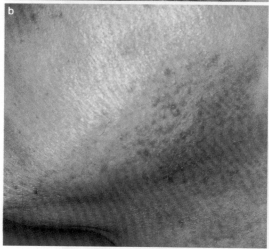

图 17.5 （a）须部假性毛囊炎和炎症后色素沉着。（b）两次 Jessner 液换肤后作用。

17.10　激光疗法

通常,常规不使用激光治疗炎症后色素沉着,由于激光可能是 PIH 的原因,特别是在肤色较深的类型。PIH 是色素性皮损治疗、激光脱毛、传统的除皱术和点阵激光治疗后常见的副作用之一[21-23]。在一个较深肤色类型的研究中,在激光治疗之前 10 分钟和激光脱毛治疗后 5 天,使用强效外用皮质类

固醇,可缩短炎症后色素沉着的持续时间[24]。

一份报告指出:使用 1064nm Q 开关 Nd:YAG 激光治疗 PIH 有效,可作为 PIH 的二线治疗方法。三例韩国患者,面部色素性皮损在强脉冲光和/或 Q 开关激光治疗后出现 PIH。外用漂白剂失败后,这些患者接受每周 1 次共 5 次的低能量密度的 1064nm Q 开关 Nd:YAG 激光治疗后,病变改善[25]。

17.11　总结

PIH 的最佳治疗包括预防进一步色素沉积和清除沉积的色素。当与外用漂白疗法联合使用时,化学换肤效果最好。激光治疗应该非常谨慎和小心。鉴于深肤色类型有出现炎症后色素沉着的倾向,因此采用浅表换肤效果最好,且同时并发症最少。

免责声明: 在这篇文章中提到的任何产品或设备,笔者没有经济利益关联。

参考文献

1. Halder RM, Grimes PE, McLaurin CI, Kreiss MA, Kenney JA (1983) Incidence of common dermatoses in a predominantly black dermatologic practice. Cutis 32:378–380
2. Pandya AG, Guevara IL (2000) Disorders of hyperpigmentation. Dermatol Clin 18(1):91–98
3. Epstein JH (1989) Postinflammatory hyperpigmentation. Clin Dermatol 7(2):55–65
4. McBurney EI (2002) Side effects and complications of laser therapy. Dermatol Clin 20(1):165–176
5. Nordlund JJ, Abdel-Malek ZA (1988) Mechanisms of post-inflammatory hyperpigmentation and hypopigmentation. Prog Clin Biol Res 256:219–236
6. Johansson O, Ljungberg A, Han SW, Vaalasti A (1991) Evidence for gamma-melanocyte stimulating hormone containing nerves and neutrophilic granulocytes in the human skin by indirect immunofluorescence. J Invest Dermatol 96(6):852–856
7. Morelli JG, Yohn JJ, Lyons MB, Murphy RC, Norris DA (1989) Leukotrienes C4 and D4 as potent mitogens for cultures human neonatal melanocytes. J Invest Dermatol 93(6):719–722
8. Tomita Y, Iwamoto M, Masuda T, Tagami H (1987) Stimulatory effect of prostaglandin E2 on the configuration of normal human melanocytes in vitro. J Invest Dermatol 89(3):299–301
9. Tomita Y, Maeda K, Tagami H (1992) Melanocyte-stimulation properties of arachidonic acid metabolites: pos-

sible role of post-inflammatory pigmentation. Pigment Cell Res 5(5 pt 2):357–361

10. Noto G, Pravata G, Arico M (1998) Reticulate postinflammatory hyperpigmentation with band-like mucin deposition. Int J Dermatol 37(11):829–832

11. Bulengo-Ransby SM, Griffiths C, Kimbrough-Green CK, Finkel LJ, Hamilton TA, Ellis CN, Voorhees JJ (1993) Topical tretinion (retinoic acid) therapy for hyperpigmented lesions caused by inflammation of the skin in black patients. N Engl J Med 328:1438–1443

12. Grimes PE, Callender VD (2003) Tazarotene cream 0.1% in the treatment of facial post-inflammatory hyperpigmentation associated with acne vulgaris: a two-center, double-blind, randomized, vehicle – controlled study. Poster presentation at the 61st annual meeting of the American Academy of Dermatology, San Francisco, 21–26 March 2003

13. Jacyk WK, Mpofu P (2001) Adapalene gel 0.1% for topical treatment of acne vulgaris in African patients. Cutis 68:48–54

14. Kligman AM, Willis I (1975) A new formula for depigmenting human skin. Arch Dermatol 111:40–48

15. Burns R, Prevost-Blank PL, Lawry MA, Lawry TB, Faria DT, Fivenson DP (1999) Glycolic acid peels for postinflammatory hyperpigmentation in black patients. Dermatol Surg 25:18–22

16. Yoshimura K, Harii K, Aoyama T, Iga T (2000) Experience with a strong bleaching treatment for skin hyperpigmentation in Orientals. Plast Reconstr Surg 105:1097–1110

17. Cook-Bolden FE (2004) The efficacy and tolerability of a combination cream containing 4% hydroquinone in the treatment of postinflammatory hyperpigmentation in skin types IV-VI. J Cosmet Dermatol 17(3):149–155

18. Grimes PE (2000) Agents for ethnic skin peeling. Dermatol Ther 30:159–164

19. Callender VD (2004) Acne in ethnic skin: special considerations for therapy. Dermatol Ther 17:184–195

20. Grimes PE (1999) The safety and efficacy of salicylic acid chemical peels in darker racial-ethnic groups. Dermatol Surg 25:18–22

21. Nanni CA, Alster TS (1999) Laser-assisted hair removal: side effects of Q-switched Nd:Yag, long-pulsed ruby, and alexandrite lasers. J Am Acad Dermatol 41(2 pt1):165–171

22. Tanzi EL, Alster TS (2003) Single-pass carbon dioxide versus multiple-pass Er:YAG laser skin resurfacing: a comparison of postoperative wound healing and side-effect rates. Dermatol Surg 29(1):80–84

23. Graber EM, Tanzi EL, Alster TS (2008) Side effects and complications of fractional laser photothermolysis: experience with 961 treatments. Dermatol Surg 34(3):301–305

24. Aldraibi MS, Touma DJ, Khachemoune A (2007) Hair removal with the 3-mec alexandrite laser in patients with skin types IV-VI: efficacy, safety, and the role of topical steroids in preventing side effects. J Drugs Dermatol 6(1):60–66

25. Cho SB, Park SJ, Kim JS, Kim MJ, Bu TS (2009) Treatment of post-inflammatory hyperpigmentation using a 1064 nm QS Nd:Yag laser with low fluence: report of three cases. J Eur Acad Dermatol Venereol 23:1206–1207

18 痤疮后瘢痕的深层化学换肤

Marina Landau

18.1 历史和分类

痤疮是一种常见的疾病,影响几乎 100% 青少年[1,2]。绝大多数痤疮发生在 20 ~ 25 岁,但也有 1% 的男性和 5% 的女性在 40 岁的年龄表现痤疮皮损[3]。瘢痕在痤疮的病程中发生较早,并可能影响 95% 的男女患者[4]。细胞介导的免疫反应的差异涉及个人发展成痤疮后瘢痕的倾向[5]。

痤疮瘢痕削弱患者的社会活动能力。痤疮瘢痕的治疗对医生提出了挑战。通常,由于深度、宽度和结构的广泛变化,他们不能由单一的治疗方式得到有效的纠正[6]。

为了根据瘢痕类型来评估不同的治疗方式的功效,痤疮瘢痕几个形态学的分类已经被提出。标准分类包括三个基本的瘢痕类型:冰锥形瘢痕(icepick)、碾压样瘢痕和箱车样瘢痕[7,8]。冰锥形瘢痕是垂直扩展到真皮深层或皮下组织的狭窄的(<2 毫米)、深的边界清楚的上皮束(图 18.1)。碾压样瘢痕发生于外观相对正常的皮肤被牵引,通常比较宽(4 ~ 5nm)(图 18.2)。皮下束妨碍表面治疗;因此,校正皮下成分是必要的。箱车样瘢痕是圆形至卵圆形界限清楚的的垂直边缘的凹陷,类似于水痘瘢痕(图 18.3)。他们可以浅或深。其他不常见的瘢痕包括窦道,肥大性瘢痕和瘢痕疙瘩。

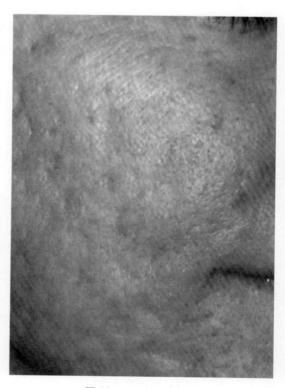

图 18.2 碾压样瘢痕

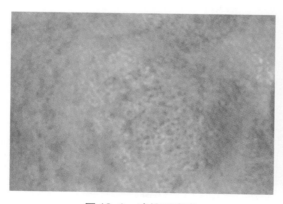

图 18.1 冰锥型瘢痕

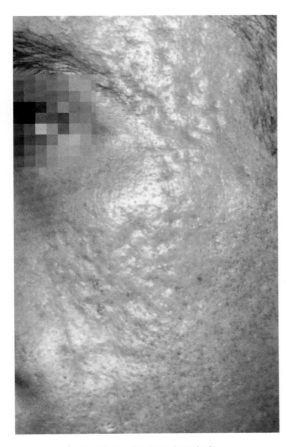

图 18.3　箱式凹陷型瘢痕

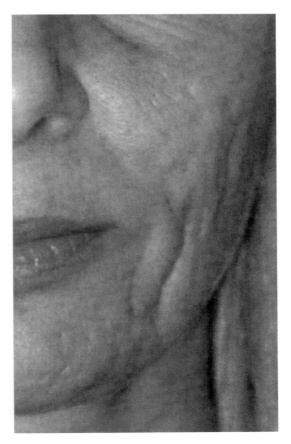

图 18.4　扩大的凹陷瘢痕

据其他分类,痤疮瘢痕分为隆起性、营养不良性,或凹陷性。隆起性瘢痕再细分为肥大性、瘢痕疙瘩性、和丘疹性瘢痕三类,同时,凹陷性瘢痕则细分为扩大的凹陷性瘢痕和非扩大的凹陷性瘢痕(图 18.4)。通用的定量痤疮瘢痕评估工具可根据瘢痕的类型和瘢痕的数量给出分值[9]。

早在 1905 年,外科学方法已用来改善由面部痤疮导致的皮肤瘢痕。一百年前,两位纽约的皮肤科医生,George MacKee 和 Florentine Karp,对痤疮后瘢痕开始使用苯酚换肤[10]。此后用于矫正痤疮瘢痕的方法包括皮片移植[11,12]、皮肤磨削术[13-15]、胶原植入法[16-18],皮肤覆盖移植法[19]、钻孔切除术、移植和填充[20,21]、皮肤移植[22,23]、皮下分离

(subcision)[24],点阵激光术[25-31]、微晶磨削术[32]、皮肤砂磨(dermasanding)[33]及它们的联合应用[34-36]。

但是皮肤重建治疗的主流仍然是化学换肤以及磨削术[37-42]。改善面部瘢痕使用的化学换肤包括 α-羟酸换肤、三氯醋酸以及以酚为基础的深层换肤方法[43-48]。在本章中,我们讨论痤疮后瘢痕处理的深层化学换肤。

18.2　适应证

一般来说,在凹陷性和萎缩性或碾压样瘢痕和箱车样瘢痕通常取得最好的结果。冰锥形瘢痕常常需要由钻孔切除术做先导。我

们的经验表明,在年龄较大者,皮肤弹性较差,瘢痕获得更显著改善反而成为可能。男性的皮肤,在美容上改善通常不太显著。

在一般情况下,重要的是管理病人的期望,因为,正如前面提到的,任何类型的痤疮瘢痕都不可能被完全除去。

18.3   禁忌证

获得与瘢痕疙瘩或肥大性瘢痕形成的病史有关的细节很重要。以前,在由异维A酸治疗的患者中,我们经常建议推迟6~12个月再行治疗[49]。这项建议已被我们和其他人修订和改变,并且,目前我们为患者换肤,尤其是有些皮肤厚、油性的患者,在低剂量异维A酸(直到每周40毫克)时,副作用发生率并没有增加。活动性痤疮不是化学换肤一个禁忌证。在这些病例中,换肤通常需要联合2~3周的全身性抗生素应用。为了避免痤疮加重和瘢痕再发生,在换肤后考虑异维A酸治疗常常是可取的。

深层换肤的绝对禁忌证,主要包括身体或心理的不稳定性;在妊娠和哺乳期任何化妆品干预被认为都是不可取的。在该操作之前,所有患者都需要进行心电图和全血计数的检查。任何心脏疾病都要特别警惕并且始终建议与病人的心脏专家合作工作。

18.4   换肤前准备

痤疮瘢痕治疗必须个体化量身定制。病人应该了解瘢痕修复过程可能需要一个以上的手术期。在换肤前4~6周,钻孔切除术或填充必须施行,而皮下分离可以与换肤在同一时期进行。

在换肤之前,对具有复发性单纯疱疹病史患者给予预防性口服抗病毒药物。

18.5   换肤技术

深层化学换肤过程的完整描述见其他章节(第6章)。在换肤前,分离(皮肤分离)技术用于从瘢痕基底游离纤维束。为了这个目的,我们使用18号4cm NoKor Admix针(Becton Dickinson公司),该针有与11号刀片相似的三角形尖端(图18.5)。它使纤维束顺利分离。针通过皮肤表面插入,其锋利的边缘在缺陷部位下面移动,使皮肤分离。这样,凹陷部位得以提升,并且在正常伤口的愈合过程中形成结缔组织。

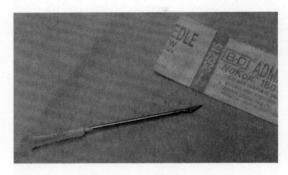

图18.5   NoKor Admix皮下分离针

均匀并逐渐将Exoderm溶液涂于皮肤,直到实现全面结霜(图18.6)。

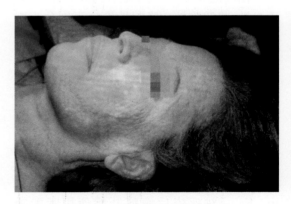

图18.6   换肤溶液应用后结霜

在这个阶段,我们结合通过使用磨头机械皮肤磨削术,这是一个无菌手术设备,最初设计用于在操作过程中清洁烙头

（图18.7）。这个简单的一次性工具可在任何标准的手术设置获得。另一种选择是使用已灭菌的温和的砂纸。在这个阶段，可出现小点状出血。重新应用换肤液凝固大部分出血（图18.8）。用防渗胶带面罩覆盖面部24小时。24小时后，去掉胶带面罩，用无菌生理盐水清洗干净渗出物。瘢痕区域施行换肤溶液并再用胶带包裹，胶带保留4～6小时，然后由病人除去。面部用次没食子酸铋防腐的粉剂覆盖7天。治疗的第三个阶段是6～8周后在最初的治疗区域再换肤，适用于有瘢痕残留的患者。

18.6　术后护理

手术后的病人，建议使用水性乳液面霜和效力强的遮光剂。大约超过2个月时期红斑逐渐消退。在此期间，鼓励基础化妆；对深肤色的患者（Fitzpatrick皮肤类型3或4），推荐应用Kligman制剂以防止反应性色素沉着和继发的皮肤潮红。为了避免新瘢痕的出现应立即处方米诺环素或系统性应用异维A酸。

18.7　优势

深层化学换肤与其他次要的外科方法结合包括钻孔切除术、填充及皮下分离，为每个人得到有效治疗提供了一种可能性。

18.8　劣势

尽管治疗会使瘢痕显著改善，但通常所有的伤痕完全消除是不可能的。患者需要注意的是使用多种互补的技术和费时的治疗以产生最佳的效果。

以苯酚为基础的化学换肤联合皮肤磨削以及皮下分离的结果如下所示（图18.9～图18.15）。

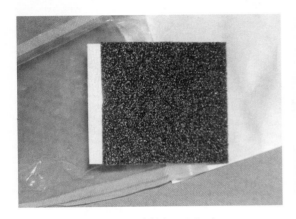

图18.7　砂纸（tipolisher）

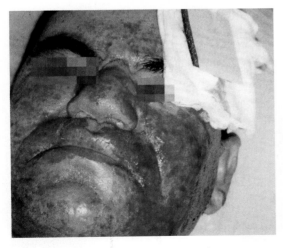

图18.8　用砂纸磨削皮肤

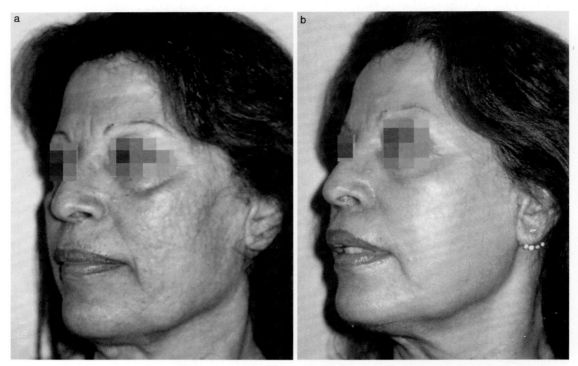

图 18.9   一位 52 岁有箱车样痤疮瘢痕的患者。(a) 治疗前。(b) 深层化学换肤和皮肤磨削 1 月后

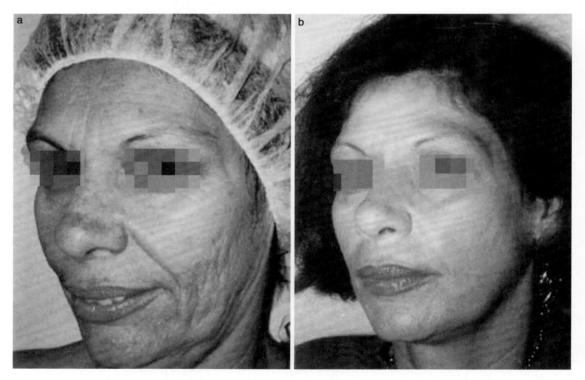

图 18.10   一位 48 岁有痤疮瘢痕和皱纹的病人。(a) 治疗前。(b) 深层化学换肤和皮肤磨削 6 月后

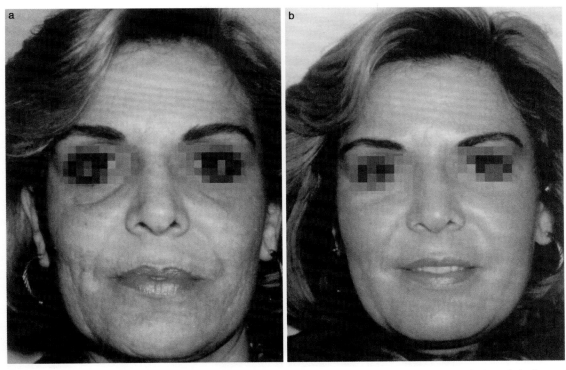

图 18. 11　　一位 44 岁有碾压样痤疮瘢痕的患者。(a)治疗前。(b)深层化学换肤结合皮下分离术皮肤磨削术 3 个月后

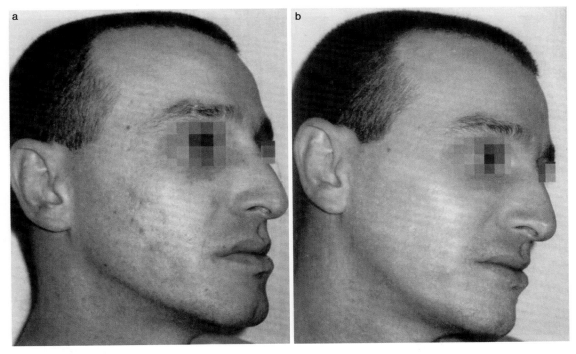

图 18. 12　　一位 42 岁有箱车样痤疮瘢痕的男性患者。(a)治疗前 。(b)深层化学换肤和皮肤磨削术 2 周后

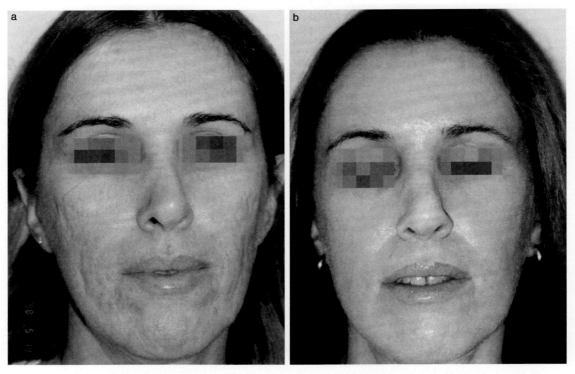

图 18.13   一位 38 岁有碾压样和扩大的凹陷瘢痕患者。(a)治疗前。(b)深层化学换肤结合皮下分离及皮肤磨削 1 月后

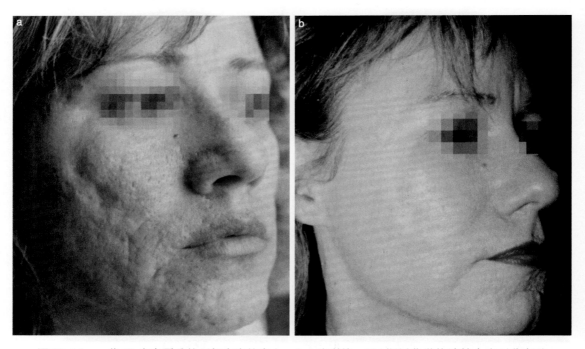

图 18.14   一位 51 岁有严重的面部瘢痕的病人。(a)治疗前。(b)深层化学换肤结合皮下分离及皮肤磨削 2 月后

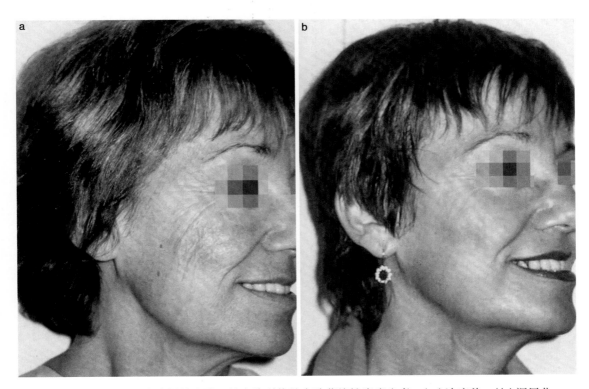

图 18.15 一位 56 岁有皱纹和陈旧性皮肤利什曼病致萎缩性瘢痕患者。（a）治疗前。（b）深层化学换肤 3 月后

免责声明： 在这篇文章中提到的任何产品或设备与笔者没有经济利益关联。

参考文献

1. Burton JL, Cunliffe WJ, Stafford I, Shuster S (1971) The prevalence of acne vulgaris in adolescence. Br J Dermatol 85:119–126
2. Rademaker M, Garioch JJ, Simpson NB (1989) Acne in schoolchildren: no longer a concern for dermatologists. BMJ 298:1217–1219
3. Cunliffe WJ, Gould DJ (1979) Prevalence of facial acne vulgaris in late adolescence and in adults. BMJ 1: 1109–1110
4. Layton AM, Henderson CA, Cunliffe WJ (1994) A clinical evaluation of acne scarring and its incidence. Clin Exp Dermatol 19:303–308
5. Holland DB, Jeremy AHT, Roberts SG, Seukeran DC, Layton AM (2004) Inflammation in acne scarring: a comparison of the responses in lesions from patients prone and not prone to scar. Br J Dermatol 150:72–81
6. Alam M, Dover JS (2006) Treatment of acne scarring. Skin Therapy Lett 11:7–9
7. Jacob CI, Dover JS, Kaminer MS (2001) Acne scarring: a classification system and review of treatment options. J Am Acad Dermatol 45:109–117
8. Kadunc BV, Trindade de Almeida AR (2003) Surgical treatment of facial acne scars based on morphologic classification: a Brazilian experience. Dermatol Surg 29:1200–1209
9. Goodman GJ, Baron JA (2007) The management of post-acne scarring. Dermatol Surg 33:1175–1188
10. Mackee GM, Karp FL (1952) The treatment of post acne scars with phenol. Br J Dermatol 64:456–459
11. Kurtin A (1953) Corrective surgical planning of skin: new technique for treatment of acne scars and other skin defects. AMA Arch Dermtol Syphilol 68:389–397
12. Malherbe WD, Davies DS (1971) Surgical treatment of acne scarring, by a dermatome. Plast Reconstr Surg 47:122–126
13. Orentreich N (1969) Dermabrasion. J Am Med Womens Assoc 24:331–336
14. Kurtin A (1968) Dermabrasion. Arch Dermatol 98:87
15. Rattner R, Rein CR (1955) Treatment of acne scars by dermabrasion; rotary brush method. J Am Med Assoc 159: 1299–1301
16. Knapp TR, Kaplan EN, Danieks JR (1977) Injectable collagen for soft tissue augmentation. Plast Reconstr Surg 60:398–405
17. Stegman SJ, Tromovitch TA (1980) Implantation of collagen for depressed scars. J Dermatol Surg Oncol 6:450–453
18. Varnavides CK, Forster RA, Cunliffe WJ (1987) The role of bovine collagen in the treatment of acne scars. Br J Dermatol 116:199–206
19. Thrimbke JR (1983) Dermal overgarfting in dermatology. J Dermatol Surg Oncol 9:987–993
20. Dzubow LM (1985) Scar revision by punch-graft transplants. J Dermatol Surg Oncol 11:1200–1202

21. Besecker B, Hart CG (1999) A new treatment option for acne scars: allograft dermis. Dermatol Nurs 11:111–114

22. Goodman G (1997) Laser-assisted dermal grafting for the correction of cutaneous contour defects. Dermatol Surg 23:95–99

23. Mancuso A, Farber GA (1991) The abraded punch graft for pitted facial scars. J Dermatol Surg Oncol 17:32–34

24. Sulamanidze MA, Salti G, Mascceti M, Sulamanidze GM (2000) Wire scalpel for surgical correction of soft tissue contour defects by subcutaneous dissection. Dermatol Surg 26:146–150

25. Garrett AB, Dufresne RG Jr, Ratz JL, Berlin AJ (1990) Carbon dioxide laser treatment of pitted acne scarring. J Dermatol Surg Oncol 16:737–740

26. Alster TS, West TB (1996) Resurfacing of atrophic facial acne scars with a high-energy, pulsed carbon dioxide laser. Dermatol Surg 22:151–154

27. Alster TS, McMeekin TO (1996) Improvement of facial acne scars by the 585 nm flashlamp-pumped pulsed dye laser. J Am Acad Dermatol 35:79–81

28. Kye YC (1997) Resurfacing of pitted facial scars with a pulsed Er:YAG laser. Dermatol Surg 23:880–883

29. West TB (1997) Laser resurfacing of atrophic scars. Dermatol Clin 15:449–457

30. Manusciatti W, Fitzpatrick RE, Goldman MP (2000) Treatment of facial skin using combinations of CO2, Q-switched alexandrite, flashlamp-pumped pulsed dye, and Er:YAG lasers in the same treatment session. Dermatol Surg 26:114–120

31. Jordan R, Cummins C, Burls A (2000) Laser resurfacing of the skin for the improvement of facial acne scarring: a systematic review of the evidence. Br J Dermatol 142:413–423

32. Tsai RY, Wang CN, Chan HL (1995) Aluminum oxide crystal microdermabrasion. A new technique for treating facial scarring. Dermatol Surg 21:539–542

33. Goodman GJ (2003) Post acne scarring: a review. J Cosmet Laser Ther 5:77–95

34. Fulton JE Jr (1987) Modern dermabrasion techniques: a personal appraisal. J Dermatol Surg Oncol 13:780–789

35. Solotoff SA (1986) Treatment for pitted acne scarring–postauricular punch grafts followed by dermabrasion. J Dermatol Surg Oncol 12:1079–1084

36. Grevelink JM, White VR (1998) Concurrent use of laser skin resurfacing and punch excision in the treatment of facial acne scarring. Dermatol Surg 24:527–530

37. Fulton JE Jr (1996) Dermabrasion, chemabrasion, and laserabrasion. Historical perspectives, modern dermabrasion techniques, and future trends. Dermatol Surg 22:619–628

38. Ayhan S, Baran CN, Yavuzer R, Latifoglu O, Cenetoglu S, Baran NK (1998) Combined chemical peeling and dermabrasion for deep acne and posttraumatic scars as well as aging face. Plast Reconstr Surg 102(4):1238–1246

39. Horton CE, Sadove RC (1987) Refinements in combined chemical peel and simultaneous abrasion of the face. Ann Plast Surg 19(6):504–511

40. Fintsi Y, Kaplan H, Landau M (1999) Whether to peel or laser for acne scarring and hyperpigmentation. Int J Cosmet Surg 7:67–70

41. Fintsi Y (1998) Exoderm chemabrasion: original method for the treatment of facial acne scars. Int J Cosmet Surg 6:111–114

42. Wang KK, Lee M (1999) The principle of a three-staged operation in the surgery of acne scars. J Am Acad Dermatol 40(1):95–97

43. Atzori L, Brundu MA, Orru A, Biggio P (1999) Glycolic acid peeling in the treatment of acne. J Eur Acad Dermatol Venereol 12:119–122

44. Monheit GD (1996) Combination medium-depth peeling: the Jessner's+TCA peel. Facial Plast Surg 12(2):117–124

45. Lee JB, Chung WG, Kwahck H, Lee KH (2002) Focal treatment of acne scars with trichloroacetic acid: chemical reconstruction of skin scars method. Dermatol Surg 28(11):1017–1021

46. Al-Waiz MM, Al-Sharqi AI (2002) Medium-depth chemical peels in the treatment of acne scars in dark-skinned individuals. Dermatol Surg 28(5):383–387

47. Landau M (2005) Advances in deep chemical peels. Dermatol Nurs 17:438–441

48. Park JH, Choi YD, Kim SW et al (2007) Effectiveness of modified phenol peel (Exoderm) on facial wrinkles, acne scars and other skin problems of Asian patients. J Dermatol 34:17–24

49. Bagatin E, Dos Santos Guadanhim LR, Yarak S, Kamamoto CS, De Almeida FA (2010) Dermabrasion for acne scars during treatment with oral isotretinoin. Dermatol Surg 36(4):483–489

酒渣鼻

19

Stefano Veraldi, Alessandra Ferla Lodigiani, and
Mauro Barbareschi

19.1 简介

酒渣鼻是成年男女面部炎症性、慢性复发性疾病。具有一个或多个下列特征:复发性、持续性的潮红、红斑、毛细血管扩张、丘疹、脓疱和结节。此外,可出现眼部受累。酒渣鼻表现的方式是可变的;但第一表现形式通常是潮红和红斑。许多患者也主诉刺痛感;瘙痒较罕见。

19.2 流行病学

酒渣鼻是一种常见病:患病率从1%到10%不等。主要影响年龄在30岁至65岁之间且皮肤类型为Ⅰ和Ⅱ型的患者。酒渣鼻女性比男性常见,但男性更为严重。家族发病情况达到15%至30%。

19.3 发病机制

许多因素可能参与酒渣鼻的发病机制。但没有一个得到证实。

19.3.1 种族

酒渣鼻被认为在黑种人中是非常罕见的[1,2]:Ayres[1]在1988年写道:"我不记得我治疗过一个黑人的酒糟鼻"。随后,其他作者[3]观察了108例患者中有11例深肤色的患者。简单地说,酒渣鼻以潮红、红斑和毛细血管扩张为其特征的可能性在深肤色上很少见。

19.3.2 血管异常

一些作者研究[3]表明,通过激光多普勒血流测定,与对照组比较,酒渣鼻患者在真皮乳头的血管是扩张的。

19.3.3 炎热

炎热引起周围血管扩张:因此,它可以维持和/或使预先存在的酒渣鼻加重,但是它不会引起该疾病。

19.3.4 饮食和酒精

迄今公布的流行病学研究不支持特殊的食品,如辛辣的食物或饮酒,在发病机制中的作用[4]。

19.3.5 心理因素

几乎所有的作者指出,酒渣鼻可能会导致抑郁症,但后者不是该病的原因[4]。

19.3.6 药物

局部和全身[5,6]皮质类固醇激素在发病机制中的作用已有报道。众所周知,从20世纪70年代开始,Leyden等[6]描述10例患者,持续长时间应用氟化的皮质类固醇激素后,面部发展成酒渣样皮炎。学者[6]将这种临床表现命名为"类固醇酒糟鼻(steroid rosacea)"。其他可以罕见地导致酒渣鼻或酒渣鼻样皮损的药物是外周血管扩张剂、维生素 B_6 和维生素 B_{12}、胺碘酮[7]和吡美莫司[8]。

19.3.7   毛囊蠕形螨

毛囊蠕形螨在发病机制中的作用,在 1925 年,第一次由 Kaufmann-Wolf 提出假设[9]。在过去,一些学者指出,这种螨只存在于酒渣鼻患者。随后,毛囊蠕形螨被发现也存在于健康受试者,由于这种螨不是酒渣鼻所特有,但是主要存在于酒渣鼻患者中,因而支持此理论[10-13]。随后,一些作者[10,11,14,15]提出毛囊蠕形螨的数量在酒渣鼻的患者中是增高的。负荷高于 5 个螨/cm^2 被认为是病态的[10]。这些结果没有在所有的研究中被证实:一些学者[15]研究发现,38 例酒渣鼻患者中仅 10 例毛囊蠕形螨的数量高于 5 个螨/cm^2;此外,38 例对照中 5 例数量高于 5 个螨/cm^2。在一组酒渣鼻患者与两组对照比较研究中,研究者也未观察到[12]螨的数目差异。几位研究者发现毛囊蠕形螨多见于丘疹脓疱[10,11]和类固醇酒渣鼻[14]。1981 年,Rufli 等[13]观察到螨患病率随着年龄增加,并且在几乎 100% 的老年健康受试者螨检测出现阳性。这些研究结果被 Crawford 等[16]在一个研究中证实。他认为:"在大量的健康人中蠕形螨被发现。事实上,随着现代和敏感技术,蠕形螨在健康成人接近 100%。因此,简单的蠕形螨确认决不是发病机制的证据"。此外,至少有四项研究[13,14,17,18]清楚地表明特异抗毛囊蠕形螨治疗,局部和全身应用并不能减少螨的数量,但在临床上它们却改善了疾病。在所有这些研究结果的基础上,为一个酒渣鼻患者寻找毛囊蠕形螨既非必要,也对于治疗没有帮助。

19.3.8   幽门螺杆菌

支持幽门螺杆菌和酒渣鼻之间的关系的因素可归纳如下:(a)酒渣鼻患者的幽门螺杆菌感染的患病率较高[19~21];(b)这些患者有高滴度的抗幽门螺杆菌抗体[22~24];(c)根除幽门螺杆菌有时可伴有酒渣鼻的临床症状明显改善[24-27]。针对该关联的数据总结如下:(a)幽门螺杆菌在人群中是很常见的;(b)在酒渣鼻患者和对照组之间的抗幽门螺杆菌抗体滴度的差异非常低[28,29](c)酒渣鼻的患者根除幽门螺杆菌有时导致酒渣鼻的临床症状明显改善[30];(d)用于根除幽门螺杆菌的药物对酒渣鼻也是有效的[31,32]和(e)仅仅通过外用药物酒渣鼻往往改善。Bamford 等[30]指出,"治疗幽门螺杆菌感染对酒渣鼻症状没有短期有效的改善,不能支持幽门螺杆菌感染与酒渣鼻间的因果联系。"Crawford 等[16]写道:"在幽门螺杆菌和酒渣鼻之间的因果联系不存在强大的理论支持。"最后,Jones[33]表示,"幽门螺杆菌与酒渣鼻缺乏必然联系"。

19.4   临床分型

在 2002 年,国家酒渣鼻协会专家委员会[34]提出了酒渣鼻的临床分类,它包括这种疾病的四个亚型:

a)亚型 1:酒渣鼻以面部中央持续的潮红和红斑为特点,有或没有毛细血管扩张。

b)亚型 2:丘疹脓疱型酒糟鼻:持续性红斑与丘疹、丘脓疱和脓疱。

c)亚型 3:增生肉芽肿型酒渣鼻(phymatous rosacea):最常涉及的部位是鼻尖部(图 19.1)。过度皮脂溢出、持久性红斑、毛细血管扩张、丘疹、脓疱和结节为特征性的皮损;耳、额部、面颊和下颏可能不太经常被累及。

d)亚型 4:眼酒渣鼻:它可以以异物感、烧灼感、痒、眼干燥、畏光、视力模糊、眼周水肿、眼睑炎、结膜炎为特征。

此外,一些作者增加了腺体型,临床特征为发生于颧骨和面颊的丘疹、大脓疱以及有

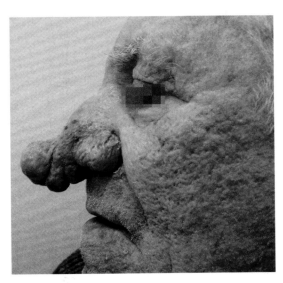

图 19.1 巨大鼻赘

时出现结节和囊肿,尤其是男性。另外,还有患者提出变异肉芽肿型:非炎症性丘疹和结节,黄色、棕色、或淡红色,颜色、硬度较一致,尤其是位于口周和下颌下区。

19.5 诊断与鉴别诊断

酒渣鼻的诊断通常比较容易。没有化学标志可以确认酒渣鼻的临床诊断。

革兰氏阴性菌、真菌和酵母菌感染引起的痤疮、毛囊炎,口周皮炎和多发性皮脂囊肿应考虑与之鉴别。

19.6 治疗

19.6.1 局部疗法

19.6.1.1 甲硝唑

甲硝唑是一种具有抗炎活性的硝基咪唑衍生物。它主要用于丘疹脓疱型酒渣鼻,0.75%~1%的浓度,效应类似于口服四环素[35]以及15%壬二酸[36]。甲硝唑具有良好的耐受性:局部副作用(烧灼感、干燥、发红)少见且严重程度较轻[37]。目前为止,未见报

道有光变态反应或光毒反应[38]。

19.6.1.2 壬二酸

壬二酸是一种饱和的二羟酸。对酒渣鼻的治疗作用可能是基于抑制了中性粒细胞活性氧的合成。15%的壬二酸凝胶的效果类似于1%甲硝唑凝胶[39,40]。

唯一的副作用为暂时性局部的轻度烧灼感[41]。

19.6.1.3 外用抗生素

外用抗生素(红霉素[42]和克林霉素[43])不常用于酒渣鼻患者。他们减少中性粒细胞的趋化性和氧自由基的合成[44]。这些药物通常有很好的耐受性:副作用是红斑、干燥、烧灼感但不常见且轻微[45]。

19.6.1.4 过氧化苯甲酰

单独使用[46]或与克林霉素[47]或红霉素联合[48],表明对酒渣鼻是有效的。副作用很常见(至少发生于三分之一的患者),包括红斑、干燥、脱屑和烧灼感[47]。

19.6.1.5 扑灭司林(Permethrin)

5%扑灭司林在酒渣鼻患者显著减少了皮肤毛囊蠕形螨的负荷。其效果与0.75%甲硝唑凝胶相似[49,50]。另外,10%的克罗米通(crotamitone)对丘疹脓疱型酒渣鼻似乎有效[51]。

19.6.1.6 硫磺

过去常用[52,53],现在使用较少。它可以单独使用,使用浓度为10%[54]或5%且可与10%的磺胺醋酰钠联用[55]。烧灼感、干燥、发红是含硫化合物相当常见的副作用[44]。

19.6.1.7 维A酸

它可以采用不同浓度(从0.01%到0.05%,尽管0.025%是最常在酒渣鼻中使

用的浓度)。其效果可与每天口服 10 毫克异维 A 酸相媲美[56]。与其他所有用于酒渣鼻的外用药物(烧灼感、干燥症、发红、脱屑)相比,其副作用更为频繁且严重。由于这些副作用,维 A 酸在酒糟鼻的治疗中非首选方案。

19.6.1.8　他克莫司和吡美莫司

对这些药物在酒渣鼻的治疗的文献资料至今是非常有限的[57-59]。也有一些由吡美莫司引起酒渣鼻的病例报道[8]。局部副作用(烧灼感和发红)是相当常见的并且有时很严重。根据循证医学(Cochrane)[60],在酒渣鼻的局部治疗上,只有甲硝唑和壬二酸显示有效。

19.6.2　系统疗法

在一个循证医学的研究中[60],33 种有关酒渣鼻的系统治疗的临床研究被选择,根据研究的结果,其中 8 种被认为有价值[8]。根据本研究,口服四环素和甲硝唑被认为对酒渣鼻有效。四环素作为抗感染剂,事实上,它们还抑制金属蛋白酶(MMP2,MMP9)、磷脂酶以及白细胞趋化性[61]。此外,它还具有抑制 IL-1β、IL-6 和 TNFα 的合成和释放的能力。酒渣鼻治疗的未来可以基于化学修饰四环素类(CMT)来完成。

由于其抗感染活性,甲硝唑被证明是有效的(通过中性粒细胞的黄嘌呤-黄嘌呤氧化酶系统抑制活性氧的产生)。

大环内酯类抗生素可用于对四环素不耐受、过敏、或禁忌的病例(怀孕期、哺乳期、年龄<12 岁)。也可考虑红霉素、克拉霉素、阿奇霉素,它们抑制中性粒细胞的趋化和促炎细胞因子的合成。

口服异维 A 酸可用于严重的酒渣鼻患者,在他们中应用口服四环素和甲硝唑仅获得部分缓解。

19.7　换肤

关于换肤治疗酒渣鼻的文献资料非常少。这是由于这样一个事实,即换肤可以引起疾病的加重、红斑延长、痊愈延迟[62]。然而,在严格选择的情况下,一些具有轻度丘疹脓疱型酒渣鼻患者,可通过使用水杨酸、壬二酸和扁桃酸换肤而改善[63]。

水杨酸是一种含 β 位羟基基团的有机羧酸。合适的浓度范围从 20% 到 30%(很少高达 50%),主要用于过度皮脂溢出的患者。

壬二酸,有时使用的浓度为 30%,主要用于过度皮脂溢出的患者[64]。

扁桃酸是一种来源于杏仁的 α-羟基酸。它可以单独使用或与壬二酸联合。被认为是一种轻微的换肤剂:副作用(红斑、脱屑、烧灼感)罕见且轻微。

在使用前,应用乙醇或醚或丙酮的溶液清洗皮肤。可以用刷子、或纱布沾取酸液,结霜时间因所用的酸而有所变化:扁桃酸和壬二酸霜期较长。酸缓冲后,碱性 pH 的水溶液(10% 的碳酸氢钠)应该被应用。在以后的几个星期,每天外用遮光剂和保湿护肤的产品很有必要。每次换肤后局部抗生素治疗(2~3 次/天,7~10 天)可能会有所帮助。

参考文献

1. Ayres S Jr (1988) Acne rosacea in blacks – were *Demodex* mites found in any patients? J Am Acad Dermatol 18:387–388
2. Rosen T, Stone MS (1987) Acne rosacea in blacks. J Am Acad Dermatol 17:70–73
3. Sibenge S, Gawkrodger DJ (1992) Rosacea: a study of clinical patterns, blood flow, and the role of *Demodex folliculorum*. J Am Acad Dermatol 26:590–593
4. Marks R (1968) Concepts in the pathogenesis of rosacea. Br J Dermatol 80:170–177
5. Basta-Juzbašić A, Šubić JS, Ljubojević S (2002) *Demodex folliculorum* in development of dermatitis rosaceiformis steroidica and rosacea-related diseases. Clin Dermatol 20:135–140
6. Leyden JJ, Thew M, Kligman AM (1974) Steroid rosacea. Arch Dermatol 110:619–622
7. Reifler DM, Verdier DD, Davy CL, Mostow ND, Wendt VE (1987) Multiple chalazia and rosacea in a patient treated with amiodarone. Am J Ophthalmol 103:594–595
8. Lübbe J, Stucky L, Saurat JH (2003) Rosaceiform dermatitis with follicular *Demodex* after treatment of facial atopic derma-

titis with 1% pimecrolimus cream. Dermatology 207:205–207

9. Kaufmann-Wolf M (1925) Über regelmässiges vorkommen von *Demodex folliculorum* in den pusteln von rosacea pustulosa. Derm Wschr 81:1095–1103

10. Forton F, Seys B (1993) Density of *Demodex folliculorum* in rosacea: a case-control study using standardized skin-surface biopsy. Br J Dermatol 128:650–659

11. Georgala S, Katoulis AC, Kylafis GD, Koumantaki-Mathioudaki E, Georgala C, Aroni K (2001) Increased density of *Demodex folliculorum* and evidence of delayed hypersensitivity reaction in subjects with papulopustular rosacea. JEADV 15:441–444

12. Roihu T, Kariniemi AL (1998) *Demodex* mites in acne rosacea. J Cutan Pathol 25:550–552

13. Rufli T, Mumcuoglu Y, Cajacob A, Büchner S (1981) *Demodex folliculorum*: zur ätiopathogenese und therapie der rosazea und der perioralen dermatitis. Dermatologica 162:12–26

14. Bonnar E, Eustace P, Powell FC (1993) The *Demodex* mite population in rosacea. J Am Acad Dermatol 28:443–448

15. Erbağci Z, Özgöztaşi O (1998) The significance of *Demodex folliculorum* density in rosacea. Int J Dermatol 37:421–425

16. Crawford GH, Pelle MT, James WD (2004) Rosacea: I. Etiology, pathogenesis, and subtype classification. J Am Acad Dermatol 51:327–341

17. Persi A, Rebora A (1985) Metronidazole in the treatment of rosacea. Arch Dermatol 121:307–308

18. Robinson TWE (1965) *Demodex folliculorum* and rosacea. A clinical and histological study. Arch Dermatol 92: 542–544

19. Erel A, Öztaş M, İlter N, Senol E, Sultan N, Gürer MA (1995) *Helicobacter pylori* seroprevalence in patients with acne rosacea. JEADV 5(Suppl 1):S151

20. Rebora A, Drago F, Parodi A (1995) May *Helicobacter pylori* be important for dermatologists? Dermatology 191:6–8

21. Szlachcic A, Sliwowski Z, Karczewska E, Bielanski W, Pytko-Polonczyk J, Konturek SJ (1999) *Helicobacter pylori* and its eradication in rosacea. J Physiol Pharmacol 50:777–786

22. Argenziano G, Donnarumma G, Iovene MR, Arnese P, Baldassarre MA, Baroni A (2003) Incidence of anti-*Helicobacter pylori* and anti-CagA antibodies in rosacea patients. Int J Dermatol 42:601–604

23. Gürer MA, Erel A, Erbaş D, Çağlar K, Atahan C (2002) The seroprevalence of *Helicobacter pylori* and nitric oxide in acne rosacea. Int J Dermatol 41:768–770

24. Szlachcic A (2002) The link between *Helicobacter pylori* infection and rosacea. JEADV 16:328–333

25. Kolibášová K, Tóthová I, Baumgartner J, Filo V (1996) Eradication of *Helicobacter pylori* as the only successful treatment in rosacea. Arch Dermatol 132:1393

26. Rebora A, Drago F, Picciotto A (1994) *Helicobacter pylori* in patients with rosacea. Am J Gastroenterol 89:1603–1604

27. Utaş S, Özbakir O, Turasan A, Utaş C (1999) *Helicobacter pylori* eradication treatment reduces the severity of rosacea. J Am Acad Dermatol 40:433–435

28. Bamford J (2001) Rosacea: current thoughts on origin. Semin Cutan Med Surg 20:199–206

29. Sharma VK, Lynn A, Kaminski M, Vasudeva R, Howden CW (1998) A study of the prevalence of *Helicobacter pylori* infection and other markers of upper gastrointestinal tract disease in patients with rosacea. Am J Gastroenterol 93:220–222

30. Bamford JTM, Tilden RL, Blankush JL, Gangeness DE (1999) Effect of treatment of *Helicobacter pylori* infection on rosacea. Arch Dermatol 135:659–663

31. Bonamigo RR, Leite CS, Wagner M, Bakos L (2000) Rosacea and *Helicobacter pylori*: interference of systemic antibiotic in the study of possible association. JEADV 14:424–425

32. Mayr-Kanhauser S, Kranke B, Kaddu S, Mullegger RR (2001) Resolution of granulomatous rosacea after eradication of *Helicobacter pylori* with clarithromycin, metronidazole and pantoprazole. Eur J Gastroenterol Hepatol 13:1379–1383

33. Jones MP, Knable AL Jr, White MJ, Durning SJ (1998) *Helicobacter pylori* in rosacea: lack of an association. Arch Dermatol 134:511

34. Wilkin J, Dahl M, Detmar M, Drake L, Feinstein A, Odom R, Powell F (2002) Standard classification of rosacea: report of the National Rosacea Society Expert Committee on the classification and staging of rosacea. J Am Acad Dermatol 46:584–587

35. Sanchez J, Somolinos AL, Almodóvar PI, Webster G, Bradshaw M, Powala C (2005) A randomized, double-blind, placebo-controlled trial of the combined effect of doxycycline hyclate 20-mg tablets and metronidazole 0.75% topical lotion in the treatment of rosacea. J Am Acad Dermatol 53:791–797

36. Wolf JE Jr, Kerrouche N, Arsonnaud S (2006) Efficacy and safety of once-daily metronidazole 1% gel compared with twice-daily azelaic acid 15% gel in the treatment of rosacea. Cutis 77(Suppl 4):3–11

37. Ziel K, Yelverton CB, Balkrishnan R, Feldman SR (2005) Cumulative irritation potential of metronidazole gel compared to azelaic acid gel after repeated applications to healthy skin. J Drugs Dermatol 4:727–731

38. Beutner KR, Lemke S, Calvarese B (2006) A look at the safety of metronidazole 1% gel: cumulative irritation, contact sensitization, phototoxicity, and photoallergy potential. Cutis 77(Suppl 4):12–17

39. Elewski BE (2007) Rosacea trial comparing twice-daily azelaic acid gel 15% with once-daily metronidazole gel 1%. Cutis 79:57–58

40. Liu RH, Smith MK, Basta SA, Farmer ER (2006) Azelaic acid in the treatment of papulopustular rosacea: a systematic review of randomized controlled trials. Arch Dermatol 142:1047–1052

41. Draelos ZD (2004) Noxious sensory perceptions in patients with mild to moderate rosacea treated with azelaic acid 15% gel. Cutis 74:257–260

42. Mills OH Jr, Kligman AM (1976) Topically applied erythromycin in rosacea. Arch Dermatol 112:553–554

43. Wilkin JK, DeWitt S (1993) Treatment of rosacea: topical clindamycin versus oral tetracycline. Int J Dermatol 32:65–67

44. Shalita A, Leyden J (2004) Mechanism-based selection of pharmacologic agents for rosacea. Cutis 73(Suppl 1):15–18

45. Fisher AA (1983) Adverse reactions to topical clindamycin, erythromycin and tetracycline. Cutis 32:415, 419, 424, 428

46. Montes LF, Cordero AA, Kriner J, Loder J, Flanagan AD (1983) Topical treatment of acne rosacea with benzoyl peroxide acetone gel. Cutis 32:185–190

47. Breneman D, Savin R, VandePol C, Vamvakias G, Levy S, Leyden J (2004) Double-blind, randomized, vehicle-controlled clinical trial of once-daily benzoyl peroxide/clindamycin topical gel in the treatment of patients with moderate to severe rosacea. Int J Dermatol 43:381–387

48. Oztürkcan S, Ermertcan AT, Sahin MT, Af ar FS (2004) Efficiency of benzoyl peroxide-erythromycin gel in comparison with metronidazole gel in the treatment of acne rosacea. J Dermatol 31:610–617

49. Koçak M, Yağli S, Vahapoğlu G, Ekşioğlu M (2002) Permethrin 5% cream versus metronidazole 0.75% gel for the treatment of papulopustular rosacea. A randomized double-blind placebo-controlled study. Dermatology 205:

265–270

50. Signore RJ (1995) A pilot study of 5 percent permethrin cream versus 0.75 percent metronidazole gel in acne rosacea. Cutis 56:177–179

51. Rebora A (2002) The management of rosacea. Am J Clin Dermatol 3:489–496

52. Nally JB, Berson DS (2006) Topical therapies for rosacea. J Drugs Dermatol 5:23–26

53. Pelle MT, Crawford GH, James WD (2004) Rosacea: II. Therapy. J Am Acad Dermatol 51:499–512

54. Blom I, Hornmark AM (1984) Topical treatment with sulfur 10 per cent for rosacea. Acta Derm Venereol 64:358–359

55. Sauder DN, Miller R, Gratto D, Danby W, Griffiths C, Phillips SB (1997) The treatment of rosacea: the safety and efficacy of sodium sulfacetamide 10% and sulfur 5% lotion (Novacet) is demonstrated in a double-blind study. J Dermatol Treat 8:79–85

56. Ertl GA, Levine N, Kligman AM (1994) A comparison of the efficacy of topical tretinoin and low-dose oral isotretinoin in rosacea. Arch Dermatol 130:319–324

57. Bamford JT, Elliott BA, Haller IV (2004) Tacrolimus effect on rosacea. J Am Acad Dermatol 50:107–108

58. Cunha PR, Rossi AB (2006) Pimecrolimus cream 1% is effective in a case of granulomatous rosacea. Acta Derm Venereol 86:71–72

59. Goldman D (2001) Tacrolimus ointment for the treatment of steroid-induced rosacea: a preliminary report. J Am Acad Dermatol 44:995–998

60. Zuuren EJV, Graber MA, Hollis S, Chaudhry M, Gupta AK, Gover M (2005) Interventions for rosacea. Cochrane Database Syst Rev (3):CD003262

61. Sapadin AN, Fleischmajer R (2006) Tetracyclines: nonantibiotic properties and their clinical implications. J Am Acad Dermatol 54:258–265

62. Berson DS, Cohen JL, Rendon MI, Roberts WE, Starker I, Wang B (2009) Clinical role and application of superficial chemical peels in today's practice. J Drugs Dermatol 8:803–811

63. Lee HS, Kim IH (2003) Salicylic acid peels for the treatment of acne vulgaris in Asian patients. Dermatol Surg 29:1196–1199

64. Stinco G, Bragadin G, Trotter D, Pillon B, Patrone P (2007) Relationship between sebostatic activity, tolerability and efficacy of three topical drugs to treat mild to moderate acne. JEADV 21:320–325

光线性角化病

Chikako Kaminaka, Yuki Yamamoto, and Fuku-mi Furukawa

20

20.1 定义

光线性角化病（AK）是中老年人皮肤长期日光暴露部位的角化病变。表现为核心区域的异常角质形成细胞增殖和分化，存在较低发展到浸润性鳞状细胞癌（SCC）的风险。唇的 AK 被称为光线性唇炎，且通常影响下唇，因更易发生日光暴露。

20.2 流行病学和病因

有证据表明，大多数 AK 是过度暴露于日光紫外线（UV）的结果。此外，在 AK_s 中 UVB 特异性的 p53 基因突变已被观察到，为支持日光的作用提供了分子证据[1]。

在许多国家这些病变的患病率很高，并受到环境紫外线量以及人口中易患个体的比例的影响。

他们主要发生在长期日光暴露部位的皮肤，如面部和手背以及皮肤白皙的个体（特别是 Fitzpatrick 皮肤类型 1 和 2）[2]。还有那些接受长期免疫抑制的器官移植受者[3]也是高发人群。AK 是表皮内皮肤肿瘤，并且

是 SCC 形成的一个危险因素。据估计，8%的 AK 患者发展成浸润性 SCC[4]。如果不治疗，0.025% ~ 20% AK 可能进展为浸润性 SCC[5,6]。

20.3 临床型别

AK 通常发生在中老年人的经常性暴晒区域，如面部、头皮、和手背。这些病变通常是多发的，如紊乱角化的红斑或丘疹，表面常有粗糙鳞屑（图 20.1 ~ 图 20.6）。病变大小不等，从小于 1mm 到超过 2cm，并且通常无症状。在某些情况下，脱屑可能是主要的，并且有时可能会变厚和角化。

2007 年 Rowert-Huber J 等提出了临床 3级分类法就 AK（1，2 和 3 级）进行分级。1级为轻度可触及的 AK（更易感觉到而不是看到），2 级为中等厚度 AK（容易感觉到和观察到），3 级病变更厚，有过度角化和/或明显病变。在 3 级 AK 和早期浸润性 SCC 之间，临床诊断需要不同临床特征来解释。现已建立了类似的 AK 组织学分级方案[7]。

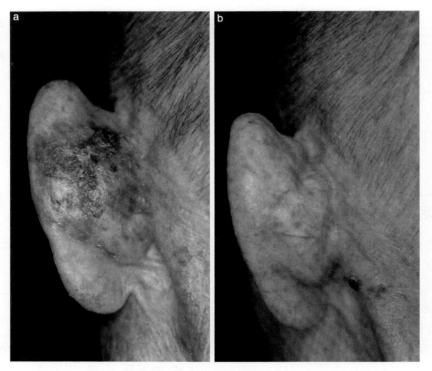

图20.1 1例76岁患肥厚型光线角化病的老年男性。(a,b)耳上的AK皮损经过3次苯酚换肤后3年达到完全缓解。(a)治疗前肉眼观图片以及(b)治疗后肉眼观图片

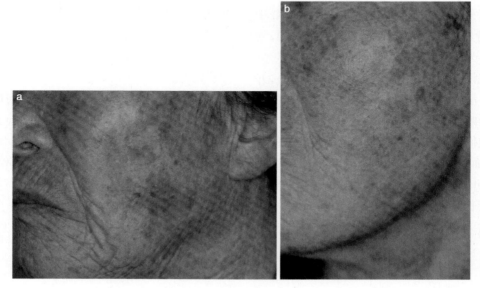

图20.2 1例87岁患间变型光线角化病的的老年女性。(a,b)下面颊的AK皮损经过3次苯酚换肤术于1年半后达到完全缓解。(a)治疗前肉眼观图片以及(b)治疗后肉眼观图片

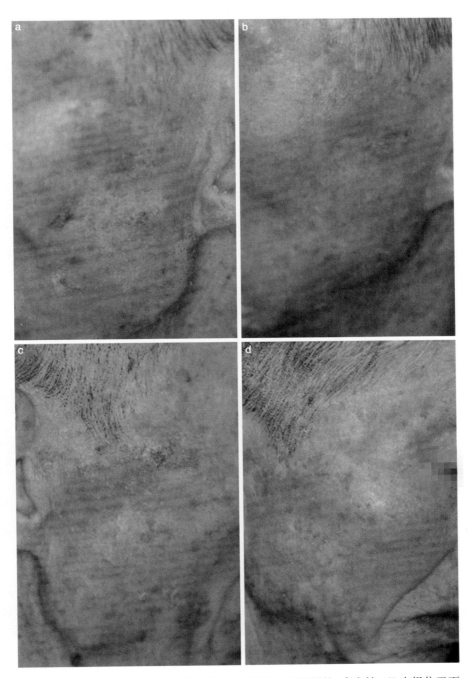

图 20.3 1 例 82 岁患多发性光线性角化病(AK)的老年男性,多发性 AK 皮损位于面颊部。3 次苯酚换肤术于 1 年半后达到完全缓解(a,c)治疗前肉眼观图片以及(b,d)治疗后肉眼观图片

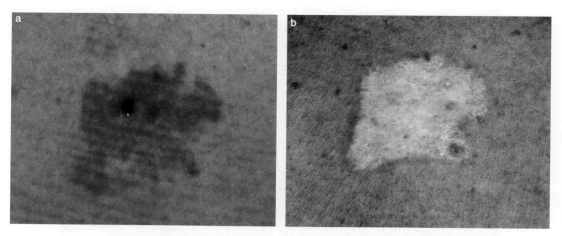

图20.4　1例67岁患光线性角化病(AK)的老年女性。(a,b)AK皮损位于左面颊上,3次苯酚换肤术于2年半后达到完全缓解。(a)治疗前肉眼观图片以及(b)治疗后色素减退

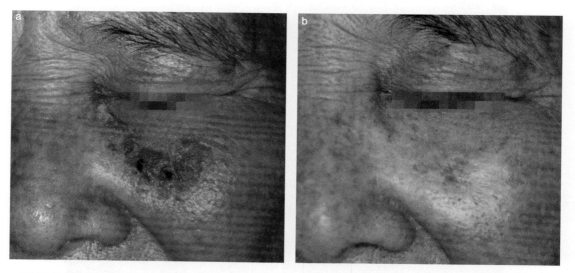

图20.5　1例75岁患光线性角化病(AK)的老年女性,皮损位于面颊上部。(a,b)上面颊的AK皮损经过3次苯酚换肤于3年后达到完全缓解。(a)治疗前肉眼观图片以及(b)治疗后肉眼观图片

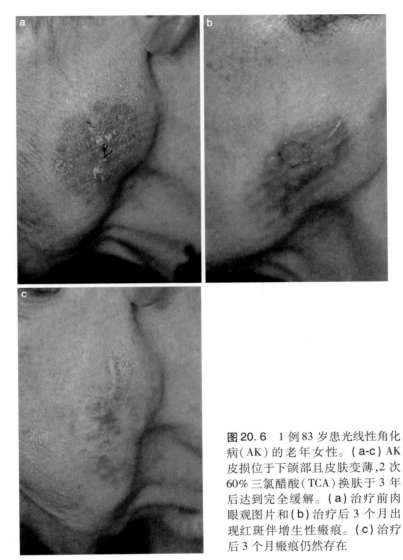

图20.6　1例83岁患光线性角化病（AK）的老年女性。（a-c）AK皮损位于下颌部且皮肤变薄，2次60％三氯醋酸（TCA）换肤于3年后达到完全缓解。（a）治疗前肉眼观图片和（b）治疗后3个月出现红斑伴增生性瘢痕。（c）治疗后3个月瘢痕仍然存在

20.4　组织病理学

上皮细胞排列及成熟发生紊乱。多芽的上皮细胞可能发生在基底膜区，但未观察到浸润。已经描述了AK的几种组织学改变，包括肥厚的、间变的、苔藓样的、棘层松解的和色素性类型。

20.5　诊断标准

大多数AK$_s$依靠临床诊断，而很少有组织学证实。考虑到每一个皮损的形态和临床环境，通常以临床表现进行诊断。

20.6　鉴别诊断

诊断仅依据于临床表现，但鉴别诊断包括浅表的BCC、Bowen病、早期的SCC以及甚至无色素恶性黑素瘤。在有临床疑问或怀疑侵袭性的恶性肿瘤的病例中，皮肤活检可能是必要的。其他诊断也需要考虑，特别是在具有大的融合的红斑和鳞屑的部位，核心

部位发病的 AK 患者常被误认为扁平苔藓。当 AK 为色素性外观时,它可能像一个浅表的脂溢性角化,但常常能通过缺乏角化过度的结构而鉴别。

20.7 治疗

AK 病变的治疗通常涉及腐蚀和多种手术切除方法,如冷冻疗法、激光、刮除术/切除/刮取活检以及化学换肤。大面积的治疗包括局部治疗[主要使用外用 5-氟尿嘧啶(5-FU)、咪喹莫特、或 3% 双氯芬酸凝胶]和光动力治疗(PDT),证据性研究中提示它们在 AK 的治疗中均有效[8,9]。

冷冻疗法:冷冻疗法是一种简单,低成本技术,使用液氮,它对于除去皮损是有用的。然而,一些患者不能忍受它的副作用,包括起疱、瘢痕和疼痛。

激光疗法:二氧化碳激光治疗是困难的,并且需要一定的经验与技术,好在皮肤破坏的深度是可控的。虽然它具有良好的美容效果,但因为治疗容易伴随疼痛,所以较少患者同意采用。

刮除术/切除术/刮取活检:对其他方法无效的并且怀疑浸润性 SCC 的增殖性或非典型的 AK,施行组织病理学检查很有必要。但是,这些治疗需要局部麻醉,并且可能导致表皮的变化和瘢痕。

局部治疗:5-FU,一种化疗药物,通过阻断重要的细胞功能破坏 AK 细胞。咪喹莫特乳膏是一种外用免疫反应调节剂。咪喹莫特比 5-FU 更昂贵。虽然这些治疗非常有效,但是,在治疗 2~4 周后常常出现的明显的局部炎症而使一些病人不能接受。在轻度的 AK病例中,双氯芬酸凝胶具有适度的效果和低的致炎反应。

光动力治疗(PDT):PDT 需要一个专用的光源与一种光敏乳膏联合应用,5-氨基酮戊酸(5-ALA)。虽然 PDT 在达到 91% 的 AK 是有效的,并具有肯定的良好美容效果,但治疗耗时并且需要特殊的光源[9]。

20.8 化学换肤

20.8.1 适应证

致损伤剂的应用可产生可控的伤口并且引起上皮再生。中层化学换肤是指将腐蚀剂换肤剂联合应用,使常规产生的损伤穿透到真皮上部网状层(换肤深度:450μm)。对 AK 的治疗,这些换肤通常作为一种单一的治疗方法进行,并且临床症状的改善是和这种换肤剂(或苯酚)的穿透深度相一致。穿透的深度取决于致损伤剂的强度、施加的量、皮肤的厚度和位置。在施行化学换肤前,应与患者讨论各种可选择方案的风险、益处、并发症和该方法的预期结果,这很重要。

20.8.2 类型

中层和深层化学换肤

这涉及应用一种或多种化学溶液

1. 苯酚(石炭酸):(100% 纯苯酚):(图20.1~图 20.4)苯酚通常用于治疗嵌甲。此外,使用苯酚深层换肤是对老年人皮肤肿瘤患者最有效的化学换肤方法之一[10-13]。苯酚组织损伤从真皮的乳头层到上部的网状层[10]。我们以前的研究表明,苯酚迅速渗透到皮肤中,导致内皮细胞损伤比角质形成细胞更迅速[14,15]。这很可能是真皮中的内皮细胞凋亡导致的缺血性变化,最终引起表皮坏死[16,17]。当全身吸收,苯酚可引起严重的副作用,如心脏毒性、肝、肾损害以及呼吸抑制[18]。在此过程中,必须用心电监护仪进行仔细监测全身变化。这些副作用与治疗时间和换肤的面积密切相关。事实上,在<50%面部换肤的患者,或在任何完整的面部换肤持续时间超过 60 分钟的患者中,没有心律失常报道[19,20]。此外,在用苯酚换肤治疗的患者中,血液苯酚浓度也没有达到中毒水平[17]。

2. 60% 三氯醋酸(TCA)(图 20.5 和图 20.6):对于苯酚有禁忌或不希望应用的患者,60% 的 TCA 换肤也有类似的效果。TCA 是一种角质凝固剂。虽然 TCA 应用比苯酚更快速,但它更容易产生增生性瘢痕(图 20.6)[21]。

3. 联合中层 TCA 换肤:由于 TCA 在高浓度时往往会导致瘢痕形成增加和色素减退,更浅表的表皮换肤剂,如固体 CO_2[22]、Jessner 溶液[23],或 70% 的羟基乙酸的应用更有优势,可以产生相当于 60% TCA 或纯苯酚引起的损伤深度。

最近,有人提出,长期、频繁应用低浓度的 TCA 换肤可能增加突变的风险,最终导致肿瘤的发生[24]。此外,在被中波紫外线照射的小鼠模型中,在 TCA 涂敷的外周部位,鳞状细胞癌抗原检出率相对较高[24]。

基于这些组织学检查所见和在医学上苯酚长期使用的安全性,AK 患者主要用苯酚换肤治疗[25,26]。

20.8.3 频率

化学换肤的操作采用如前所述所建立的方案[12]。简单地说,致损伤剂应用于局部皮损 1 月 1 次,最多 8 个月。用丙酮除去皮肤上多余的油质后,可用轻微的刮除术首先除去表面的痂皮或角蛋白,然后用棉签将致损伤剂直接涂到皮损,直到结霜。受试者每月检查,由三位临床医师进行临床、摄影和皮肤

镜方面检查。

当一个皮损达到完全缓解(CR)时治疗中断,并且能够有效维持至少 1 年的随访。在随访期间有疾病进展(PD)者,应终止治疗并且外科切除病变。该过程的步骤归纳于图 20.7。

20.8.4 优势

当比较非侵入性的治疗方法与标准外科手术时,从简便性、时间效率、专用设备、治疗费用、控制疼痛以及治疗后随访各方面,每个人可以很容易地接受苯酚换肤的数个优点。此外,化学换肤可以在频繁的时间间隔内重复操作。此外,我们曾报道过这些技术其他可能的应用,如用于鳞状(皮肤)肿瘤性病变或浅表的基底细胞癌[27],并指出,适当的换肤控制和换肤前获取活组织检查是必要的。

20.8.5 禁忌证

1. 心脏和/或肝肾疾病史。治疗之前,实验室检查,包括血压、全血细胞计数、血清电解质、血液凝固检查、肝功能检查、尿液分析、胸部 X 线、心电图检查很有必要。

2. Fitzpatrick 皮肤类型 Ⅳ ~ Ⅴ 型,或黑色的皮肤。

3. 对于中层和深层换肤:任何异常瘢痕形成或瘢痕疙瘩病史。

4. 活动性的细菌、病毒、真菌或疱疹感染。

5. 先前存在的炎症性皮肤病,如银屑病或特应性皮炎。

6. 不合作的病人(病人对阳光暴晒或药物的应用是粗心的)。

7. 患者有不切实际的期望。

➤ **治疗前**

用丙酮去除皮肤上多余的油脂。
浅表的角蛋白痂皮用轻微的刮除法除去。

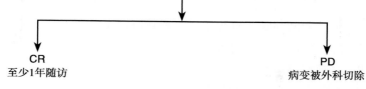

↓

治疗
每月一次,最多可治疗8个月
用棉签将100%纯苯酚直接涂于皮损处,
直到可见结白霜。

↓

治疗后
通过局部应用凡士林软膏进行皮肤护理。
建议所有的患者避免日光照射。

CR | PD
至少1年随访 | 病变被外科切除

图 20.7 苯酚换肤步骤

20.9 结果

我们发现,32 例实施苯酚换肤者中 29 例(90.6%)反应良好[25]。在这 29 例中,在超过 1 年的随访期间,28 例(16 例治疗 1~2 次,10 例治疗 3~5 次,2 例治疗 6~8 次)没有皮肤病灶复发(图 20.1~图 20.7)。只有 1 例(3.4%)在随访期间复发。其他新生皮肤肿瘤形成者将需要更多的换肤次数以达到满意效果。考虑到以前的报道[24,25],可以得出这样的结论:苯酚换肤不会导致肿瘤发生。

我们的资料表明,这个临床改善与肿瘤厚度的减少相关,并且肿瘤细胞损伤的组织学深度最大为接近 $164.2 \pm 18.4 \mu m$ 到 $346.4 \pm 43.5 \mu m$ 的厚度。在本研究中,进展性肿瘤厚度为 $570.7 \pm 164.7 \mu m$,这意味着在 AK 中(如 3 级 AK:图 20.8 和图 20.9),苯酚换肤可能不被推荐用于治疗厚度超过 $400 \mu m$ 肿瘤组织。

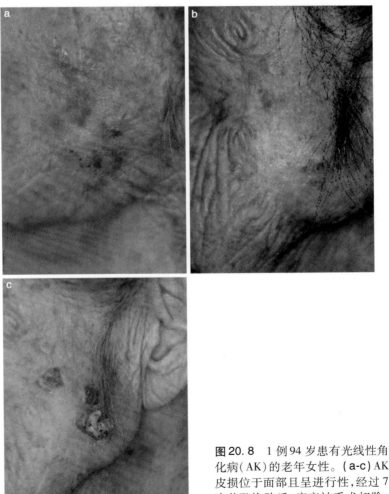

图 20.8 1 例 94 岁患有光线性角化病(AK)的老年女性。(a-c)AK 皮损位于面部且呈进行性,经过 7 次苯酚换肤后,病变被手术切除。(a)治疗前大体图片和(b)治疗 9 个月后的大体图片。(c)治疗 1 年后病变继续进展

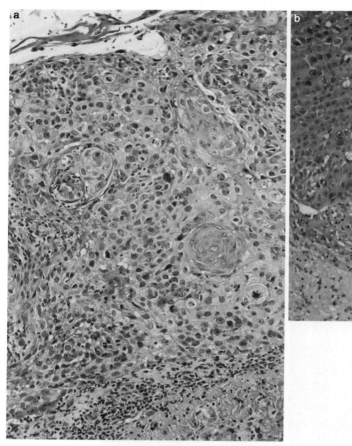
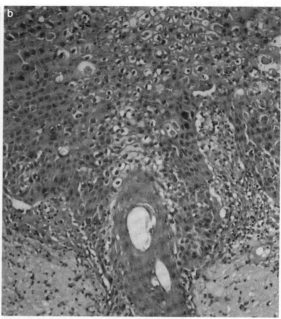

图 20.9 光线性角化病(AK)的组织学图片(HE,×200)。(a,b)面部进展期 AK。(a)治疗前肿瘤厚度为 693μm。(b)治疗后形成浸润性鳞状细胞癌

20.9.1 患者管理

AK 患者可以有多种方案选择。最终,医生应根据患者提供的情况为每一位患者进行仔细评估并选择合适方案。

UVB 辐射增加皮损的出现,因此,应当建议所有患者尽量避免日光照射。在一些患者中,尽管已经治疗,但仍有一个或几个 AK 持久存在和(或)复发,这时应当考虑手术切除。

20.9.2 并发症

1. 毒性:虽然罕见,但随着苯酚广泛应用,毒性可能发生。当全身吸收,苯酚可能会导致严重的副作用,如心脏毒性(心律不齐)、肝肾损害以及呼吸抑制[18]。

2. 色素改变:炎症后色素沉着和色素减退可能会出现(图 20.4)。皮肤反应,如亚洲患者苯酚换肤,黑素细胞的细胞毒性常是更严重的副作用[28,29]。由于有长期色素改变的高风险,中层和深层换肤不推荐用于Ⅳ~Ⅴ型的深色皮肤。苯酚换肤后通常能看到色素减退,并且直接与苯酚应用的量和封包的程度成正比[28]。这种色素的变化非常持久并且往往处理困难。虽然皮肤反应是可以忍受的,但在治疗之前,这些可能性应当为病人解释。

3. 持续性红斑:换肤后红斑持续超过 3 周时有可能会发生持续性红斑,并且应该外

用皮质类固醇治疗。

4. 瘢痕形成和瘢痕疙瘩：瘢痕形成依然是化学换肤最可怕的并发症（图20.6）。最常见的瘢痕的部位是在面部的较下部分。种族上深色的个体肥厚性瘢痕的发病率较高，可能与家族史有关。延迟愈合和持续性红斑是重要且应该警惕的情况，因为它提示可能即将出现瘢痕。

5. 感染：活动性细菌、病毒、真菌或疱疹感染：细菌和真菌感染的并发症在化学换肤中罕见（图20.10）。一旦诊断，应采用局部的抗生素或用阿昔洛韦／伐昔洛韦抗病毒治疗。已经有报道，面部封包的Baker's苯酚换肤后出现中毒性休克综合征。

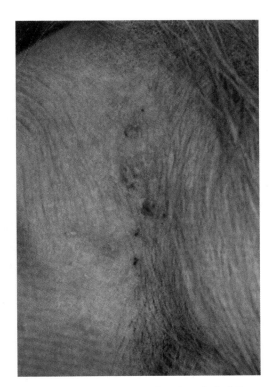

图20.10　前额苯酚换肤后发生真菌感染

致谢　本工作得到了来自日本教育、文化、体育和技术部援助资金的支持（＃19659286 FF）。

参考文献

1. Zeigler A, Jonason AS, Leffell DJ et al (1994) Sunburn and p53 in the onset of skin cancer. Nature 372:773–776
2. Freeman RG (1968) Carcinogenic effect of solar radiation and prevention measures. Cancer 21:11114–11120
3. Barr BB, Benton EC, McLaren K et al (1989) Human papillomavirus infection and skin cancer in renal allograft recipients. Lancet 2:224–225
4. Glogau RG (2000) The risk of progression to invasive disease. J Am Acad Dermatol 42:23–24
5. Collen JP, Bickers DR, Moy RL (1997) Actinic keratoses. J Am Acad Dermatol 36:650–653
6. Dodson JM, DeSpain J, Hewett JE et al (1991) Malignant potential of actinic keratoses and the controversy over treatment. A patient-oriented perspective. Arch Dermatol 127:1029–1031
7. Rowert HJ, Patel MJ, Foschner T et al (2007) Actinic keratosis is an early in situ squamous cell carcinoma: a proposal for reclassification. Br J Dermatol 156:8–12
8. Stockfleth E, Ferrandiz C, Grob J et al (2008) Development of a treatment algorithm for actinic keratoses: a European Consensus. Eur J Dermatol 18:651–659
9. de David B, Jane MM, Hughest BR (2007) Guidelines for the management of actinic keratoses. Br J Dermatol 156:222–230
10. Furukawa F, Yamamoto Y (2006) Recent advances in chemical peeling in Japan. J Dermatol 33:655–661
11. Hurwitz DJ, Pincus L, Kupper TS (2003) Imiquimod. A topically applied link between innate and acquired immunity. Arch Dermatol 139:1347–1350
12. Brody HJ (1997) Chemical peeling and resurfacing, 2nd edn. Mosby, St. Louis, Missouri, pp 29–38
13. Yamamoto Y, Ohtani T, Uede K et al (2003) Phenol and trichloroacetic acid peeling is a new tool as non-invasive therapy to the aged patients with skin cancer. J Invest Dermatol 121:1205, Abstract
14. Yamamoto Y, Uede K, Yonei N et al (2003) Expression of tenascin and human β-1 integrin in the skin peeled with phenol or trichloroacetic acid. Aesthet Dermatol 13:17–24
15. Yamamoto Y, Uede K, Ueda M et al (2002) Characterization of monoclonal anti-human skin basal cell antibody 3B 4–6 and its reactivity to the skin peeled with phenol or trichloroacetic acid (TCA). Aesthet Dermatol 12:70–76
16. Yamamoto Y, Yonei N, Kaminaka C et al (2004) Effects of phenol peeling on dermal endothelial cells. J Dermatol Sci 35:158–161
17. Yamamoto Y, Uede K, Otani T et al (2006) Different apoptotic patterns observed in tissues damaged by phenol and TCA peels. J Dermatol Sci supp. 2:75–81
18. Stuzin JM (1998) Phenol peeling and the history of phenol peeling. Clin Plast Surg 25:1–19
19. Peters W (1991) The chemical peel. Ann Plast Surg 26:564–571
20. Truppman ES, Ellenby JD (1979) Major electrocardiographic changes during chemical peeling. Plast Reconstr Surg 63:44–48
21. Brodland DG, Roenigk RK (1988) Trichloroacetic acid chemexfoliation (chemical peel) for extensive premalignant actinic damage of the face and scalp. Mayo Clin Proc 63:887–896
22. Brody HJ, Hailey CW (1986) Medium-depth chemical peeling of the skin: a variation of superficial chemosurgery. J Dermatol Surg Oncol 12:1268–1275
23. Monheit GD (1989) The Jessner's + TCA peel: a medium-depth chemical peel. J Dermatol Surg Oncol 15:945–950
24. Dainichi T, Koga T, Furue M et al (2003) Paradoxical effect of trichloroacetic acid (TCA) on ultraviolet B-induced skin tumor formation. J Dermatol Sci 31:229–231

25. Yamamoto Y, Uede K, Yonei N et al (2007) Expression patterns of proliferating cell nuclear antigen in trichloroacetic acid peeled skin. J Dermatol 34:95–98
26. Kaminaka C, Yamamoto Y, Yonei N et al (2009) Phenol peels as a novel therapeutic approach for actinic keratosis and Bowen disease: prospective pilot trial with assessment of clinical, histologic, and immunohistochemical correlations. J Am Acad Dermatol 60:615–625
27. Kaminaka C, Yamamoto Y, Furukawa F (2007) Nevoid basal cell carcinoma syndrome successfully treated with trichlo-roacetic acid and phenol peeling. J Dermatol 34:841–843
28. Fitzpatrick RE, Tope WD, Goldman MP et al (1996) Pulsed carbon dioxide laser, trichloroacetic acid, Baker-Gordon phenol, and dermabrasion: a comparative clinical and histologic study of cutaneous resurfacing in porcine model. Arch Dermatol 32:469–471
29. Kligman AM, Baker TJ, Gordon HL (1985) Long-term histologic follow-up of phenol face peels. Plast Reconstr Surg 75:652–659

深色皮肤的化学换肤

21

Pearl E. Grimes

21.1 定义

深色皮肤,常用来形容人们的肤色,也有其他术语,包括:民族色、棕色和色素皮肤等。它们统一表现为色素性皮肤,即棕褐色、橄榄绿、棕色和黑色等特征。这些人常被划分为 Fitzpatrick 皮肤类型Ⅳ至Ⅵ型之间,在北美、南美、非洲、加勒比地区、亚洲、马来西亚和澳大利亚等地区很多这样的面孔。

21.2 流行病学

2011 年美国最新人口普查数据显示:截止 2010 年,美国总居民人数中,包括 5050 万拉美裔美国人(16%);3890 万非裔美国人(13%);1520 万亚洲人和太平洋岛民(5%);和 200 万美国本地人、因纽特人、阿留申人(0.9%)存在深色皮肤。统计预测显示,持续增长的主要为非白人,特别是拉丁美裔。有色人种在世界人口中占有相当大的比重。它们包括非洲人、拉美裔、太平洋岛民、亚洲人、东印度人、阿留申人、因纽特人、中东人、加勒比人、阿拉伯人和马来西亚人。

21.3 深色皮肤的形态学和生理学差异

无数的形态学及生理学特征对色素性皮

肤进行了定义(见表 21.1)。虽然不同种族或族裔群体之间黑素细胞的数量没有具体量的差异,但深色皮肤个体,尤其是黑皮肤,黑素细胞可以产生更多的黑素。黑素体积常较大,在黑素细胞及角质形成细胞内单独分布[2-4]。黑人黑素分布于表皮全层,而在白人,黑素仅仅分布于基底细胞层和表皮下游的生发层。在白人和亚洲人,黑素体积更小,且以膜为界聚积性分布;而在黑皮肤,它们常单独散布在黑素细胞及角质形成细胞内。深色皮肤(特别是黑皮肤)有更多的Ⅳ期黑素。紫外线(包括 UVA 和 UVB)的透皮传输(包含白皮肤及黑皮肤)已有评估[5]。一般来说,紫外光要穿透至真皮上层,黑人需要白人五倍的紫外光照射量。而穿透至角质层需要的紫外线量,二者的区别并不突出。黑皮肤中表皮黑素含量增加可作为一个重要的过滤器阻挡紫外线穿过。此外,其他已报告的差异包括角质层细胞层数增加,脱屑增加,脂肪含量增加,神经酰胺含量下降,胶带换肤后恢复时间延长等[6]。

表 21.1 深色皮肤的形态特征

角质层细胞层数增加
黑素通常单独分散排列
维生素 D 合成减少
真皮变厚
成纤维细胞体积大且数量多

深色皮肤由于表皮黑素含量增加,其内源性光保护作用更为显著。临床光老化,光化性角化病,皱纹,皮肤恶性肿瘤等在深色人群中不太常见。然而,由于皮肤黑素细胞的活性反应不稳定,肤色较深的人群常常被皮肤色素改变的问题所困扰[7]。2000 年一项关于华盛顿黑人在私人执业皮肤科就诊的调查中,仅次于痤疮和湿疹,被提及的排名第三皮肤病,除了白癜风就是色素问题[8]。这些患者中,多数诊断炎症后色素沉着,其次是黄褐斑。在一项 100 名深色皮肤女性对化妆品关注的问题进行评估的调查中,最普遍提及的问题是皮肤黑斑或斑点,纹理粗糙,外用产品的敏感性增加[9]。被调查的患者也抱怨皮肤油腻。将美容因素考虑在内,与年龄相匹配的 141 名白人女性相比,皱纹与光损害反而明显减少。

21.4　深色皮肤换肤治疗的适应证:

鉴于白色皮肤与深色皮肤型别在基本形态和生理学的差异,换肤治疗的适应证也不一致。白人主要是针对 Fitzpatrick 皮肤类型Ⅰ,Ⅱ和Ⅲ型,包括光损害,皱纹,痤疮,瘢痕,色素改变主要特征为色素沉着。与此相反,调查数据表明,深色皮肤主要的适应证包括色素沉着性疾病,如黄褐斑,炎症后色素沉着,痤疮,须部假性毛囊炎,皮肤结构改变,油性皮肤和皱纹,光老化。

尽管我们对于换肤在黑色种族/族裔群体的各种并发症仍有顾虑,包括炎症后色素沉着,色素脱失,瘢痕等。但最新研究表明,换肤技术,尤其是浅层换肤技术,可以安全地在黑色的种族/族裔群体中应用[10]。这些换肤剂可诱导表皮和真皮乳头损伤(图 21.1)。

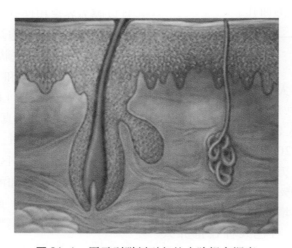

图 21.1　图示剥脱剂引起的皮肤损害深度

21.5　化学换肤的组织病理学

比较 17 例 Fitzpatrick 皮肤类型Ⅳ、Ⅴ及Ⅵ型的患者在使用相当多化学换肤剂前后的组织学改变。换肤剂包括羟乙酸 70%,水杨酸 30%,Jessner 溶液,25% 和 30% 的 TCA 溶液。背部 4cm×4cm 区域和耳后 2cm×2cm 大小的区域使用换肤剂,24 小时后行皮肤活检(图 21.2a～d)。羟乙酸引起角质层坏死最为显著。相比其他测试的换肤剂,水杨酸和 Jessner 溶液仅造成真皮组织轻度的淋巴细胞浸润。25% 和 30% TCA 溶液诱导表皮深层坏死,真皮乳头层淋巴、组织细胞浸润。TCA 测试区皮肤产生炎症后色素沉着,这些

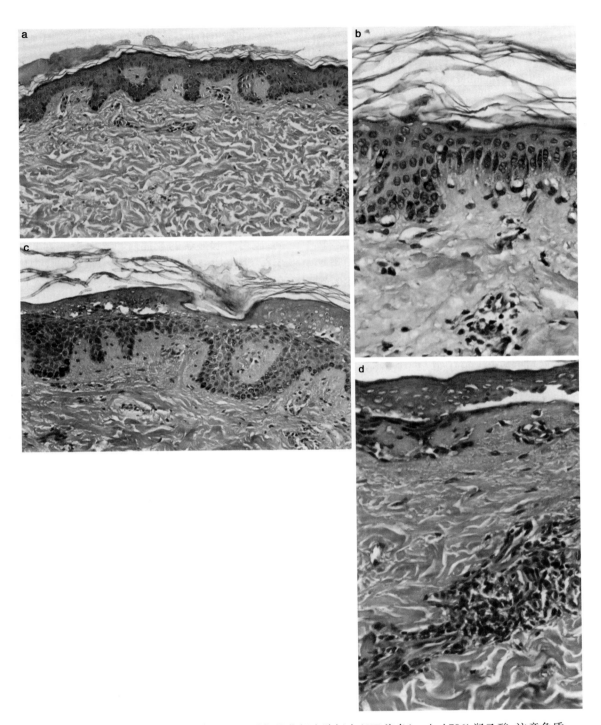

图 21.2　(a~d) 化学换肤后 24 小时内采集的背部皮肤标本 (HE 染色)。(a) 70% 羟乙酸,注意角质层坏死。(b) 20%~30% 水杨酸,注意真皮内组织淋巴细胞轻度浸润。(c) 35% TCA-诱导表皮轻度损伤或剥脱。(d) 30% TCA 引起的表皮剥脱

发现与我们的用药经验一致。总之,羟乙酸、水杨酸和 Jessner 溶液换肤并发症比 25% 和 30%TCA 换肤少。

21.6　换肤剂选择

化学换肤剂根据皮肤深浅,分类为浅层、中层及深层换肤[13]。浅层换肤剂主要针对角质层至真皮乳头层(图 21.1),包括羟乙酸,水杨酸,Jessner 溶液,维 A 酸,10% ~ 30% 浓度的三氯醋酸(TCA)。

中层换肤剂渗透至真皮网状层上部,包括组合 70% 羟乙酸的 TCA(35% ~ 50%)/ 35%TCA,Jessner 溶液/ 35%TCA 和 88% 苯酚(石炭酸)。

深层化学换肤剂采用贝克-戈登配方,可渗透到真皮网状层中部。根据形态、生理和临床资料的分析(见介绍)提示,深色皮肤使用浅层换肤剂可以获得最大的收益,同时最大限度的减少风险。

21.7　换肤前准备

尽管一些结果可以预见,但对于化学换肤剂存在有巨大的个体差异。甚至浅层的化学换肤剂可引起易感个体的色素沉着和瘢痕。因此,笔者始终坚持在初始换肤中使用换肤剂的最低浓度,以评估病人的敏感性及反应。建议,最初使用 4% 氢醌 2 ~ 4 周预处理。复合高强度配方(5% ~ 10%)可应用于顽固性色素沉着患者。患者如果对氢醌过敏,或遇到刺激或过敏反应,可应用壬二酸或曲酸制剂。维 A 酸、他扎罗汀或维生素 A 通常被用于治疗痤疮、色素沉着或深色皮肤的光老化。然而,这些药物应在换肤前 1 ~ 2 周停止,以避免在深色皮肤患者中发生换肤后的并发症。维 A 酸提高表皮更新速度,它们可增加换肤剂的换肤深度。这在皮肤类型 Ⅰ ~ Ⅲ 患者中可能获理想的效果,然而,在深色皮肤,若增加换肤深度可能会导致过度的红斑,结痂,脱屑和炎症后色素沉着。

外用不含有维生素 A 和低强度的 α-羟基酸,多羟基酸,β-羟基酸的漂白剂,可以持续到换肤前 1 或 2 天。相比维 A 酸,这些效果都较为缓和。每隔 2 ~ 4 周,常规混合应用 3 ~ 6 种浅层换肤剂。

21.8　换肤技术

笔者曾观察即使是低浓度的浅层换肤剂,也可引起显著的炎症后色素沉着。因此,深色皮肤应谨慎选择。羟乙酸换肤剂从 20% 浓度谨慎滴定到 35%,50%,甚至 70%。类似的滴定方法用于水杨酸和 TCA。

水杨酸换肤剂,应从 20% ~ 30%。尽管在一些研究中[12,13]使用 TCA 的浓度较高,在深色皮肤患者中最好还是选用低浓度的 TCA(即 10% ~ 15%)换肤后护理包括使用清洁剂和润肤剂直至刺激及换肤症状消退。

最后病人恢复使用护肤品和漂白剂。如换肤后反应过度出现红斑,脱屑,刺激,要选用低到高效能的外用类固醇治疗,症状消退需要 5 ~ 7 天。

21.9　浅层换肤剂

21.9.1　羟乙酸

羟乙酸,一种 α-羟基酸(AHA),已成为使用最广泛的有机羧酸浅层换肤剂。羟乙酸配方包括缓冲碱,部分中性液体和对甲苯磺酸产品。换肤从 20% 到 70% 的浓度不等。已发表的一些研究评估深色皮肤的种族/族裔群体中羟乙酸的换肤效率。10 例患有黄褐斑和细纹的亚洲女性,首先使用 2% 氢醌和 10% 羟乙酸于双侧面颊[14],再用一系列的 20% ~ 70% 羟乙酸换肤用于单侧面颊,与另一侧进行疗效比较,使用羟乙酸侧获得良好的改善,且副作用少。40 例亚洲中至重度痤疮患者使用 35% ~ 70% 的羟乙酸换肤治疗[15],结果显示皮肤质地和粉刺均有显著改善。其中 5.6% 的患者报告有副作用。

19 例患有炎症后色素沉着的深色皮肤患者,进行了羟乙酸换肤[16];对照组选用 2% 氢醌或 10% 羟乙酸每日两次,睡前选用 0.05% 维 A 酸,而积极换肤组选用同样的外用疗法,加上一系列 6 种浓度羟乙酸换肤。虽然结果没有统计学差异,但值得一提的是,化学换肤组具有更大的改善。为明确羟乙酸系列面部换肤剂的安全性和有效性,25 名患有黄褐斑的印度妇女被纳入研究[17];患者使用 50% 羟乙酸每月 1 次,为期 3 月,在分类为表皮黄褐斑患者中,91% 被证实有最大限度的改善,而 1 例患者出现活动性眉部色素沉着。

在另一项单中心研究中,选取一系列黄褐斑且皮肤色暗的患者,对羟乙酸联合其他外用疗法治疗黄褐斑进行了评估[18]。通过应用一系列 3% ~ 30% 羟乙酸换肤剂、3% ~ 40% 换肤剂与改良 Kligman 漂白组合方案(氢醌 5%,1% 醋酸氢化可的松和维 A 酸 0.05%)联合换肤,与单用改良 Kligman 漂白方案相比,作者比较了羟乙酸换肤剂的疗效:每组包括 40 名妇女,在 21 个星期中,两组患者的黄褐斑面积及严重程度指数(MASI)评分,统计指标得到显著性改善。然而,最大限度的改善发生在羟乙酸系列联合外用漂白疗法组。

在深色种族/族裔群体中,羟乙酸有更高的耐受性(图 21.3a,b 和 21.4a,b)。由低浓度 20% ~ 35% 渐渐滴定至最高 70%,副作用可降至最低。在深色敏感皮肤人群中羟乙酸是最具优势的换肤剂。

21.9.2　水杨酸

水杨酸按水和乙醇的不同比例配制,使

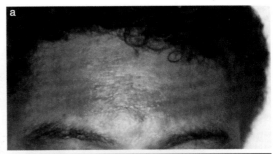
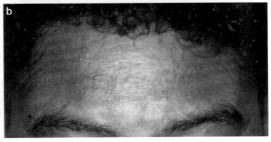

图 21.3　(a)额部炎症后色素沉着。(b) 20% ~ 50% 羟乙酸系列换肤后额部色素沉着得到明显改善

用 20% 和 30% 水杨酸溶液作为表层换肤剂[19]。它有亲脂性,可以引起角质层上层亲脂层和角质去除。Grimes[20] 等使用羟乙酸治疗 25 例皮肤 V 和 VI 型患者,治疗病种包括寻常型痤疮、炎症后色素沉着、皮肤粗糙、油性皮肤且肤质改变,和黄褐斑(图 21.5a,b 和 21.6)。患者治疗前应用 4% 氢醌 2 周,继而使用一系列水杨酸换肤剂(2 种 20% 和 3 种 30% 浓度)每周 2 次,88% 患者获得了中等程度及以上的改善,16% 患者观察到极轻微到轻微的副作用,3 例患者经历色素沉着,7 ~ 14 天内缓解。35 例朝鲜族面部痤疮患者每周使用 30% 水杨酸 2 次,连续 12 周[21],炎症性和非炎症性皮损均获得明显改善。总体上讲,水杨酸换肤剂耐受性良好,且副作用少。

笔者所观察到水杨酸换肤治疗油性皮肤、毛孔粗大和寻常性痤疮的疗效,相比羟乙酸,改善则更加明显。可能的解释为水杨酸可影响皮肤的脂溶性,减少微小粉刺的形成。

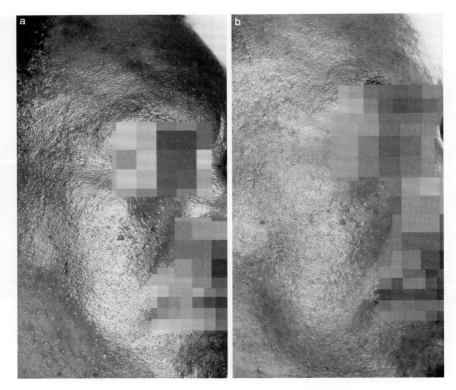

图21.4   (a, b)5 次 20% ~70% 羟乙酸换肤效果显著

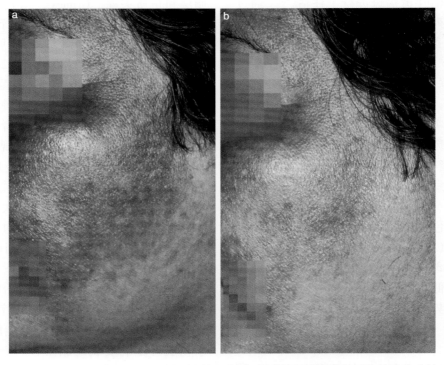

图21.5   (a, b)2 次 15% TCA 系列换肤结合应用6% 氢醌治疗黄褐斑取得中等疗效

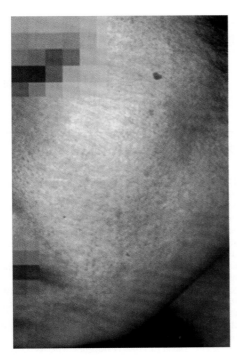

图 21.6　35% TCA 换肤后出现持续性色素减退

21.9.3　Jessner 溶液

Jessner 溶液含有 14% 苯酚（石炭酸）、14% 水杨酸和 14% 乳酸，常单独用于浅层换肤，或是与 35% TCA 联用实现中层换肤。增加治疗区域的涂抹次数可增加 Jessner 溶液换肤的深度和反应。这些换肤剂在笔者的实践中，耐受均良好，副作用少。至于与羟乙酸和水杨酸相比，Jessner 溶液最常用来作为中至重度色素异常、痤疮、油性肤质、皮肤粗糙、细纹和须部假性毛囊炎等的辅助治疗。

Lawrence 等[22] 使用 Jessner 溶液和 70% 羟乙酸分别治疗 16 例患者的半侧面部，比较其疗效。在所有患者中，5 例是皮肤Ⅳ型。3 例是皮肤Ⅴ型，1 例是皮肤Ⅵ型。两组间疗效比较未见统计学差异。研究者未发现Ⅳ～Ⅵ型皮肤类型患者的副作用发生率增加。

21.9.4　维 A 酸换肤

1% 维 A 酸也被用来作为化学换肤剂[23,24]。维 A 酸治疗深色皮肤患者的黄褐斑，其疗效被用来与羟乙酸作对比[24]。在 10 例印度妇女的两侧面部对照研究中，一侧使用 1% 维 A 酸，另一侧用 70% 羟乙酸，每周换肤 1 次，由摄影及黄褐斑改善面积及严重指数评分两方面比较评价，均证明有明显改善，然而，二者的换肤效果并无明显差异。治疗 12 周期间，尽管每周应用换肤剂，副作用仍很少。

21.9.5　三氯醋酸（TCA）

TCA 溶液最早于 1926 年由 Roberts 描述。许多人认为 TCA 溶液为评价其他换肤剂的金标准。浓度 10%～30% 作为浅层换肤：TCA 诱导表皮蛋白凝固，引起治疗区域皮肤坏死、脱落，损害的程度为浓度依赖性。与羟乙酸、Jessner 溶液和水杨酸相比，TCA 治疗Ⅳ～Ⅵ型皮肤的安全指数更小，深色皮肤换肤后色素沉着更为常见。因此，作者只有在羟乙酸、水杨酸或 Jessner 溶液治疗抵抗时才选用，TCA 慎用于深色皮肤患者。适应证包括皱纹，光损害，顽固色素沉着和瘢痕形成。

在一项与组织测量学、免疫组织化学和超结构相关的研究中，9 例患有光损害的深色皮肤患者（Fitzpatrick Ⅳ和Ⅴ型）使用不同浓度 TCA 溶液（10%、20% 和 30%）换肤，其疗效与皮肤磨削术作比较[25]：两组操作均增加了Ⅰ和Ⅲ型胶原的数量。然而，皮肤磨削治疗组获得更为明显的改变。

在深色皮肤（Fitzpatrick Ⅳ～Ⅵ型）患者中，联合应用换肤剂且已发表的文献较少。作者已报道了 20% 和 30% 水杨酸结合 10% TCA 联合换肤治疗顽固性黄褐斑患者的疗效。在深肤色的种族/族裔群体（见水杨酸/

TCA 部分），这种换肤方案的耐受性良好，且副作用最小。

21.9.6 中层和深层换肤

中层和深层换肤使用 40% 或更高浓度的 TCA 液或与苯酚（石炭酸）的混合液。中层换肤也可选用 70% 羟乙酸或 Jessner 溶液与 35% TCA 的混合液。混合换肤剂中层换肤常用于治疗中至重度光损害。15 例患有萎缩性痤疮瘢痕或痘印的中东患者使用 Jessner 溶液与 35% TCA 的混合液治疗[11]，所有患者均具有淡茶色至深茶色面容，6% 患者获得极好的改善，53% 病例中度改善，27% 患者获得轻度改善，9 例患者（73.4%）发生暂时性炎症后色素沉着，3 月后消退；淡茶色面容患者并未产生色素沉着。根据作者本人经验，这种性质的强力换肤剂在深色皮肤中极有可能诱导永久性色素沉着和色素减退。

临床医生应该敏锐地意识到，在深色皮肤的种族/族裔群体中，深层换肤剂具有相当大诱导瘢痕形成和色素减退风险的可能（图 21.6）。

21.10 总结

与过去十年相比，化学换肤一般在深色种族或人群中进行，或是具有 IV ~ VI 型皮肤类型的个体（亚洲人，西班牙人，黑人和美国土著）。一系列浅层换肤剂，包括羟乙酸、水杨酸和 Jessner 溶液和三氯醋酸等，换肤（合适时）治疗炎症后色素沉着、黄褐斑、痤疮、须部假性毛囊炎、油性皮肤、皮肤质地粗糙等获益良多。当需要选择一种换肤剂时，操作益处应比其伴随的并发症更为重要。合适浓度的浅层换肤剂对于深色皮肤人群通常安全有效。然而，鉴于肤色较深的个体其黑素细胞的不稳定性，中层和深层换肤更有可能产生实质性的并发症和副作用。

免责声明：作者未因任何经济利益而在本章中提及任何产品或设备。

参考文献

1. U.S. Census Bureau News, 2010 Census shows American diversity, March 24, 2011
2. Montagna W, Prota G, Kenney JA (1993) Black skin structure and function. Academic, San Diego, pp 42–45
3. Szabo G, Gerald AB, Patnak MA, Fitzpatrick TB (1969) Racial differences in the fate of melanosomes in human epidermis. Nature 222:1081–1082
4. Olson RL, Gaynor J, Everett MA (1973) Skin color, melanin, and erythema. Arch Dermatol 108:541–544
5. Kaidbey KH, Agin PP, Sayre RM, Kligman A (1979) Photoprotection by melanin – a comparison of black and Caucasian skin. J Am Acad Dermatol 1:249–260
6. Berardesca E, Maibach H (1996) Racial differences in skin pathophysiology. J Am Acad Dermatol 34:667–672
7. Grimes PE, David LT (1991) Cosmetics in blacks. Dermatol Clin 9:53–63
8. Halder RM, Grimes PE, McLauren C, Kress MA, Kenney JA Jr (1983) Incidence of common dermatoses in predominantly black dermatologic practice. Cutis 32:388–390
9. Grimes PE (2000) Skin and hair cosmetic issues in women of color. Dermatol Clin 15(4):659–665
10. Grimes PE, Hunt SG (1993) Considerations for cosmetic surgery in the black population. Clin Plast Surg 20:27–34
11. Grimes PE (2000) Agents for ethnic skin peeling. Dermatol Ther 13:159–164
12. Pierce HE, Brown LA (1986) Laminar dermal reticulotomy and chemical face peeling in the black patient. J Dermatol Surg Oncol 12:69–73
13. Al-Waiz MM, Al-Sharqi Al (2002) Medium-depth chemical peels in the treatment of acne scars in dark-skinned individuals. Dermatol Surg 28:383–387
14. Lim JT, Tham SN (1997) Glycolic acid peels in the treatment of melasma in Asian women. Dermatol Surg 20:27–34
15. Wang CM, Huang CL, Hu CT, Chan HL (1997) The effects of glycolic acid on the treatment of melasma among Asian skin. Dermatol Surg 23:23–29
16. Burns RI, Provost-Blank PC, Lawry MA et al (1997) Glycolic acid peels for post inflammatory hyperpigmentation in black patients: a comparative study. Dermatol Surg 23:171–174
17. Javaheri SM, Handa S, Kaur I et al (2001) Safety and efficacy of glycolic acid facial peel in Indian women with melasma. Int J Dermatol 40:354–357
18. Sarkar R, Kaur C, Bhalla M et al (2002) The combination of glycolic acid peels with a topical regimen in the treatment of melasma in dark-skinned patients: a comparative study. Dermatol Surg 28:828–832
19. Kligman D, Kligman AM (1998) Salicylic acid peels for the treatment of photoaging. Dermatol Surg 24:325–328
20. Grimes PE (1999) The safety and efficacy of salicylic acid chemical peels in darker racial-ethnic groups. Dermatol Surg 25:18–22

21. Lee Ho-S, Kim IH (2003) Salicylic acid peels for the treatment of acne vulgaris in Asian patients. Dermatol Surg 29:1196–1199
22. Lawrence NL, Cox SE, Brady HJ (1977) Treatment of melasma with Jessner's solution verses glycolic acid: a comparison of clinical efficacy and evaluation of the predictive ability of Wood's light examination. J Am Acad Dermatol 36:589–593
23. Cuce LC, Bertino MCM, Scattone L, Birkenhauer MC (2001) Tretinoin peeling. Dermatol Surg 25:12–14
24. Khunger N, Sarkar R, Jain RK (2004) Tretinoin peels verses glycolic acid peels in the treatment of melasma in dark-skinned patients. Dermatol Surg 25:270–273
25. El-Domyati MB, Attia SK, Saleh FY, Ahmad HM, Uitto JJ (2004) Trichloroacetic acid peeling versus dermabrasion: a histometric, immunohistochemical, and ultrastructural comparison. Dermatol Surg 30(2 Pt 1):179–188

22 如何为亚洲人选择合适的皮肤换肤剂

Rashmi Sarkar

22.1 引言

化学换肤是一种常见的皮肤外科操作,这基本上是一种通过外用化学腐蚀剂诱导皮肤剥脱加速更新的方法。自古就有,很多年来经历了不断改良,但是直到1980年,Stegman通过对化学换肤后受伤区组织病理学改变检查才为换肤剂的分类提供了科学依据[1]。

浅层换肤是一种无痛的可于诊所进行的换肤过程,不需要任何手术器械,但必须结合化学性皮肤灼伤愈合模式的理论知识。非常轻柔的换肤剂可诱导角质层细胞的快速脱落,而更深程度的换肤剂可产生表皮、真皮乳头层或网状层的坏死和炎症及表皮剥脱过程,之后才是表皮的重建,胶原蛋白和弹性纤维的重塑,并使葡糖氨基聚糖类在真皮内沉积[2]。

22.2 亚裔患者换肤剂的适应证

与肤色较深的类型相比,白种人皮肤光老化的临床表现可能会有所不同。南亚具有白人血统的人,却有褐色至黑褐色的皮肤[3]。严重的光老化在亚洲人不常见[4]。皮肤肿瘤和毛细血管扩张,也少有发生。他们额部、眶周有较厚,较深的皱纹、鱼尾纹,而白种人这些区域仅为细纹。此外,在亚洲患者中,Fitzpatrick皮肤Ⅳ至Ⅴ类型,整体光老

化发生较晚,直至50岁或60岁之后才明显[3]。

印度患者,光损害特点为细纹、质地较粗及色素改变,包括面部花斑状色素沉着,痣,光化性角化病和毛孔粗大。

亚洲患者化学换肤的主要适应证为:

- 色素沉着异常比如黄褐斑和炎症后色素沉着
- 痤疮
- 油性皮肤
- 光老化,特别是细纹

由于并发症极少,极浅层和浅层换肤在亚洲患者中十分有用。中层换肤剂由于可能诱发炎症后色素沉着,只能由经验丰富的皮肤科医生在特定患者中进行。另外黑皮肤的人最好避免深层换肤,因为它们可能会引发严重并发症,如炎症后色素沉着、色素减退、不均匀的色素沉着和瘢痕形成[5],从而使恢复时间及休息时间较长。

22.3 外用制剂换肤前准备或预处理

在化学换肤中,皮肤预处理是最重要的步骤之一,在换肤前2~4周就应使用外用制剂。

22.3.1 换肤前使用外用制剂的优点

允许换肤剂更加迅速的渗透。

- 加速表皮细胞再生
- 减少伤口愈合时间
- 通过驱散黑素颗粒从而使皮肤变白,降低炎症后色素沉着的风险
- 加强了保养观念

针对亚裔深色皮肤患者作为换肤前或辅助处理外用药物有:

1. 2%~4%氢醌

亚洲人使用,浅色皮肤使用最高浓度为8%。氢醌阻滞酪氨酸酶活性和减少黑素生成。因此,它有助于在换肤后期维持化学换肤的疗效,并降低炎症后色素沉着的风险。在 TCA 和羟乙酸联合治疗印度黄褐斑患者时,为减少换肤后色素沉着,应用2%氢醌比0.025%维A酸更有效[6,7]。

2. 广谱防晒霜,降低紫外线造成的皮肤损害,减少皮肤色沉。

3. 0.025%~0.05%维A酸,针对深色亚洲皮肤有效,0.1%维A酸可用于浅色皮肤。维A酸被用来减少角质形成细胞粘附,抑制角质层增厚,使黑素颗粒重新分布,影响新生胶原产生,引起轻度皮肤剥脱。

4. 8%~12%羟乙酸用于去角质。

5. 其他:水杨酸和乳酸。

22.4 亚洲皮肤常用的换肤剂

22.4.1 α羟基酸

α羟基酸或果酸:羟乙酸来源于甘蔗,乳酸来源于酸乳,柠檬酸来源于水果柠檬,苹果酸来源于苹果,酒石酸来源于葡萄。

22.4.2 优势

羟乙酸在亚洲患者中最为常用,被认为是万能换肤剂,因为分子量小易于渗透皮肤;pH 下降时生物活性并不下降;易于中和;疗效大多数表浅(被认为安全);换肤后并发症极少。作为"午间换肤剂",其效果呈现时间

依赖性[8,9]。

22.4.3 适应证

治疗黄褐斑、细纹、良性角化病和轻度炎症性痤疮。印度和亚洲关于羟乙酸换肤的研究显示:在各种适应证中疗效确切,耐受性良好[9-11](图 22.1a,b)。

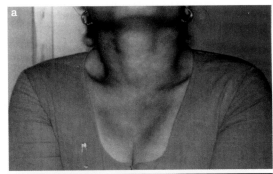
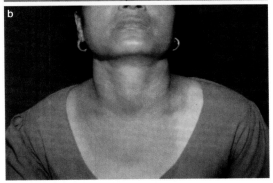

图 22.1 (a)羟乙酸换肤后,黄褐斑和炎症后色素沉着改善。(b)TCA 治疗前后的黄褐斑

22.4.4 组成

在印度,70% 浓度溶液大部分是由晶状体配制成并保存在 100ml 瓶子中,或现用现配。70% 储存液容易用蒸馏水,乙醇,或丙二醇稀释。它必须被密封,但无需遮光。使用浓度从 20% 到 65% 不等。所用的浓度越高,渗透和破坏水平越深。另外,所配溶液 pH 越接近 5.5(皮肤酸度),刺痛越少,换肤越均匀。对于化学换肤,获得溶液中游离羟乙酸很重要,因为它是有效成分。可获得的羟乙

酸有:它的缓冲液、酯化液,部分中和液和游离羟乙酸。最好是 pH 较低而游离羟乙酸浓度较高。游离的非中和的羟乙酸(pH 0.6 ~ 1.7,以水为介质)一般是由有经验的皮肤科医生使用的,因为它比部分中和的羟乙酸在深肤色患者效果更好,但它必须谨慎使用,因为它会导致广泛的表皮松解。

应用时间取决于治疗适应证和患者的皮肤类型。每周 1 次,或两周 1 次,或三周 1 次,或每月 1 次均可。可用冷水或 5%NaHCO$_3$ 数分钟内完成中和。羟乙酸耐受良好,换肤后红斑和烧灼感可能发生于换肤后 1 ~ 3 天。

Sarkar 等针对 40 例黄褐斑女性进行了一项对照研究,比较单独外用漂白剂与联用系列浓度羟乙酸换肤时 2 组间的疗效差异,即 30% 和 40% 羟乙酸与外用改良 Kligman 溶液(5% 氢醌,1% 氢化可的松和 0.05% 维 A 酸)联合换肤。虽然 21 周时黄褐斑面积及严重程度指数(MASI)在统计学上两组均明显下降,而联合组加用羟乙酸换肤时改善更加明显[9]。另一项在印度的研究中,25 例黄褐斑患者,换肤前每天外用防晒霜和 10% 羟乙酸乳液,继而 50% 羟乙酸换肤每月 1 次连续 3 个月,被证实有效,且耐受性好[12]。Lim 和 Tham 治疗了一系列患有黄褐斑和细纹的来自新加坡的亚洲妇女,外用 2% 氢醌和 10% 羟乙酸于双侧面部,继而用一系列 10% ~70% 羟乙酸作用于单侧面部并与对侧比较,结果显示羟乙酸侧肤质有更大程度的改善[10]。在另一项研究中,40 例患有中至重度痤疮的台湾女性,使用 35% ~50% 羟乙酸换肤后,皮肤质地和痤疮症状明显改善;羟乙酸换肤可能是痤疮的一种理想的辅助治疗方案[13]。

22.5   三氯醋酸(TCA)

三氯醋酸作为换肤剂使用历史悠久,因其化学性质稳定,换肤形式多样,被认为是化学换肤剂的金标准。

22.5.1   适应证

1. 浅层换肤时可用于治疗黄褐斑。
2. 中层换肤时可用于治疗光化性损害和痤疮瘢痕。
3. 深层换肤(TCA 浓度 70% 及以上)可用于治疗痤疮瘢痕。

浅层换肤时也可用于皮肤色素异常;中层换肤可用于光化性损伤、皱纹和痘痕。

22.5.2   优势

- 安全廉价
- 系统毒性小
- 稳定性好
- 换肤终点清晰可见——结霜发白
- 不需中和
- 换肤深度与皮肤结霜程度密切相关
- 高浓度时,三氯醋酸最常与其他换肤剂协同应用,例如:CO$_2$,Jessner 溶液,或 70% 羟乙酸

22.5.3   配制

TCA 通常由等体积的水溶液制备。100% TCA 为结晶形式,Ogablue、Accupeel 和 Easy TCA 换肤试剂盒(Skintech)已商业化,易于使用,它们无色,用水稀释后即可配制。每隔 6 个月必须重新配制溶液。为了得到 30% 浓度,我们把 30 克的 TCA 结晶加入蒸馏水中,得到总体积为 100ml 的 TCA 溶液。以这种方法,也可以准备其他各种浓度的 TCA 溶液。晶状体容易吸水,因此需密封保存,使用耐酸塑料或玻璃瓶。一旦配制好,TCA 溶液不吸水,但具有光敏感特性,需要被存储在远离阳光的琥珀色瓶中。为避免污染,理想情况下,该溶液应从一个储藏瓶倒入到另一个单独的容器,之后进行换肤操作。

TCA 化学换肤治疗亚洲患者的研究几

乎没有,一项关于 Jessner 溶液和 35% TCA 联合治疗 15 例伊拉克痤疮瘢痕患者的研究中,最多 3 次,采用中层化学换肤,换肤剂被证实对于深色皮肤人群安全有效。值得注意的副作用是炎症后色素沉着[14]。

22.5.4 劣势

在深色皮肤,例如亚洲皮肤,25% 以上浓度可以引起色素沉着,色素减退和瘢痕。不同于羟乙酸,它的疗效不是由接触时间决定,一旦结霜,改变无法逆转。

22.6 水杨酸换肤剂

水杨酸是一种亲脂性的 β-羟基酸,它被用作换肤剂,混合为 20% ~ 40% 的乙醇溶液。它是一种苯甲酸的羟基衍生物,表现为羧酸基团连接到芳香族醇苯酚上。它是一种白色结晶性粉末,来自柳树皮,冬绿树叶和甜桦[15]。

22.6.1 组成

水杨酸糊剂(水杨酸粉 USP 50%,水杨酸甲酯 16 滴,希帕胺 11.2g),20% ~ 30% 同重量同体积的水杨酸并以水-乙醇溶液为基质配制而成。

22.6.2 适应证

寻常性痤疮、毛孔粗大、粗糙和油性皮肤、黄褐斑、炎症后色素异常和光老化(图 22.2a,b)。

22.6.3 优势

这是一种浅层换肤剂,在包括亚洲人的深色皮肤种族中,与羟乙酸相比,归功于它的可预测性,休息时间短且被认为安全有效[16]。因为形成白色假霜,很容易实现换肤的均匀一致。

一项由韩国人 Lee 和 Kim 进行的为期

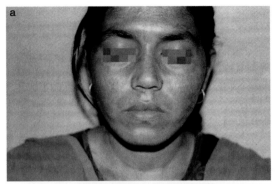
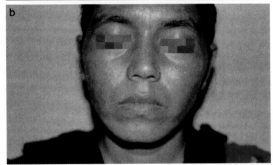

图 22.2 (a,b)水杨酸换肤前后的黄褐斑和光损害皮损

12 周的实验中,给予 35 例面部痤疮患者 30% 水杨酸每周 2 次换肤,皮损计数和 Dr. Cunliffe 评分在炎症性和非炎症性痤疮皮损中均有下降,耐受良好[17]。在另一项前瞻性、非比较性的研究中,268 例亚洲患者患有各种适应证:包括黄褐斑、寻常性痤疮、雀斑、炎症后瘢痕或色素异常。进行 30% 羟乙酸换肤每周 1 次,持续 8 周,耐受性同样良好。虽然轻度不适,包括烧灼感、刺激及红斑非常常见,但主要副作用的发生率很低也易于处理[18]。在韩国的另一项研究中,24 例痤疮患者进行 30% 羟乙酸每周 2 次换肤,持续 3 月,不管是减少痤疮皮疹或是炎症后色素异常均有所获益[19]。

22.6.4 劣势

禁用于阿司匹林过敏患者或是妊娠及哺乳期妇女。换肤深度有限,对于严重光损害患者疗效欠佳。

22.7   维 A 酸换肤

虽然维 A 酸被列为浅层换肤剂,只有反复应用后才产生效果。因此,根据 Mark Rubin 的意见,它不应该被称作为真正的换肤剂[2]。

22.7.1   组成

1% 维 A 酸组方为将 1% 维 A 酸溶解在 95% 异丙醇、5% 的氯仿与抗氧化剂 1-丁基对甲酚中完成[20]。要求储存在琥珀色玻璃瓶,黑暗处以防止见光分解。应用于皮肤上后有淡黄色着色,这使得它易于辨认[20,21]。

22.7.2   优势

它是浅层换肤剂,亚洲皮肤耐受相当好,即使没有大范围人群充分应用。

22.7.3   适应证

直到最近,Cuce 等人尝试使用 1% 维 A 酸换肤治疗光老化皮肤 I 和 II 型、黄褐斑、雀斑和 I 型痤疮,发现换肤过程快速,实用性强,与羟乙酸相比没有明显的副作用[21]。

每周外用 1~2 次,每次换肤液保留在面部接触皮肤大约 4 小时,方法同其他换肤剂,疗效不错。随后在一项印度的双侧面部对照研究中,研究者比较了 1% 维 A 酸和 70% 羟乙酸治疗黄褐斑的疗效;结果显示治疗后修正的 MASI 评分明显降低,照片比较双侧面部,未见明显差异。因此,维 A 酸在深色皮肤中同样耐受性良好[20]。然而这有待大样本的对照试验证实。

22.7.4   劣势

维 A 酸需与皮肤接触 4~6 小时,淡黄色变色可能难以忍受。

22.8   乳酸换肤剂

它是用于亚洲黄褐斑治疗的 α 羟酸家族中的另一成员。

22.8.1   组成

纯乳酸,全效(92%,pH 值 3.5),现成的乳酸换肤剂。

22.8.2   优势

它与羟乙酸具有相似的活性,却更便宜、更方便购买。

22.8.3   适应证

sharquie 等人为 20 例具有亚洲血统的黄褐斑患者施行 6 次纯乳酸换肤,发现它是安全有效的。红斑反应发生于开始治疗后 2~3 分钟。乳酸换肤剂与皮肤接触 10 分钟后用水洗干净即可[22]。

22.9   Jessner 溶液

作为表层换肤剂它已经应用多年。

22.9.1   组成

标准 Jessner 溶液包含:间苯二酚(14g)、水杨酸(14g)和乳酸(85%,14g)混入足量乙醇溶液至 100ml。修正 Jessner 溶液包含 17% 乳酸、17% 水杨酸和 8% 柠檬酸混入足量乙醇溶液至 100ml。也有现成可用的成品(Delasco,Pubmed)。

22.9.2   优势

Jessner 溶液在亚洲皮肤中耐受良好,虽然相关情况文献报道不多,它具有良好的安全性,且能增加 TCA 的渗透。

22.9.3   适应证

可用来治疗痤疮、黄褐斑、炎症后色素沉着、痣、雀斑和光损害。

Kim 等在 26 例韩国面部痤疮病人中进行了一项对照研究,评价两种外用制剂治疗的有效性和副作用,70% 羟乙酸和 Jessner 溶液,三次治疗后两组痤疮均获得改善。但是 Jessner 溶液对表皮作用更好[23]。

22.9.4　劣势

需要担心的是晶状体暴露于光和空气中的不稳定性,厂商变更及间苯二酚毒性等,表皮过度换肤也需引起注意。

22.10　组合换肤

大量的换肤剂组合充斥市场,它结合了各种 α-羟基酸和 β-羟基酸。也有其他专利换肤剂,还有供家庭使用的换肤剂,确切成分不详。在亚洲患者中几乎没有任何随机对照研究,所以其稳定性和有效性仍然值得当心。在 44 印度痤疮患者的对照性研究中,对照组接受 35% 羟乙酸换肤,治疗组选用 10% 苦杏仁酸和 20% 水杨酸联合换肤,随访 6 次,每次间隔 2 周,结果发现联合换肤对于活跃期痤疮和炎症后色素沉着更有疗效[24]。苦杏仁酸渗透较少,但与水杨酸结合后,有利于减少炎症后色素沉着。

22.11　化学换肤的禁忌证

- 炎症性痤疮皮损
- 面部搔抓产生的皮肤开放性伤口
- 任何 3 个月内面部手术
- 单纯疱疹活跃期
- 不合作病人
- 期望不切实际
- 精神不稳定病人
- 光敏感
- 对换肤剂成分过敏的病人
- 过去一年内应用过异维 A 酸
- 瘢痕体质者
- 有伤口愈合延迟的病史
- 免疫抑制
- 放射治疗史

22.12　化学换肤的适应证

- 炎症后色素沉着(图 22.4)
- 炎症后色素减退(图 22.3)

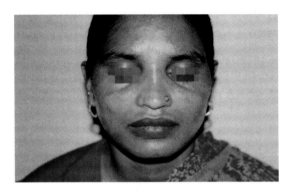

图 22.3　TCA 换肤用于炎症后色素减退

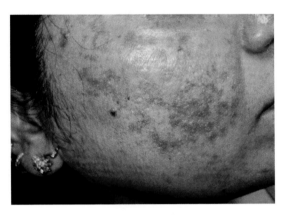

图 22.4　1 例羟乙酸换肤治疗用于痤疮引起的炎症后色素沉着(感谢:Dr. M. K. Shetty, Bangalore, India)

- 持续性红斑
- 瘢痕
- 皮肤萎缩和组织改变
- 对化学试剂有过敏反应
- 粟丘疹

参考文献

1. Stegman SJ (1982) A comparative histologic study of the effects of the three peeling agents and dermbrasion on normal and sun damaged skin. Aesthetic Plast Surg 6:123
2. Rubin MG (1995) What are skin peels? In: Winters SR,

James M, Caputo GR (eds) Manual of chemical peels: superficial and medium depth, 1st edn. JB Lippincott Co, Philadelphia, pp 17–25

3. Elsaie ML, Lloyd HW (2008) Latest laser and light based advances for ethic skin rejuvenation. Indian J Dermatol Venereol Leprol 23(3):49–53

4. Grimes PE, Hexsel DM, Rutowitsch M (2008) The aging face in darker racial ethnic groups. In: Grimes PE (ed) Aesthetics and cosmetic surgery for darker skin types. Lippincott William and Wilkins, Philadelphia, pp 27–36

5. Savant SS, Mehta N (1998) Superficial and medium depth chemical peeling. In: Savant SS, Atal-Shah R, Gore D (eds) Textbook and atlas of dermatosurgery and cosmetology, 1st edn. Association of Scientific Cosmetologists and Dermatologists, Mumbai, pp 136–144

6. Nanda S, Grover C, Reddy BSN (2004) Efficacy of hydroquinone (2%) versus tretinoin (0.025%) as adjunct topical agents for chemical peeling in patients of melasma. Dermatol Surg 30:385–389

7. Garg VK, Sarkar R, Agarwal R (2008) Comparative evaluation of beneficiary effects of riming agents (2% hydroquinone versus 0.025% retinoic acid) in the treatment of melasma with glycolic acid peels. Dermatol Surg 34:1032–1039

8. Clark CP (1996) Alpha hydroxy acids in skin care. Clin Plast Surg 23:49–56

9. Sarkar R, Kaur C, Bhalla M, Kanwar AJ (2002) The combination of glycolic acid peels with a topical regimen in the treatment of melasma in dark-skinned patients: a comparative study. Dermatol Surg 28:828–832

10. Lim JT, Tham SN (1997) Glycolic acid peels in the treatment of melasma among Asian women. Dermatol Surg 23:177–179

11. Sehgal VN, Luthra A, Aggarwal AK (2003) Evaluation of graded strength glycolic acid (GA) facial peal: an Indian experience. J Dermatol 30:758–761

12. Javaheri SM, Handa S, Kaur I, Kumar B (2001) Safety and efficacy of glycolic acid facial peel in Indian women with melasma. Int J Dermatol 40:354–357

13. Wang CM, Huang CL, Sindy CT, Chan HL (1997) The effect of glycolic acid on the treatment of acne in Asian skin. Dermatol Surg 23:23–29

14. Al-Waiz MM, Al-Sharqi AI (2002) Medium – depth chemical peels in the treatment of acne in dark-skinned individuals. Dermatol Surg 28:383–387

15. Monheit GD, Kayal JD (2004) Chemical peeling. In: Nouri K, Leal Khouri S (eds) Techniques in dermatologic surgery, 1st edn. Mosby, St. Louis, pp 233–244

16. Vedamurthy M (2004) Salicylic acid peels. Indian J Dermatol Venereol Leprol 70:136–138

17. Lee HS, Kim IH (2003) Salicylic acid peels for the treatment of acne vulgaris in Asian patients. Dermatol Surg 29:1196–1199

18. Bari AU, Iqbal Z, Rahman SB (2005) Tolerance and safety of superficial chemical peeling with salicylic acid in various facial dermatoses. Indian J Dermatol Venereol Leprol 71(2):87–90

19. Ahn HH, Kim IH (2006) Whitening effect of salicylic acid peels in Asian patients. Dermatol Surg 32:372–375

20. Khunger N, Sarkar R, Jain RK (2004) Tretinoin peels versus glycolic acid peels in the treatment of melasma in dark skinned patients. Dermatol Surg 30:756–760

21. Cuce LC, Bertino MCM, Scattone L, Birkenhauer MC (2001) Tretinoin peeling. Dermatol Surg 25:12–14

22. Sharquie KE, Al-Tikreety MM, Al-Mashhadani SA (2005) Lactic acid as a new therapeutic peeling agent in melasma. Dermatol Surg 31:149–154

23. Kim SW, Moon SE, Kim JA, Eun HC (1999) Glycolic acid versus Jessner's solution: which is better for facial acne patients? Dermatol Surg 25:270–273

24. Garg VK, Sinha S, Sarkar R (2009) Glycolic acid peels versus salicylic-mandelic acid peels in active acne vulgaris and post-acne scarring and hyperpigmentation: a comparative study. Dermatol Surg 35:59–65

第四部分
并发症的处理

副作用和并发症

23

Antonella Tosti and Maria Pia De Padova

并发症可能是医生或病人的责任。

医生可能出现的错误包括:

- 选择浓度过高

在换肤过度的情况下,给予全身性类固醇激素(甲泼尼龙8mg/d)治疗数天,在换肤后期严格监测。指示其外用保湿剂每天4~5

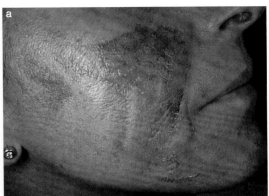

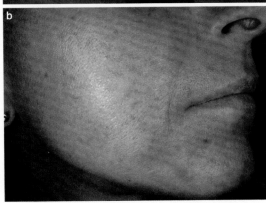

图23.1 (a,b)该患者因黄褐斑接受30%的TCA换肤。严重结痂(a)继发性斑点状色素减退(b)换肤后4周

次并解释完全防晒的必要性。

- 对患者皮肤类型评价不恰当

深色皮肤更容易产生色素减退或色素沉着(图23.1a,b)。已有证据证明发生于换肤后2~3周,可常规应用漂白剂,维A酸和外用类固醇,绝对避免阳光。

- 应用方式不恰当导致换肤剂的不均匀渗透

对于未形成红斑或结霜的皮肤区域可再行换肤。但切记其他区域不要换肤过度。

- 偶然发生换肤液不慎入眼、嘴巴或是其他敏感区域(图23.2)

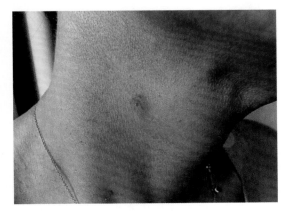

图23.2 50%丙酮酸不慎滴到颈部引起的皮肤糜烂

立即用自来水稀释冲洗,如有眼部侵及请参阅眼科会诊意见。

- 如未遵医嘱预防用药,单纯疱疹病毒可能被激活。

采用全身抗病毒药物(阿昔洛韦,喷昔洛韦,泛昔洛韦)治疗5天。

病人的职责包括:

- 在上皮细胞完全再生之前外用药物不当(磨砂,去角质剂)

这将导致极度的红斑、水肿等严重的刺激,这将导致色素沉着的风险升高。给予外用和系统性皮质类固醇数天,上皮细胞完全再生完成后加用漂白剂(3%～4%氢醌,曲酸,熊果苷,壬二酸)。

- 除去鳞屑和痂皮

这将导致渗出、糜烂(图23.3)。在渗出期,适用3%的硼酸溶液湿敷,然后给予保湿剂外用3小时1次,外用含有抗生素及类固醇制剂。解释完全防晒的必要性。

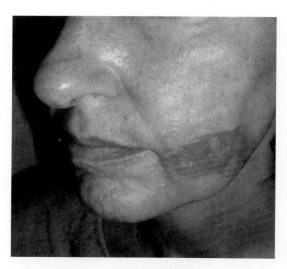

图23.3　换肤后机械性除痂引起的皮肤糜烂

- 日光暴晒

若因防晒不够导致产生色素沉着斑(图23.4),可给予漂白剂,外用维A酸,和外用的类固醇。用25%水杨酸或40%的丙酮酸软换肤,可以减少色素沉着。

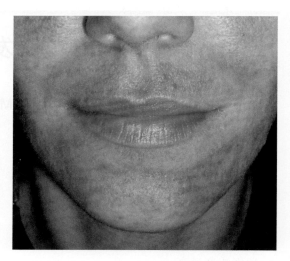

图23.4　20%TCA治疗黄褐斑引起色素沉着。因病人度假未严格防晒

23.1　轻微的局部副作用

大部分轻微副作用可自行消退。

- 极度水肿

系统应用甲泼尼龙8mg/d治疗1周

- 眼部刺激

可外用含弱效类固醇激素的眼药水数天

- 鼻和口腔的刺激

应向患者解释这只是暂时的,并不需要治疗。

- 持续性红斑:在一些患者中,治疗过程中产生的红斑经过3周仍然存在(图23.5)

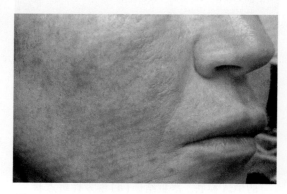

图23.5　30%TCA治疗光老化后引起持久性红斑

系统应用甲波尼龙 8mg/d 治疗 2～3
周。

- 肤色不均:这是由于换肤剂的渗透不均匀
  导致

  可给予 3%～4% 苯酚(石炭酸)和维 A
  酸软膏治疗 2 月。

- 持续性瘙痒或烧灼感

  可外用弱效类固醇数天。

- 皮肤过敏

  可给予不含防腐剂和香料的保湿剂。避
  免过度清洗。

- 局部皮肤感染:单纯疱疹,脓疱疮

  给予全身抗病毒药物或抗生素。

- 痤疮样皮损:换肤数天后发生,可能会持
  续 1 月(图 23.6)

  给予口服四环素类药物治疗。

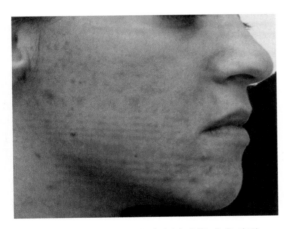

图 23.6　50% 丙酮酸治疗活动期痤疮时引
起痤疮样皮损

- 粟丘疹:换肤后不常见,可能与外用毛孔
  阻塞性产品有关 (图 23.7a)

  给予外用维 A 酸 (图 23.7b)。

- 过敏反应:这可能是由于换肤剂或换肤前
  后外用的产品引起,换肤剂导致的过敏性
  接触性皮炎罕见,最常发生于间苯二酚,
  治疗前的斑贴试验是必须的。

  可系统并外用皮质类固醇。

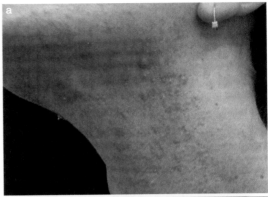

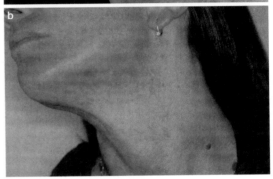

图 23.7　(a,b)30% TCA 治疗痤疮瘢痕发
生粟丘疹(a)。外用 0.05% 维 A 酸治疗 3
个月后情况获得相当大的改善(b)

23.2　主要的局部副作用

- 角膜损害

  戴眼罩及眼科会诊治疗。

- 组织改变:深层换肤后这是最常见的,皮
  肤呈瓷白色

  唯一方法就是遮盖。

- 萎缩性瘢痕

  治疗前需等待至换肤后 2 个月。可能的
  治疗方法包括皮肤微针治疗,注射透明质酸/
  胶原蛋白,TCA 交叉换肤。

- 增生性瘢痕

  增生性瘢痕,应立即治疗。外用硅凝胶
  片 6 个月。然后病灶内注射曲安奈德 10～
  40mg/ml,每隔 4～6 周进行 1 次。

- 弥漫性或点状色素减退

这通常是永久性的。皮肤微针术,有时会引起重新着色。遮盖可能是必要的。

- 弥漫性或点状色素沉着

给予3%~4%氢醌、外用维A酸和类固醇。

用25%水杨酸或40%的丙酮酸或5%维A酸进行软换肤,可以减少色素沉着。绝对避光。

- 褐黄病

这是一种长期应用高浓度对苯二酚的并发症,在深色皮肤患者中较为普遍。皮肤呈现出蓝黑色外观,治疗通常很困难。

23.3　系统副作用

- 心律失常:这可能发生在苯酚和间苯二酚换肤时,因严重心脏不良反应而死亡已有相关报道。

术中心脏监测和麻醉学支持是必须的。

- 已报告苯酚可导致喉头水肿和中毒性休克综合征。

- 水杨酸中毒

水杨酸中毒表现为呼吸急促,耳鸣,腹部绞痛及神经系统症状。有报道称20%浓度全身大面积(50%)应用或50%水杨酸换肤后可产生。尽管我们对水杨酸换肤经验丰富,却从未观察到这种并发症。

- 甲状腺功能减退症是极高浓度间苯二酚的一种非常罕见的副作用。

第五部分

患者的处理

患者的处理

Aurora Tedeschi, Doriana Massimino, Lee E. West, and Giuseppe Micali

24

24.1 患者的选择及评价

在施行任何换肤步骤前，对患者进行准确的评价是十分重要的。为保证满意的效果、降低瘢痕的危险性、迟发的表皮再生，确定个体化换肤方案及治疗前准备都是必要的[1,2]。

需要考虑的因素有：生活方式、包括避免日晒、合理应用防晒霜，口周单纯疱疹病史、之前或正在口服异维A酸、避孕药和其他光敏物质，放射治疗和激光治疗，有瘢痕疙瘩或不寻常瘢痕的家族史。例如，在中深层换肤时，有面部单纯疱疹史的患者必须在换肤前即服用抗病毒药物直至表皮细胞再生完成。

而且，一些皮肤相关因素，例如皮肤光敏型别，解剖部位、性别、年龄、光老化程度、并发的皮肤疾患及心理疾病等因素在选择换肤剂种类时都必须考虑到。

评价皮肤光敏类型可降低治疗后异常色素沉着的风险。如Fitzpatrick分类皮肤型别Ⅳ～Ⅵ型，不用中到深层的换肤，因为皮肤色素改变的高风险性（色素沉着或色素减退），因此，建议Ⅳ～Ⅵ型患者选用极浅层至浅层换肤技术[3,6]。

解剖部位影响化学换肤效果，因为表皮细胞再生发生于皮肤附属器结构（包括毛囊皮脂腺，毛囊，汗腺）的上皮组织。因此，面部等皮肤附属器丰富的部位与其他部位例如上胸部相比，上皮细胞再生速度明显加快。角质层的厚度也应考虑，因为它因不同解剖区域和性别（与妇女相比，男性角质层更厚）而异。出于这些原因，更薄或更敏感的区域，如眶周，与前额和眉间皮肤相比，需要更轻的治疗。而较厚的和/或油性脂质丰富区域皮肤更能耐受换肤剂渗透，与其他类型的皮肤相比，需要更深层的换肤治疗。

年龄，皮肤老化和光老化速度，也都应该考虑。Glogau分类标准描述了光老化导致的四型皮肤损害，评估表皮和真皮退行情况（表24.1）。根据这个分类标准，对于轻度光老化患者可成功选用轻度或浅层换肤剂，而有些中度以上的光老化患者可能更适用于中深层换肤剂[3,4,6,8,9]。

最后，必须仔细考虑，换肤后可能加重潜在的和预先存在的皮肤疾患，如特应性皮炎、脂溢性皮炎、银屑病、接触性皮炎和酒渣鼻。而且，这些皮肤病在换肤术后愈合时间可能延长或出现换肤后红斑综合征或接触敏感性增强[6]。存在有严重精神病史或处于发病期、免疫缺陷或过敏体质的患者一般不应换肤治疗。

适宜换肤的人群必须被告知关于化学换肤的益处和风险性，并告知患者浅层换肤术后需要使用防晒霜15天左右，而中深层换肤后大约6个月[3,4]。

表 24.1   Glogau 光老化评分标准

Type Ⅰ:轻度光老化
  1. 轻微色素异常
  2. 无角化
  3. 极轻皱纹和/或痤疮瘢痕
  4. 患者年龄:28～35 岁
  5. 极少甚至不需要化妆

Type Ⅱ:轻至中度光老化
  1. 轻度色素异常(老年性黑子)
  2. 早期日光性角化病
  3. 眼角/口角平行的细纹,轻度痤疮瘢痕
  4. 患者年龄:35～50 岁
  5. 需要一些基础化妆

Type Ⅲ:严重光老化
  1. 明显的色素异常,毛细血管扩张,
  2. 可见的日光性角化病
  3. 持续性皱纹;中度痤疮瘢痕
  4. 患者年龄:50～65 岁
  5. 需浓妆

Type Ⅳ:极严重光老化
  1. 皮肤暗黄
  2. 光化性角化病,可伴皮肤恶变
  3. 全面部皱纹;严重痤疮瘢痕
  4. 患者年龄:60～75 岁
  5. 化浓妆难以遮盖

24.2   拍照

所有患者接受化学换肤时也应签署知情同意书,告知换肤后潜在的副作用、并发症、不适及皮肤的变化。此外,应在基线水平和每次换肤治疗前后反复数码摄片以评估疗效。

24.3   换肤前处理

皮肤预处理对于提升换肤剂效果,降低并发症风险是必要的,可以使换肤剂更容易穿透皮肤并保证效果一致,减少表皮再生的时间,使治疗后着色过度的风险降至最低,并帮助评价患者皮肤的耐受性[3,10,11]。

换肤前预处理包含的外用化合物有:0.05% 维 A 酸,10% 羟乙酸,7% 丙酮酸和 2%～4% 氢醌,单独或合并应用,换肤前至少 2 星期使用。在预换肤期使用这些药物会因为角质形成细胞的去粘附而导致浅层表皮换肤,并允许换肤剂更均匀,快速,深入地渗透吸收[11]。

24.4   换肤后治疗

对于换肤后皮肤保养以及准备进行另一换肤过程的患者来说,换肤后治疗也很必要,一般建议在上皮再生完成之后进行。换肤前后皮肤准备所需的化合物常常相同或相似[3,4]。为避免治疗后并发症,例如色素沉着,推荐经常性规则使用防晒霜[4]。

24.5   如何处理换肤患者的并发症

色素变化是换肤过程最常见的并发症。我们通常更频繁的观察到色素沉着,但色素减退的情况并不少见,尤其是深层换肤的时候。接受中层换肤和/或Ⅳ～Ⅵ型光敏皮肤患者更容易出现色素变化[3,8]。此外,日光暴晒和使用口服避孕药,可增加色素沉着的风险[7]。换肤前后每天全面防晒,或联合外用 2%～4% 氢醌和 0.1% 维 A 酸,可使这种副作用的风险降到最低[9,12]。

瘢痕形成,包括萎缩性瘢痕,增生性瘢痕和瘢痕疙瘩,代表了另一种可能发生的副作用,特别是深层换肤后[7]。既往有伤口愈合不良或瘢痕疙瘩病史的患者,在施行换肤步骤前应仔细评价。也必须仔细考虑皮肤色素的多寡,因为Ⅳ～Ⅵ型光敏类型是化学换肤后瘢痕形成的高危因素。面部下半部分和口周区域,是瘢痕最常发生的地方,可能与饮食和交谈时自然机械运动有关。有报道称苯酚(石炭酸)换肤后 3～6 个月引起下眼睑外

翻[13]。

单纯疱疹发作是复发性单纯疱疹患者最常见的并发症,尤其是施行中层换肤后。为了尽量减少疱疹发作的风险,推荐换肤前1~2天至换肤后4~5天口服阿昔洛韦400mg/日预防。表皮完全再生之前,若单纯疱疹暴发,推荐口服阿昔洛韦800mg/次,3~5次/日,伐昔洛韦或泛昔洛韦500mg/次,2次/日治疗[3,8],直到上皮再生完成为止。细菌感染中,假单胞菌感染是最容易出现的问题,尤其好发于深层换肤后,可导致色素改变[14],换肤后发生金黄色葡萄球菌,链球菌和念珠菌感染也有相关报道。

换肤后3周内,由于血管生成因子刺激血管扩张而导致的持久性红斑,被认为是正常的[6]。如果红斑伴有瘙痒,且持续超过3周,应给予有效的外用皮质类固醇(全身治疗和/或皮损内注射),也可采用硅凝胶或脉冲激光治疗,尤其是在发生明显增厚或瘢痕时[6,15]。

换肤操作后8~16周也可出现粟丘疹,可能与换肤后毛孔闭塞有关。

痤疮性损害可能发生于表皮再生过程中或之后立即使用可导致毛孔闭塞产品者,但发病率并不高[15]。系统应用抗生素可能是必要的。

过敏反应相对较少,最常见于间苯二酚换肤时[15],因为正常换肤后也可出现红斑,瘙痒,水肿,过敏反应等往往往易被误诊。可以联合应用抗组胺药与皮质类固醇,以减轻症状。

最后,苯酚(石炭酸)换肤后的心脏毒性是一个众所周知的、严重且可能危及生命的并发症。其中包括心律失常如室性早搏二联律,房性和室性心动过速[9,16],以及潜在的肝,肾毒性[14]。由于这些原因,苯酚(石炭酸)换肤需要在手术室心肺严密监测条件下由经验丰富的医生完成[9]。

参考文献

1. Tosti A, De Padova MP, Iorizzo M (2006) Types of chimica peels: advantages/disadvantages. In: Tosti A, Grimes PE, De Padova MP (eds) Color atlas of chemical peels. Springer, Berlin, pp 3–10
2. Furukawa F, Yamamoto Y (2006) Recent advances in chemical peeling in Japan. J Dermatol 33:655–661
3. Tedeschi A, Massimino D, Fabbrocini G, West EL, De Padova MP, Micali G. Chemical peeling. In: Scuderi N, Toth B (eds) International textbook of aesthetic surgery, Verduci Editore, Roma (in press)
4. Bennett ML, Henderson RL (2003) Introduction to cosmetic dermatology. Curr Probl Dermatol 15:43–83
5. Coleman WP III, Brody HJ (1997) Advances in chemical peeling. Dermatol Clin 15:19–26
6. Monheit GD (2001) Chemical peels. Curr Probl Dermatol 13:65–79
7. Clark E, Scerri L (2008) Superficial and medium-depth chemical peels. Clin Dermatol 26:209–218
8. Bernstein EF (2002) Chemical peels. Semin Cutan Med Surg 21:27–45
9. Landau M (2008) Chemical peels. Clin Dermatol 26: 200–208
10. Khunger N, IADVL Task Force (2008) Standard guidelines of care for chemical peels. Indian J Dermatol Venereol Leprol 74:5–12
11. Zakopoulou N, Kontochristopoulos G (2006) Superficial chemical peels. J Cosmet Dermatol 5:246–253
12. Lawrence N, Cox SE, Brody HJ (1997) Treatment of melasma with Jessner's solution versus glycolic acid: a comparison of clinical efficacy and evaluation of the predictive ability of Wood's light examination. J Am Acad Dermatol 36:589–593
13. Stuzin JM (1998) Phenol peeling and the history of phenol peeling. Clin Plast Surg 25:1–19
14. Monti M (1995) Il peeling chimico. In: Caputo R, Monti M (eds) Manuale di dermocosmetologia medica. Raffaello Cortina Editore, Milano, pp 919–945
15. Ghersetich I, Teofoli P, Gantcheva M, Ribuffo M, Puddu P (1997) Chemical peeling: how, when, why? J Eur Acad Dermatol Venereol 8:1–11
16. Park JH, Choi YD, Kim SW, Kim YC, Park SW (2007) Effectiveness of modified phenol peel (Exoderm) on facial wrinkles, acne scars and other skin problems of Asian patients. J Dermatol 34:17–24

索引

4-羟基-苯甲醚　120,122
Ⅰ度结霜　37
Ⅱ度结霜　37
Ⅲ度结霜　37
α-羟基酸　68,69,86,96,109,124,172,179
β-羟基酸　125
B SAND　68
CROSS 技术　36
Glogau 分类　36,193
Jessner 溶液　3,55,111,124,175,182
MASI　119
ROS 清除剂/还原剂　120
Wood 灯　36,118,137

A

阿达帕林　96,108
阿司匹林　181
安全性和有效性　173
安慰剂对照研究　107

B

巴豆油　18
巴豆油含量　41
白藜芦醇　98
瘢痕　77,78,93
暴发性　95
蓓丽雅　68
苯酚　162
比色法　18
闭塞　91
碧萝芷　123
标记治疗区域　44

表皮　85
表皮剥脱过程　178
冰锥形瘢痕　92,142
丙酮酸　3,98,113
并发症　166,179
病理生理学　83,91
病理组织学效应　77
病因　102,117,136

C

擦破　95
持久性红斑　113,152,195
痤疮　10,25,58,91
痤疮擦破　139
痤疮后瘢痕　142
痤疮患者表皮剥脱　56
痤疮样皮炎　52

D

大豆提取物　123
单穿刺　74,76
单一疗法　137
低效产品　12,14
点阵激光术　106,120
电离子透入法　128
定植　91
多部门联合　129
多形性皮损　94,95

F

防晒霜　114
非渗透性防水氧化锌胶带　46

52检